エキスパートが現場で明かす

心不全診療の極意
PROFESSIONAL

兵庫県立尼崎総合医療センター
循環器内科

佐藤 幸人 編

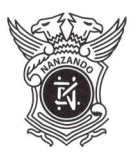

南山堂

執筆者一覧（執筆順）

佐藤　幸人	兵庫県立尼崎総合医療センター 循環器内科 科長
中村　一文	岡山大学大学院医歯薬学総合研究科 循環器内科学 准教授
三好　　亨	岡山大学大学院医歯薬学総合研究科 循環器内科学 講師
絹川弘一郎	富山大学大学院医学薬学研究部 内科学第二 教授
末永　祐哉	フローニンゲン大学 循環器内科
金城　太貴	公益財団法人 心臓血管研究所付属病院 循環器内科
山下　武志	公益財団法人 心臓血管研究所 所長／CVI ARO Chairman
安達　　仁	群馬県立心臓血管センター 循環器内科 心臓リハビリテーション部長
井口　守丈	国立病院機構 京都医療センター 循環器内科
赤尾　昌治	国立病院機構 京都医療センター 循環器内科 部長
清水友規子	兵庫県立尼崎総合医療センター 循環器内科
吉谷　和泰	兵庫県立尼崎総合医療センター 循環器内科 医長
田中　秀和	神戸大学大学院医学研究科 循環器内科学分野 講師
岸　　拓弥	九州大学循環器病未来医療研究センター 未来心血管治療学共同研究部門 准教授
荒井　秀典	国立長寿医療研究センター 老年学・社会科学研究センター センター長／副院長
飯田　真美	岐阜県総合医療センター 内科・総合診療科 主任部長／内科部長
廣谷　信一	兵庫医科大学 循環器内科 講師
谷口　良司	兵庫県立尼崎総合医療センター 循環器内科 医長
加藤　尚子	東京大学大学院医学系研究科 重症心不全治療開発講座 リンショーピング大学 社会福祉学研究科

加藤 貴雄	京都大学大学院医学研究科 循環器内科学
長央 和也	日本赤十字社 大阪赤十字病院 心臓血管センター 循環器内科
小笹 寧子	京都大学大学院医学研究科 循環器内科学
加藤 真帆人	日本大学医学部 循環器内科学分野 病棟医長
横山 広行	横山内科循環器科医院 院長
黒住 祐磨	兵庫県立尼崎総合医療センター 循環器内科 医長
中山 寛之	兵庫県立尼崎総合医療センター 循環器内科
加藤 倫子	順天堂大学大学院医学研究科 心臓血管外科学 准教授
谷口 達典	大阪大学大学院医学系研究科 循環器内科学
坂田 泰史	大阪大学大学院医学系研究科 循環器内科学 教授
戸田 宏一	大阪大学大学院医学系研究科 心臓血管外科学 准教授／病院教授
澤 芳樹	大阪大学大学院医学系研究科 心臓血管外科学 教授
猪又 孝元	北里大学医学部 循環器内科学 講師
絹川 真太郎	北海道大学大学院医学研究科 循環病態内科学 講師
福島 新	北海道大学大学院医学研究科 循環病態内科学
野々木 宏	静岡県立総合病院 院長代理
弓野 大	ゆみのハートクリニック 院長
大石 醒悟	兵庫県立姫路循環器病センター 循環器内科 医長

序

　心不全は，心筋梗塞，不整脈，心筋症，高血圧などあらゆる心疾患の終末像であり，その患者数は高齢化社会を反映して増加することが予想されている．日本には，心不全患者の正確な疫学データがないが，推定患者数は100万人前後といわれ，現在，相当な数の患者が存在している．今後，日本国内で，団塊の世代が後期高齢者となる2025年問題が控えており，国際社会の先陣を切って心不全患者の数が著増する可能性があるが，将来に向けた医療現場の体制は十分とはいえない．

　心不全は，慢性心不全と急性心不全の状態を繰り返しながら，徐々に悪化する．このため，慢性心不全患者の治療は，急性心不全を再発しないように生存率を改善させることを優先して行われる．一方，急性心不全患者では，まず救命が優先となり，その後に慢性心不全の管理に準じた治療や指導が行われている．高齢者が増加しつつある現在，さまざまな合併症や併存疾患をもつ患者に，ガイドラインに沿った診療が行えないケースも増加してきている．

　本書では，各項目がQuestionでスタートする形式をとり，心不全診療の第一線を担うエキスパートにより，臨床現場での疑問点や問題点を多方面から検討すべく企画された．

　今回，とくに取り上げた「多職種チーム医療」の概念，「救急集中治療」の概念，「緩和ケア」の概念は，ガイドライン上では十分に整備されていないが，これからの心不全治療の臨床現場において必要な知識であると考える．

　本書が，心不全診療の実臨床にあたる医療スタッフ全員の，よき参考書となることを願っている．

2016年2月

兵庫県立尼崎総合医療センター 循環器内科
佐藤 幸人

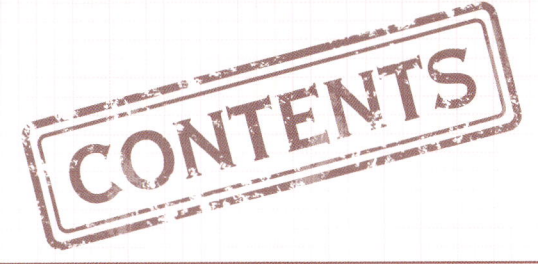

G 総論 ……………………………………………………………… 佐藤幸人 2

I 慢性心不全における基本治療

1. 心不全患者の肺炎を予防できるのか？ ……… 中村一文　三好 亨 8
2. β遮断薬は心拍数が低下すれば低用量でよいのか？ … 絹川弘一郎 12
3. 高用量フロセミドを服用している慢性心不全患者の
   fluid control，次の一手は？ ……………………………… 末永祐哉 18
4. 両室ペーシングの適応は
   QRS波で決めてよいか？ ………………………… 金城太貴　山下武志 22
5. ASVは急性期を脱したら中断するべきか？ ……………… 安達 仁 28
6. 心房細動を合併する心不全に，
   抗凝固療法は必須か？ …………………………… 井口守丈　赤尾昌治 33
7. どういった患者に
   アブレーションを行う？ ………………………… 清水友規子　吉谷和泰 38
8. 拡張不全に薬は効くの？ ………………………………… 田中秀和 43

II 慢性心不全における日常管理

9. 心不全における高血圧は原因か結果か？ ……………… 岸 拓弥 50
10. 心不全にスタチンは有効か？ …………………………… 荒井秀典 55
11. 1日にタバコ1～2本ならいいだろうか？ ……………… 飯田真美 60
12. ナトリウム摂取量を減らせば減らすほど
    慢性心不全患者の増悪・予後はよくなるのか？ ……… 廣谷信一 64

- 13. 心臓リハビリテーションの開始にあたって
注意すべき点は何か？ .... 谷口良司　70
- 14. チーム医療の工夫，患者・家族への教育とは？ .... 加藤尚子　76

III 急性心不全

- 15. 息切れ・呼吸困難だけで大丈夫？ .... 加藤貴雄　84
- 16. BNP・NT-proBNP，どう使う？ .... 長央和也　90
- 17. 点滴強心薬は急性心不全患者の予後を悪化させるか？ ... 小笹寧子　94
- 18. 本当にカルペリチドが必要か？
それとも硝酸薬で十分か？ .... 加藤真帆人　100
- 19. 急性心不全におけるNIPPV：
テーラーメイド療法は必要か？ .... 横山広行　111
- 20. 重症心不全患者に栄養療法は必要か？ .... 黒住祐磨　116
- 21. 急性心不全患者の痛み・不穏・せん妄を
どう管理するか？ .... 中山寛之　121

IV 重症心不全と臓器管理

- 22. 重症心不全患者における腎予備能をどう評価し，
体液量の調節を行うか？ .... 加藤倫子　128
- 23. 重症心不全患者における肝機能評価は
どのような意義があるか？ .... 谷口達典　坂田泰史　136
- 24. VADを心不全治療のツールとして
使うには？ .... 戸田宏一　澤　芳樹　140

V 高齢者心不全

25. 無理をしてまで高齢者にβ遮断薬を入れるべきか？ …… 猪又孝元 148

26. 体重が減っています．筋肉は減少していませんか？ ………… 絹川真太郎　福島　新 151

VI 終末期心不全

27. 難治性心不全の終末期にまつわる課題とは？ ………… 野々木宏 158

28. 心不全のQOD：在宅医療で最期まで診るためには？ … 弓野　大 163

29. 緩和ケアはいつから始めるべきか？ ……………………… 大石醒悟 168

◆ 日本語索引 ……………………………………………… 175

◆ 外国語索引 ……………………………………………… 179

本書での情報は，正確を期すよう最善の努力をしておりますが，正確かつ完全であることを保証するものではありません．関連する最新情報をご参照のうえ，ご利用ください．本書でふれられている薬品については，製品に添付されている製造者による情報を十分にご確認ください．

総論

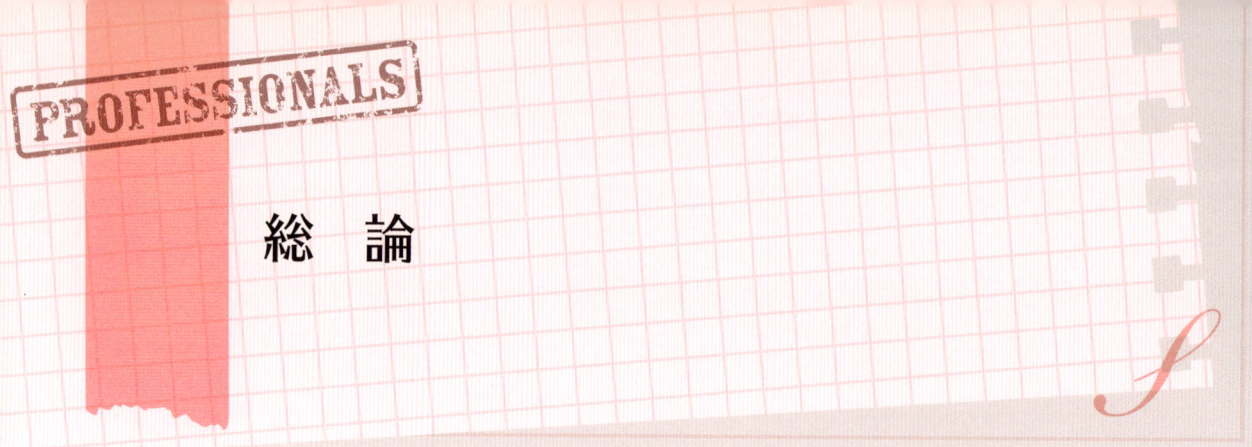

総論

はじめに

◆ 心不全の歴史を振り返ると,心不全患者に対し,まず ACE 阻害薬が用いられた大規模臨床試験が行われ,続いて β 遮断薬が用いられた大規模臨床試験が行われた.これらの試験で生存率の改善が認められたことより,心不全における治療ガイドラインが作成されるようになった.しかし,現在の心不全患者は,高齢化に伴って合併症が多く,背景も複雑になってきており,かならずしもガイドラインがあてはまるとは限らない.また,心臓移植や終末期医療など,社会的な背景とも密接に関連する領域も多い.このような時代に,実臨床の経験が豊富なエキスパートに,心不全の診断と治療の極意を述べていただくことは,大いに意義がある.本書は,2016年時点での最新の医療情報を網羅しており,今後の心不全診療の未来を考えるうえでも参考となれば幸いである.以下,本書の総論として大まかな構成の流れを述べる.

慢性心不全の医学的治療

◆ 左室収縮能が障害された心不全患者において,生存率を改善する薬剤は ACE 阻害薬と β 遮断薬である.わが国では,ACE 阻害薬の代わりに咳嗽の副作用が少ない ARB を使用することが多い.しかし,ACE 阻害薬と ARB とは作用機序が異なるため,ガイドライン上は ACE 阻害薬を第一選択として考慮し,あくまでも ACE 阻害薬の代用品として ARB を考えてもよいという記載になっている.β 遮断薬は,やはり用量を増やして心拍数を減少させることがリバースリモデリングにも生存率改善にもよいのであるが,25年以上の使用経験となった現在でもなお,増量には工夫と努力を要する薬剤といえる.

◆ 一方,利尿薬は,ACE 阻害薬や ARB といった生存率を改善する薬剤と異なり,ガイドライン上では,生存率の改善はないが症状改善のために投与すべき薬剤とされている.フロセミド抵抗性患者に利尿薬を投与すると,予後不良であることがこれまで報告されているが,今後,フロセミド処方への,抗バソプレシン薬であるトルバプタンの追加投与のタイミングなどが検討されるべき課題である.左室収縮能が保持された心不全患者では,生存率を改善させる薬剤は報告されておらず,血圧,脈拍の管理と合併症の管理が重要となる.

◆ 心不全患者の心房細動合併率は40%前後ときわめて高く,血栓症・塞栓症予防のために抗凝固療法を行うべきである.一部の新しい抗凝固薬は,高齢者でも比較的安全に投与できることがわかってきた.抗凝固療法を行ったうえで,リズムコントロールを行うかという問題に関しては,心房細動から洞調律に復帰したほうが,左室駆出率の改善,運動耐用能の改善が見込まれるが,心不全患者で安全に長期使用できる抗不整脈薬は β 遮断薬しか

ない．したがって，心房細動アブレーションを検討することになる．しかし，現在の肺静脈隔離を基本とした心房細動アブレーションでは，心不全歴が長いと手技的に困難であることも多く，洞調律維持も不十分であることが報告されている．

◆ 心不全の非薬物治療として，心電図の QRS 幅が広ければ，心臓再同期療法 cardiac resynchronization therapy（CRT）が選択肢としてあげられる．従来は，心エコーで左室の非同期を確認することが，CRT の適応を検討するうえで必要と考えられていたが，最近では，心エコーで非同期を証明することにはあまり意義はないと考えられるようになった．一方で，心電図の QRS 幅が広ければ，心不全症状が軽くても早期に CRT を検討することが勧められる．次に，ASV（adaptive servo-ventilator）は，心不全患者の前負荷・後負荷を軽減し，再入院を予防する効果が期待されているが，2015年に SERVE-HF という臨床研究から，睡眠時無呼吸症候群（SAS）の治療を主眼として用いるべきではないことが示された．

B 心不全患者の生活習慣管理

◆ 心不全患者には，すでに述べた医学的介入以外に，多職種で行う疾病管理も非常に重要であり，薬剤と同等に心血管イベント抑制効果を発揮するものも多い．まず，心不全患者では，血圧管理を行うことはきわめて重要である．高い血圧値を放置していると，たちまち肺うっ血から再入院をきたす．このため，厳格な血圧管理が推奨され，家庭での血圧の測定も重要である．

◆ 血圧に比して，コレステロール値の管理は議論の余地がある領域である．従来，高脂血症は，冠動脈病変を惹起し，心筋梗塞をきたすことから，コレステロール低値がよいと考えられていた．また，スタチンには心不全に対する多面的効果（pleiotropic effect）があると考えられてきた．しかし，CORONA 研究および GISSI-HF 研究では，心不全患者にスタチンを投与しても，心血管イベント改善効果は認められなかった．さらに，心不全患者では低コレステロール患者が予後不良である．このため，最近では，心不全患者においてコレステロール値を低下させる意義は認められていない．

◆ 減塩についても，従来は厳しければ厳しいほどよいと考えられてきた．しかし，最近の研究では，過度な減塩は患者の食欲を低下させ，QOL を悪化させる可能性が指摘された．さらに，いくつかの疫学研究でも過度な減塩とイベント抑制のあいだに相関を認めていない．したがって，今後は，比較的マイルドな塩分指導に推移し，5～7 g/日程度が推奨されると予想される．また，野菜，果物，魚の摂取推奨など，心不全患者における適切な食事指導の骨格を作成する必要がある．このほか生活指導に関連する話題として，喫煙は，がん，肺疾患だけでなく，心疾患のリスク因子でもある．受動喫煙，能動喫煙ともに身体に悪く，患者自身も家族も完全に禁煙する必要がある．また，心不全患者における心臓リハビリテーション（心臓リハビリ）は，運動耐容能の改善と長期予後改善を期待して行われるが，高齢化社会を迎えた近年，リハビリを行ううえでフレイルや慢性閉塞性肺疾患（COPD）の合併が問題となることも多い．多くの視点をもって，心不全患者のリハビリにあたることが重要となってきている．

総論

C 急性心不全

- 従来，急性心不全の薬剤は血行動態の改善が主眼であったが，最近では，短期効果としてバイタルサインの安定，症状の改善，BNPの改善などを評価し，長期効果として心血管イベントを検討するようになっている．また，急性心不全患者は，低心拍出量が主体ではなく，臓器うっ血が主体であることが知られるようになった．左心不全症状は，肺うっ血から呼吸困難を生じ，右心不全症状は，浮腫，肝うっ血，腎うっ血を生じる．このため，急性心不全患者を診察する場合，症状をスケール化して継時的に評価することが，薬剤による治験では広く行われている．

- 急性心不全の治療の基本として，急性期は，バイタルサインの安定，呼吸状態の安定と救命を目指す．鼻カニューレやフェイスマスクによる酸素投与で改善されない呼吸困難には，非侵襲的陽圧換気法 non-invasive positive pressure ventilation（NIPPV）を即座に開始する．ただし，低血圧の症例では，さらに血圧低下，臓器低灌流をきたすことがあり，注意が必要である．点滴強心薬は，生存率を悪化させる懸念があるとの指摘から，臓器灌流が保たれた症例では第一選択薬にならないが，臓器低灌流がある症例では救命のために，すみやかに必要量を用いなければならない．

- 一方で，収縮期血圧，臓器灌流が保持された症例では，第一選択薬は血管拡張薬である．硝酸薬とナトリウム利尿ペプチドであるカルペリチドのどちらが優れるかについては未だに結論が出ておらず，結論を出すためには，すでに述べた短期効果，長期効果の評価項目に従って，今後，詳細な前向き臨床試験が必要である．また現在，治験中の Serelaxin は，収縮期血圧が保たれた症例に早期に使用すると，180日後の予後が改善することが示されている．

- 救急・集中治療の領域から，急性心不全の管理に応用できる新しい視点としては，栄養管理や痛み・不穏・せん妄管理がある．以前，発行された成書には，「急性心不全患者では急変して挿管する可能性が高いので，絶食とすべき」と書かれたものもあった．しかし，最近の急性心不全管理では，すでに述べたように適切な薬剤管理とNIPPV管理を行うために，急変して挿管する率は低くなってきている．一方で，心不全患者では低栄養状態になることが多く，それ自体が予後不良であるといわれるようになった．禁忌でない限り，急性期からの栄養管理を検討すべきである．また，CCU に入室する患者に対しては，痛み・不穏・せん妄を包括的に管理すべきであり，看護師とともに早期発見，室内環境の整備に努める．状況に応じて，鎮痛作用のある薬剤と鎮静作用のある薬剤などを使い分けることになるが，鎮静剤を使用する場合は浅い鎮静を心がける．

D 重症心不全の管理

- 重症心不全では，心臓以外にも多くの内臓に障害が認められるが，簡単な血液検査で把握可能な臓器は腎臓と肝臓である．腎障害は，腎への低灌流と腎うっ血の関与が大きいことが示されている．したがって，早期に血行動態を安定させることが必要であるし，適切な利尿も必要である．また，肝機能の悪化も認めるが，肝うっ血と肝血流障害の両方が生じていると考えられている．実際，腎臓，肝臓の機能異常を生じるような重症心不全患者で

は，治療により血行動態が安定してくると，腎臓，肝臓の数値が安定してくる．逆に，血行動態が安定しない患者では，常に，腎臓，肝臓の数値異常を認めるようになる．

◆ 機械的補助としては心臓移植を前提とした植込み型 LVAD (left ventricular assist device) が浸透してきている．しかし，心臓移植のドナー数には限りがあり，現状では移植まで5年間待機が必要といわれている．また，LVAD には，長期管理を行ううえで血栓塞栓症やデバイス感染の問題がある．今後，LVAD の DT (destination therapy) を検討する時代になるが，合併症や予後などの終末期医療に関して，患者本人と家族の事前意志を確認する必要がある．

E 高齢者心不全

◆ 高齢になってくると，比較的年齢よりも元気な高齢者とそうでない高齢者の差が著しくなってくる．したがって，一律に高齢者の治療を論じることには無理がある．実際，高齢者でも積極的に介入すれば効果はあるとする研究も多い一方で，合併症が多い高齢者に，壮年期と同じようにガイドライン推奨治療を積極的に行っても効果は得られず，副作用のみが出てしまうこともよく経験する．高齢者の場合，患者によってはあえて治療を控えるという選択肢も今後は必要と思われる．また，高齢者は一般的に栄養状態が悪く，骨格筋も減少するが，医学以外の介入として，運動と食事などの介入点も探る必要がある．

F 終末期心不全

◆ 心不全の終末期医療は社会的に重要な課題であるにもかかわらず，終末期との判断がしばしば困難であることや，エビデンスに乏しいことなどから，具体的な記述が困難な領域となっている．救急の現場では，日本集中治療医学会，日本循環器学会，日本救急医学会合同の「救急・集中治療における終末期に関する提言（ガイドライン）」が作成された．しかし，在宅での看取り，緩和ケアなど，社会的に論じるべき課題は多く，今後，社会全体を巻き込んで議論が必要な領域である．

今後の展望

◆ 以上，本書の概要を述べた．従来，心不全は学問的に難解な領域であった．筆者が研修医のころは，血行動態が主眼であった領域に分子生物学の観点が入ってきたが，成書を読んでも臨床的にどう還元するのかわからない記述も多かった．その後，臨床回帰ということで，多施設研究，レジストリーが主体の時代となり，臨床に即した書籍が書店に並ぶようになった．これからは，過去の臨床と基礎の研究を包括するような，分子生物学と臨床の融合した治療法の検討が行われるようになると思われる．再生医療などがその良い例であろう．

◆ 一方，医学以外の問題として加速する高齢化社会に向けて，在宅医療，終末期医療の指針が重要になり，社会的にも整備されていくと思われる．

◆ 心不全とは，学問的にも社会的にも奥が深い領域であり，今後ますます時代に即して進化し，形態を変えていく領域と考えている．

（佐藤幸人）

I

慢性心不全における基本治療

1 心不全患者の肺炎を予防できるのか？

はじめに

◆ わが国では，肺炎で亡くなる人が年間約12万人を数え，死因別の統計でも2011年に脳血管疾患を抜いて，悪性新生物（がん），心疾患に次ぐ第3位になっている．肺炎で死亡する人の約97％が65歳以上であり，高齢になるほど多くなる．本章では，このように高齢化社会に伴い肺炎が増加している現状をふまえ，心不全診療においても「肺炎の予防にも注意していく」という心がまえが必要であるということについて，アンジオテンシン変換酵素（ACE）阻害薬，アンジオテンシンⅡ受容体拮抗薬（ARB）による治療時の留意点を交えて論じたい．

A 肺炎と心不全との関連

◆ 心不全患者の病態には，他臓器疾患も深く関与しており，全身管理が必要である．心不全の悪化の原因として重要なものに，他臓器を含めた感染症がある．とくに心不全患者が気管支炎・肺炎にかかると，発熱・頻脈による心仕事量の増大や低酸素による心機能の低下が起こり，心不全の急性増悪が誘発される（図1-1）．さらに，TNF-α（tumor necrosis factor-α）および IL-1β（interleukin-1β）などの炎症性サイトカインも心機能に対して抑制的に作用するため，心不全を悪化させる．市中肺炎患者を対象としたメタ解析でも，14.1％に心不全を合併したと報告されている[1]．また，肺炎球菌が直接，心筋傷害を引き起こすという報告もある．

◆ 一方，心不全患者が呼吸器感染症にかかりやすいことも知られている．その要因として，心拡大に伴う気管支の圧迫による換気障害や，肺がうっ血状態になり細菌が繁殖しやすくなることがある．さらに高齢者においては誤嚥性肺炎の合併があり，心不全患者の入院中に遭遇することも少なくない．老化や脳血管障害に伴う神経伝達物質（サブスタンス P）の減少で咳反射・嚥下反射の機能低下が起こり，知らない間に口腔内の細菌が唾液とともに肺に流れ込み（不顕性誤嚥），肺のなかで細菌が増殖して肺炎が起こる．

B 心不全治療におけるACE阻害薬・ARBの有用性と使用法

◆ レニン-アンジオテンシン-アルドステロン（RAA）系は，血圧・体液量の維持をつかさどる生理的システムである．心不全時には代償性に RAA 系が亢進するが，その亢進は生体にとって過剰となり，心臓への負荷（前負荷・後負荷）を増大させる．さらに，心臓のリモデリング（心肥大・線維化）を促進し，心不全を悪化させていく．

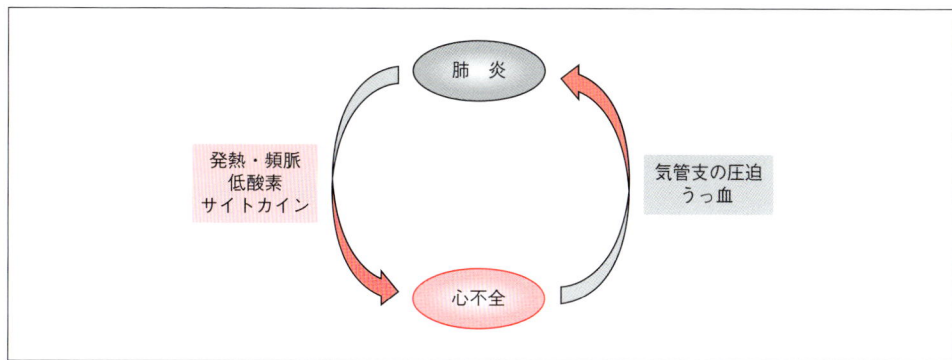

図 1-1 肺炎と心不全の関連
肺炎によって心不全が誘発され，逆に心不全によって肺炎が起こりやすくなる．

◆ RAA 系抑制薬のうち，ACE 阻害薬，ARB，抗アルドステロン薬を使用して心不全時に過剰に亢進している RAA 系を阻害することは，心不全の治療に有効で，多くの大規模臨床試験によって予後改善効果が示されている．

ACE 阻害薬

◆ CONSENSUS，SOLVD，SAVE などの試験で，ACE 阻害薬には左室収縮能低下患者の生命予後改善効果があると示された．この結果から，ACE 阻害薬はすべての左室収縮能低下患者に用いられるべきで，収縮性心不全治療の基本薬と考えられている．ATLAS 試験において，高用量と低用量を比較した場合，死亡率には差がないが，死亡または入院に関しては高用量でより効果が得られるとの結果が出ている．わが国のガイドラインにおいても，薬剤の認容性がある限り増量を試みるべきとされている[2]．認容性に関しては，空咳の有無，血圧，血清クレアチニン値，血清カリウム値に注意する．

ARB

◆ ELITE II，OPTIMAL，VARIANT 試験で，ARB には左室収縮能低下患者において ACE 阻害薬と同程度の心血管イベント抑制効果があると示された．ACE 阻害薬に認容性のない患者を対象とした CHARM-alternative 試験において，カンデサルタンは心血管死または心不全悪化による入院を有意に減少させた．これらの結果より，ARB は収縮性心不全において，ACE 阻害薬と同等の心不全関連イベント抑制効果を有すると考えられている．

◆ ただし，収縮性心不全患者において，ARB は生命予後改善効果に，ACE 阻害薬を超えた有用性をもつとのデータはなく，ARB は咳などで ACE 阻害薬に認容性のない患者に対する投与が推奨されている[2]．

C 肺炎予防─ACE 阻害薬の使用─

◆ 市中肺炎の予防には肺炎球菌ワクチンがあり，副反応に注意しながら施行されている．

◆ 誤嚥性肺炎の予防には，①飲食の意識づけや誤嚥予防の体位保持，②口腔ケア，③咳反射を亢進させる降圧薬である ACE 阻害薬による嚥下障害の改善などがある[3]．

- もちろん市中肺炎であれ誤嚥性肺炎であれ，予防しきれないこともあるが，「肺炎の予防にも注意していく」ことが重要である．予防法のなかでも，本章では ACE 阻害薬について考察したい．

- ACE 阻害薬と ARB の認容性の違いとして指摘されやすいものに，咳がある．臨床現場では，ACE 阻害薬を服用中に咳による苦痛の訴えがあれば，ARB に変更されており，筆者らもそのようにしている．2008年に報告された ONTARGET 試験でも，ACE 阻害薬を継続服用できなかった原因の88.2％は咳であった．咳は，ACE 阻害薬による治療中に，欧米では5〜10％の頻度で，わが国ではもう少し多い20〜30％前後の頻度で認められる．副作用の咳には，用量依存性はなく，女性，アジア人に多い．ACE 阻害薬にともなう咳の原因は不明であるが，サブスタンス P やブラジキニンの関与が指摘されている．エナラプリルの服用で咳嗽が出現した患者において，服用時間を朝から夕に変更することで咳嗽の頻度および程度が改善したことが報告されているが，投与時間の変更で血液中のブラジキニンの濃度は低下したが，サブスタンス P や降圧効果に変化はなかった．

- また，ACE 阻害薬で咳嗽が出現しても，服用を継続していると2〜8カ月後に約40％が改善したとの報告もある．さらに他の研究では，ACE 阻害薬で咳が出た患者に対し ARB に変更しても，その30％の症例で咳が継続したと報告されており，ARB に変更してもすべての咳が消失するわけではない．

- 逆に咳反射を誘発することの有用性として，ACE 阻害薬の肺炎予防効果がある．この点に関して，わが国の K. Sekizawa などの報告を皮切りに複数の報告がある[4]．また，ACE 阻害薬もしくは ARB の服用に関連した肺炎のリスクについて，メタ解析の結果も発表されている[5]．主要評価項目は肺炎の罹患率，二次評価項目は肺炎関連死亡（肺炎に起因する死亡，院内死亡，または肺炎発症から30日以内の死亡）とし，37件の研究を用いてプール解析でオッズ比を求めた．肺炎の予防効果は ARB にはなくて ACE 阻害薬のみにみられており〔ARB と比較した ACE 阻害薬の肺炎のオッズ比は0.69（95％ CI 0.56〜0.85）〕，その利益を享受しやすいのは，脳卒中の既往のある患者，または東洋人の患者であった．肺炎死亡リスクの低減については強力な結果は得られなかったが，ARB と比較して ACE 阻害薬の肺炎予防効果が示された．しかしながら，ACE 阻害薬とロサルタンを比較したところ，ACE 阻害薬に肺炎予防効果を認めなかったという台湾のコホート研究からの報告もあり[6]，ACE 阻害薬の肺炎予防効果を検討したランダム化比較試験の企画が希望される．

おわりに

- 繰り返すが，心不全治療において，ARB に ACE 阻害薬を超えた有用性をもつというエビデンスはない．心不全治療においては，エビデンスが確立している ACE 阻害薬からまず始める．ACE 阻害薬による咳反射の亢進は逆に，肺炎予防効果につながる可能性をもつ．咳によって苦痛を伴う場合は，すみやかに ACE 阻害薬を ARB に変更すべきだが，「咳が出るかもしれない」という理由で，安易に ARB から投与開始することは慎む．心不全は全身管理を必要とする病気であり，「肺炎の予防にも注意していく」という心がまえをもっていくことが重要であると考える．

私のとっておきの極意

心不全患者の肺炎を予防するために，高齢者の心不全患者では，肺炎予防に肺炎球菌ワクチンと ACE 阻害薬を投与してみよう！

（中村一文　三好　亨）

文献

1) Corrales-Medina VF, et al.: PLoS Med, 8: e1001048, 2011.
2) 日本循環器学会学術委員会合同研究班 編: 慢性心不全治療ガイドライン（2010年改訂版），2013. http://www.j-circ.or.jp/guideline/pdf/JCS2010_matsuzaki_h.pdf（2016年2月現在）
3) 日本呼吸器学会: 誤嚥性肺炎. http://www.jrs.or.jp/modules/citizen/index.php?content_id=11（2016年2月現在）
4) Sekizawa K, et al.: Lancet, 352: 1069, 1998.
5) Caldeira D, et al.: BMJ, 345: e4260, 2012.
6) Chang CH, et al.: J Hypertens, 33: 634-642, 2015.

PROFESSIONALS

2 β遮断薬は心拍数が低下すれば低用量でよいのか？

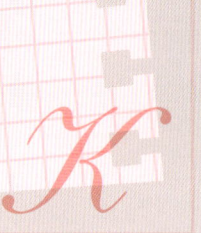

はじめに

- 収縮力の低下した心不全患者 heart failure with reduced ejection fraction（HFrEF）において，β遮断薬が生命予後を改善することは多くの大規模臨床試験で確立されてきた．β遮断薬は，陰性変力作用を有するものの，多くの患者で左室駆出率 left ventricular ejection fraction（LVEF）が改善するリバースリモデリングを生じる．HFrEF の予後は LVEF をサロゲートマーカーとして推定できることが CHARM 試験などから明らかになっており，リバースリモデリングが予後改善に大きく寄与しているとも考えられる．リバースリモデリングが生じる原因の基本的なメカニズムはいまだ明確になっていないが，本章ではβ遮断薬の用量との関係性を中心に述べることにする．

A 生命予後改善はβ遮断薬用量に依存的か？

- まず，β遮断薬によるリバースリモデリングは用量依存的であるということが，MOCHA試験[1]や MUCHA 試験[2]で示されている．β遮断薬を増量すれば，多くの場合，心拍数が低下することは，薬理学的コンセンサスであり，誰も異論はないであろう．この心拍数とリバースリモデリングも密接に結びついており，2万件弱のメタ解析により，心拍数の低下と LVEF の改善には強い相関があることが明らかになっている．また，同じメタ解析によれば，心拍数の低下は生命予後の改善とよい相関があることも明らかになっている．

🔍 ガイドラインにおけるβ遮断薬治療

- これまでのデータをまとめると図2-1のようになるが，一方，β遮断薬の増量と生命予後改善効果は直接関係していないという意見もある．その代表が日本循環器学会の「慢性心

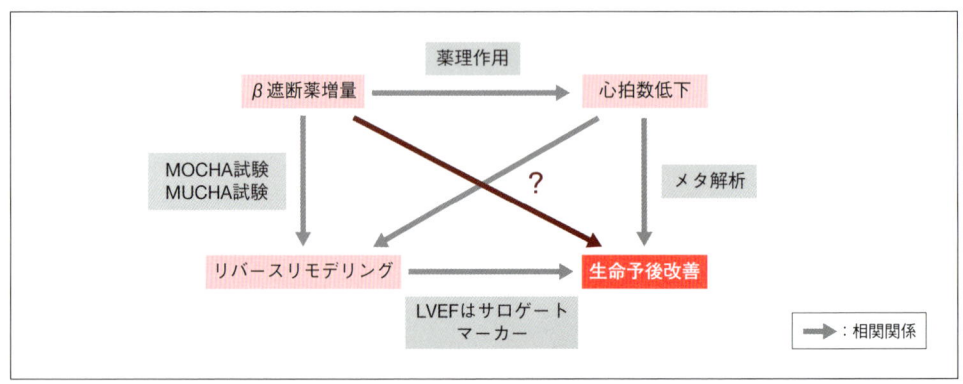

図2-1 駆出率の低下した心不全（HFrEF）におけるβ遮断薬治療

不全治療ガイドライン」であって，2010年改訂版には収縮不全に対するβ遮断薬の使用に際して「薬剤忍容性をみながら，できるだけ増量すべきとの意見もあるが，至適用量についての明確な結論は出ていない」と記述されている．米国のガイドラインにおいて「Clinicians should make every effort to achieve the target doses of the beta blockers shown to be effective in major clinical trials.」と記述されているのとは大きな差がある．なぜ，このような違いがあるのか．ひとつには，J-CHF 試験[3]の結果が影響を与えていると思われる．J-CHF 試験では，心不全患者に対しカルベジロールをそれぞれ2.5 mg，5 mg，20 mg ずつ投与したが，その3群間の患者において予後の差が認められなかった．しかし考えてみれば，目の前の新規心不全患者にβ遮断薬を導入するとき，その患者の最大服用量が将来何 mg になるか，あらかじめわかるはずはないのであり，とくに慎重な増量を必要とする．この薬剤について，用量を前向きに割り付けることは，ナンセンスな試験デザインといえる．このような方法では，リアルワールドでのβ遮断薬の最適な用量を検討する試験にはふさわしくないと考える．

◆ そうはいっても，単に後ろ向きにタイトレーション後の用量別に予後を比較したところで，2.5 mg までしかカルベジロールを増量できなかった群の患者は，より高齢であり，より腎機能障害の合併が多く，呼吸器疾患の合併率も多いであろうし，さらに投与開始前のLVEF は低く，BNP (brain natriuretic peptide) は高いであろう．このように背景因子で重症度が異なるため，比較する意味がない．

β遮断薬の増量による生命予後への影響

◆ そこで，筆者らは別のアプローチを試みた[4]．図2-2に，東京大学医学部附属病院におけるHFrEF 患者に対するβ遮断薬の導入率とタイトレーション後の用量の年次推移を示す．導入率は2002年では19％に過ぎなかったが，保険適用後，順調に伸びて，現在では80％程度である．タイトレーション後の用量は，当初，数年間は不慣れなためか5 mg 程度で推移していたが，2006年以降，処方姿勢を変えたため，最終的には平均用量が10 mg を超えるところまで達してきている．そこで，2005年以前にβ遮断薬を導入した患者と2006年

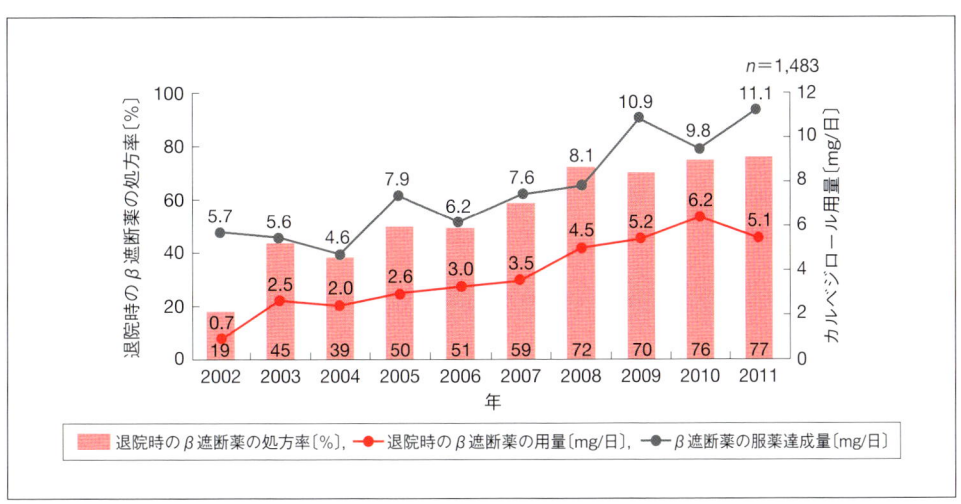

図2-2　退院時のβ遮断薬の処方と用量の推移 (HFrEF患者，2002〜2011年)

[Kato N, et al.: Circ J, 77 : 1001-1008, 2013を一部改変]

以降に導入した患者の比較をすることとした．新規にβ遮断薬を導入する患者の背景は年度別で差はないので，筆者らの処方態度によるタイトレーション後のβ遮断薬の用量とその時点での心拍数のみに差があった．そしてこの年度別の比較において複合エンドポイントによる予後をみると，増量した群で10％のリスク低下がもたらされた（図2-3）．すなわち，図2-1で「？」がついていたβ遮断薬の増量と生命予後改善効果が結ばれたことになる．

β遮断薬の増量を判断するマーカーとは？

◆ここで，β遮断薬を増量する際のマーカーを4つあげておく．カルベジロール相当量で10 mg以上，心拍数71 bpm以下，LVEF 45％以上，BNP 120 pg/mL未満が，予後良好のマーカーである．このうち用量と心拍数は，先に述べた筆者らの解析でも同時に動いていたように，増量後すみやかに心拍数の低下は検討できるが，LVEFやBNPの改善効果はリバースリモデリングが生じる数カ月を経て初めて検討できるものである．図2-4のようなアルゴリズムで，筆者らはHFrEF患者のβ遮断薬治療を行っている．すなわち，まずβ遮断薬を増量し，心拍数の低下を確認し，数カ月後LVEFとBNPの改善をみれば，そのまま用量を固定してよいと考える．

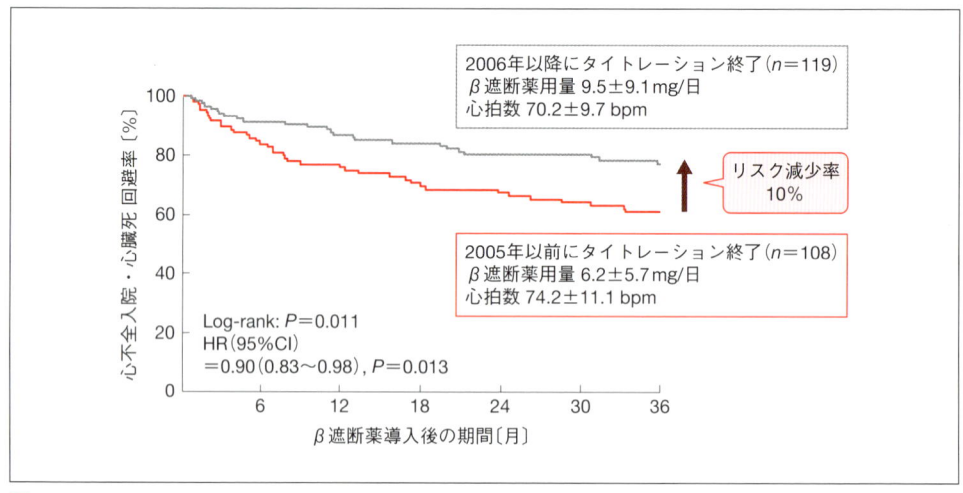

図2-3　β遮断薬のタイトレーション終了時期別の長期予後

[Kato N, et al.: Circ J, 77：1001-1008, 2013を一部改変]

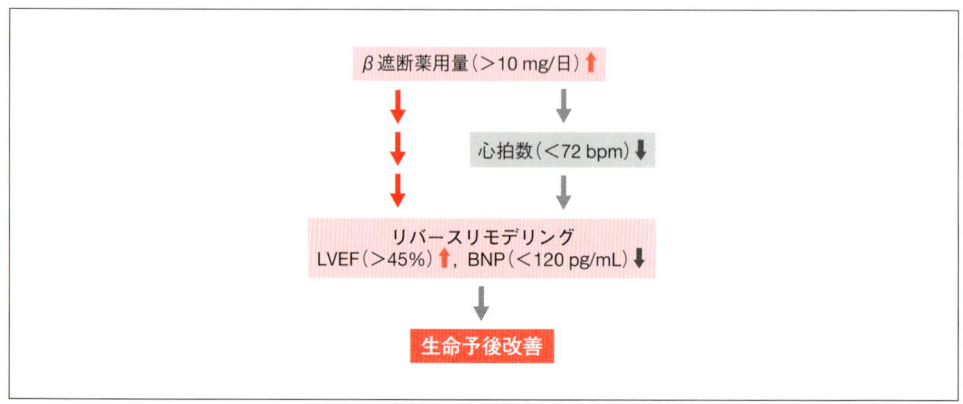

図2-4　HFrEFにおけるサロゲートマーカーを用いたβ遮断薬治療の最適化

B β遮断薬の増量によりLVEFが改善しないときは？

◆ さて，今回の疑問はここからである．β遮断薬をある程度増量し，心拍数が低下して，それでもLVEFが十分に改善しなかったらどうするのか，ということである．筆者らは，LVEFがいまだ45％未満であれば，さらに増量する．多くの場合，BNPは十分低下しているので，そのような患者で症状を有することも少ない．症状もなく，BNPも120pg/mL未満で，イベントを起こす可能性も低いと考えられる患者に対し，さらに治療を強化する必要があるかという点には，いまだ答えはないと思われる．しかし，10年などという長いレンジを考えた場合，少しでも治療の余地があれば選択しておくことが望ましいのではないかと思っている．

> **Case 1**
> 図2-5に示すのは，カルベジロール 20mg 投与を半年以上継続した結果（図中の枠で囲んだ時点），心拍数56bpm，BNP 9.9pg/mL であった症例の結果である．予後推定のマーカーのうち3つは十分満たしているが，LVEFはいまだ33％であった．そこで，さらにカルベジロールを40mgに増量したところ，心拍数やBNPに悪影響はなく，LVEFは51％に改善し，左室径も縮小しており，リバースリモデリングが追加で生じている．この間，心拍数に有意な変化はなく，図2-4の下向きの赤矢印で示すような心拍数非依存性のリバースリモデリングが生じたと思われる．β遮断薬を高用量投与した場合においては，伝導系でない心筋細胞に対する作用がメインと考えるべきであろう．

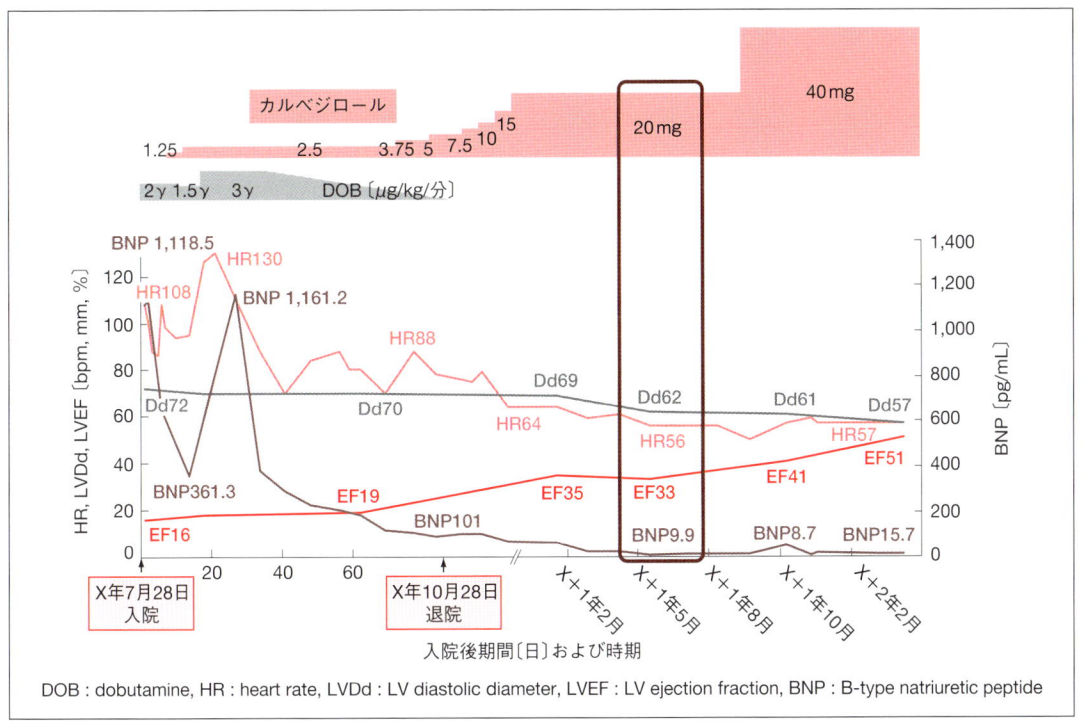

図2-5　高用量β遮断薬を投与した1例：43歳男性拡張型心筋症

I．慢性心不全における基本治療

> **Case 2**
> 図2-6に示すのは，当初数年間β遮断薬の治療を施行しても，まったくリバースリモデリングの生じなかった患者に心臓再同期療法（CRT-D）を行うことで，すみやかに一定のリバースリモデリングが得られた症例の経過である[5]．しかし，心臓再同期療法後1年以上経過してもLVEFが20％程度までしか改善しなかったため，β遮断薬をビソプロロール10 mg（ビソプロロール20 mgはカルベジロール40～50 mgに相当）まで再度増量したところ，LVEFは51％にまで改善をみた．この間，24時間365日ペーシングの状態であり，心拍数は70 bpmで一定であるため，最終的に生じたβ遮断薬増量によるリバースリモデリングは，やはり心拍数とは独立した効果である．

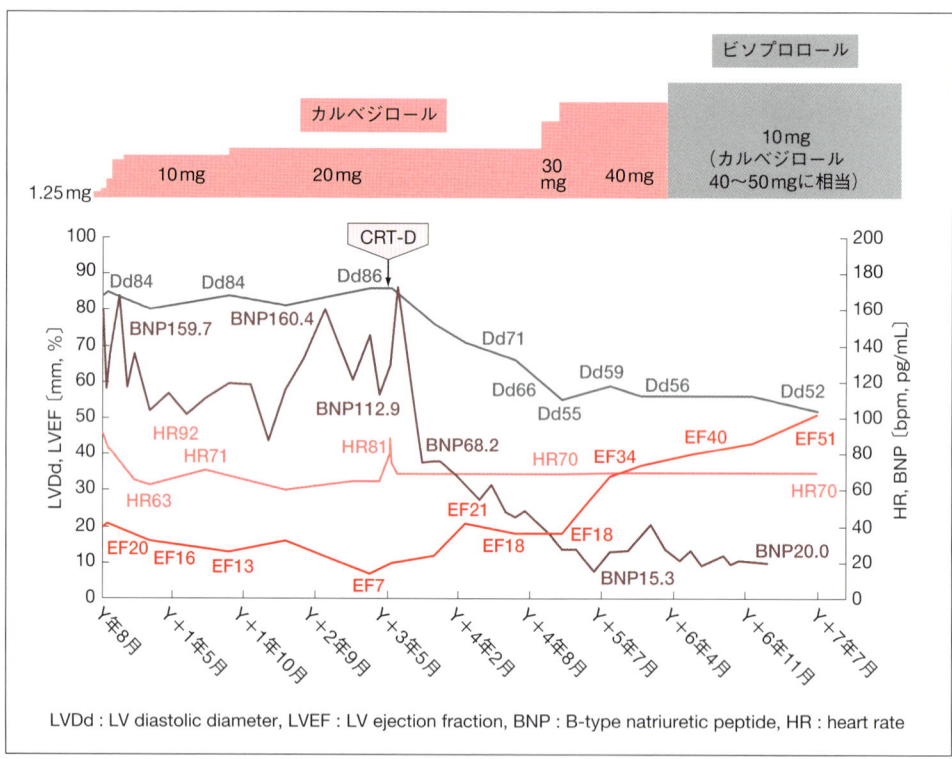

図2-6　心臓再同期療法（CRT-D）と高用量β遮断薬を併用した1例：67歳男性拡張型心筋症
［Muraoka H, et al.: Int Heart J, 56：462-465, 2015を一部改変］

私のとっておきの極意

　本章でふれた2つの症例をみても，さらにβ遮断薬を増量することで，心拍数と独立したリバースリモデリングを引き起こすことができることがわかる．したがって，LVEFの改善が45％に達しないときは，カルベジロール40 mgまたはビソプロロール10 mgを試みたほうがよいと考えている．ただし，MOCHA試験[1]でも，用量依存性のリバースリモデリングが認められるのは非虚血性心筋症においてのみであり，承認用量を超えて増量するのは非虚血性心筋症の場合に限っている．

（絹川弘一郎）

文 献

1) Bristow MR, et al.: Circulation, 94 : 2807-2816, 1996.
2) Hori M, et al.: Am Heart J, 147 : 324-330, 2004.
3) Okamoto H, et al.: Int J Cardiol, 164 : 238-244, 2013.
4) Kato N, et al.: Circ J, 77 : 1001-1008, 2013.
5) Muraoka H, et al.: Int Heart J, 56 : 462-465, 2015.

3 高用量フロセミドを服用している慢性心不全患者のfluid control，次の一手は？

はじめに

◆ 本章で想定しているのは，「外来通院中の慢性心不全患者で，現在，ループ利尿薬のフロセミドを60〜80 mg服用しているが，下腿浮腫や胸水貯留が残存しており，呼吸苦も労作時には感じることがある．できればもう少しfluid control（体液貯留のコントロール）をして，心不全症状が改善することを目指したいが，すでにフロセミドは，それなりの量を服用しており，これ以上増量しても効果が期待できるかは不明」という場面である．外来で，心不全診療を行っている臨床医なら，少なくとも一度は（おそらくもっと），このような状況を経験されていると思う．

◆ これがたとえば，NYHA（New York Heart Association）心機能分類Ⅳ度の症状で来院した患者であれば，入院して治療介入ということでよいのだろうが，NYHA Ⅱ度（Ⅲのうち，Ⅱ寄りのⅢなど）の患者では，「可能であれば外来での薬物治療で調整してどうにかコントロールできないか」と考えるのではないだろうか．

◆ 筆者としては，ここで選択肢として，以下3つがあげられると思う（フロセミドの増量は効果が期待できないとして，あえて選択肢からはずす）．

　①同じループ利尿薬でも作用機序の違うループ利尿薬を併用
　②サイアザイド系利尿薬を併用
　③V_2受容体拮抗薬を併用

である．個人的な大まかな優先順位としては，②＞③＞①だろうか．ただ，筆者の経験からそれぞれの治療を選択するときに考えることを以下に述べる．

同じループ利尿薬でも作用機序の違うループ利尿薬を併用する場合とは？

◆ ここで現実的に選択するフロセミド以外のループ利尿薬というと，トラセミドもしくはブメタニドということになると思われる．筆者はブメタニドの使用経験がないので，ここではトラセミドについて述べる．

◆ よく知られているとおり，トラセミドは長時間作用型のループ利尿薬で，一般的にはフロセミド20 mg＝トラセミド4 mgに相当するといわれている．フロセミドと比較したときのトラセミドの有利な点としては，そのバイオアベイラビリティ（生体内での利用能）にあるといわれている．これは，トラセミドのバイオアベイラビリティが高いというよりは，

フロセミドのバイオアベイラビリティが低い（だいたい50％前後であり，かつ患者によって非常にばらつく）ことによるところが大きい．実際，いくつかの研究でフロセミドに対するトラセミドの有効性を示した論文がある[1,2]．したがって，フロセミドをある一定量（個人的な見解としては60〜80 mg）服用していても，うっ血が残存しており，利尿薬の増量が必要と判断した場合，服用中のフロセミドと同等量＋αの量のトラセミドに変更してみるというのは，ひとつの理にかなったオプションではないかと思う．

◆ もうひとつの長時間作用型の経口ループ利尿薬としては，アゾセミドがある．フロセミドに換算すると，フロセミド20 mg＝アゾセミド30 mgに相当するといわれている．わが国で行われたJ-MELODIC研究では，慢性心不全患者のループ利尿薬をアゾセミドに切り替えた群は，そのままフロセミドで治療し続けた群と比較して，心血管死亡および心不全による予定外受診を有意に減らした．ただし，2年後のBNP値などには，とくに2群で有意差がなかったため，利尿薬抵抗性を打開する手段としてのアゾセミド投与の意義はいまだ不明である．

B サイアザイド系利尿薬を併用する場合とは？

◆ ループ利尿薬に抵抗性を示す患者の一部は，尿細管におけるナトリウムの再吸収が増加していることが問題となっている場合がある．この尿細管におけるナトリウムの再吸収は，さまざまな場所で，さまざまなことが原因で起こる．問題なのは，その大きな原因のひとつが，心不全の主病態である神経体液性因子の活性化によることである．このことは，「利尿薬抵抗性の患者には，さらにループ利尿薬を追加することが多い」こととあわさって悪循環を形成する．

ループ利尿薬とサイアザイド系利尿薬の薬理作用の違い

◆ ループ利尿薬に抵抗性を示す患者への選択肢のひとつとして，尿細管におけるナトリウムの再吸収を抑えることを考えるのだが，その方法のひとつにサイアザイド系利尿薬の併用がある．ループ利尿薬はヘンレ上行脚に作用してナトリウム再吸収を阻害するのに対して，サイアザイド系利尿薬は遠位尿細管のナトリウム-塩素共輸送系を阻害してナトリウム再吸収を低下させる．一般的に，遠位尿細管では，ヘンレループを通り抜けてきたナトリウムのうち75〜80％が再吸収されるといわれている．ループ利尿薬を使用すると，結果的にはヘンレループを通り抜けて遠位尿細管に流れていくナトリウムが増加し，そのことが遠位尿細管のナトリウム-塩素共輸送系を活性化させてナトリウムの再吸収が増加する．したがって，理論上はサイアザイド系利尿薬を追加することは理にかなっていると思われる．実際，高用量のフロセミドを服用している患者にサイアザイド系利尿薬を追加したところ，尿量の増加が観察されたという報告もある[3]．

ARBとサイアザイド系利尿薬との合剤の活用

◆ 筆者は，通常，実際の処方として，サイアザイド系利尿薬のヒドロクロロチアジド12.5 mgを追加することから始めていた．この量は，現在，高血圧に対して適応があるアンジオテンシン受容体拮抗薬（ARB）との合剤に含有されているヒドロクロロチアジドの量である（6.25 mgのヒドロクロロチアジドとARBの合剤もある）．ちなみにすでにARBを服用している患者であれば，量さえ合えば，このARB＋ヒドロクロロチアジドの合剤に切り替

えることで，服用錠剤数を増やすことなく薬の用量を追加できる．これで効果がないときには，ヒドロクロロチアジド錠を 25 mg まで増量することもある．

🔍 サイアザイド系利尿薬とループ利尿薬との併用療法への注意点

◆ この併用療法では，電解質と腎機能の 2 点への注意が必要である．サイアザイド系利尿薬は，ループ利尿薬と比較して，より多くのカリウムを尿中に排泄させる．そのため，とくに高用量のループ利尿薬を服用している患者に対し，サイアザイド系利尿薬を追加することは，低カリウム血症のリスクをより増加させる．したがって，とくに開始早期は採血を行って腎機能とともに電解質のモニタリングを行う必要がある．腎機能の悪化はもちろんクレアチニンの上昇も起こるが，尿素窒素の上昇のほうが強く起こることがある．このクレアチニンの上昇は一時的である場合もあり，サイアザイド系利尿薬の中止を余儀なくされることもある．いずれにしても，サイアザイド系利尿薬導入時には，血液検査でその推移をしっかりとモニタリングすることが必要だと思われる．

C V_2 受容体拮抗薬を併用する場合とは？

◆ 2010 年に，わが国で V_2 受容体拮抗薬のトルバプタンが使用できるようになり，5 年近くが経過した．これまで，筆者が使用してきた感覚としては，トルバプタンはループ利尿薬に抵抗性を示す患者の一部には著効する傾向がある．とくに高用量フロセミドを服用しており，腎機能も悪く，これ以上腎機能を犠牲にできないという患者に対しては，このトルバプタンの追加という選択肢が勧められると考えている．

◆ ループ利尿薬の使用は，一般にレニン-アンジオテンシン-アルドステロン（RAA）系と交感神経系の賦活化を起こすことが知られており，これは腎血流量の低下をもたらす．腎血流量の低下はさらなる利尿薬抵抗性を惹起させるという負のスパイラルに陥るため（とくに，すでに腎機能がそれほど保たれていないような患者において），どうしてもフロセミドを増量するのをためらってしまうわけである．

🔍 トルバプタンによる治療の利点

◆ 一方，トルバプタンは，腎集合管のバゾプレッシン II 受容体（V_2 受容体）を選択的に阻害し，水の再吸収を抑えることで利尿薬として働く．これまでの研究で，トルバプタンはフロセミドと比較し，血圧や心拍数に与える影響が少ないこと，腎血流を低下させないこと，交感神経系や RAA 系に与える影響が少ない可能性が示されている．これらの点は，とくに今回，例としてあげたような，フロセミドを高用量服用しており腎機能が低下していて，なお，うっ血が残存している患者を治療する際には大きな利点となりうる．

◆ 実際，筆者らは前向きオープンラベル多施設ランダム化比較試験として AQUAMARINE 研究を行った．その結果，トルバプタンを通常，治療に追加することにより多くの尿量を得ることができること，またその際に，とくに腎機能を低下させないことを明らかにした．この試験は，急性心不全患者ではあったが，腎機能障害を合併している患者だけを対象としており，利尿薬抵抗性を示す心不全患者に対するトルバプタンの可能性を示すもののひとつだと考えている．

トルバプタンが著効する患者のイメージとは？

◆ トルバプタンを使用していると，トルバプタンが非常によく効く患者とそうでない患者がいることに気づく．この効果の差を予測できるものが何かについてはいまだ不明なのだが，筆者の印象としては，「下腿を含む部位に著明な浮腫があり，末期の腎不全までには陥っていない患者」というのが，トルバプタンが著効する患者のイメージである．

トルバプタン導入の実際

◆ 実際の使用例だが，筆者は今回，例に出したような患者にトルバプタンを導入するときには，入院してもらい，7.5 mg から導入し，効果がない，もしくは不十分なときには 15 mg まで増量している．その際，当然，血中ナトリウム値や血圧などをモニタリングする．なかにはトルバプタンの効果が発揮されるまでに2～3日かかる症例もあり，3日程度はたとえ反応が思わしくなくとも増量せずに様子をみる．

◆ 基本的に，このような患者は退院後もトルバプタンを継続することになると思われるため，飲水制限は行わないが，導入時には飲水量は記録してモニタリングする．そのうえで反応があればその量で継続し，さらに数日は身体所見や血液検査，胸部レントゲンなどを見たうえで，この量で安定していると判断すれば退院ということにしている．いちばん問題になるのは，薬価が高いことである．これは事前に患者に説明しておき，当然同意が得られた症例のみに対してトルバプタンの長期服用というオプションを試みることになる．

私のとっておきの極意

利尿薬のヒドロクロロチアジドを少量併用することを考慮する．それでもコントロールが必要な程度に体液貯留が残存している場合や，腎機能が悪化してきた際には V_2 受容体拮抗薬のトルバプタンを少量から併用することを考慮する（表3-1）．

表3-1　フロセミド抵抗性心不全患者に対する治療選択

方法	長所	短所	具体例
他のループ利尿薬に切り替え	・簡単にできる ・薬価が安い	・同等量でも本当に同等の効果が出るかは不明（利尿効果が減少する可能性もある）	フロセミド20 mg＝トラセミド4 mg＝アゾセミド30 mgで換算して切り替え
サイアザイド系利尿薬追加	・外来で可能 ・理論上，利尿効果が減少することはない（上乗せのみ） ・薬価が安い ・ARB服用患者では薬剤数が増えない可能性がある	・腎機能障害や低カリウム血症の患者では使いにくい ・血圧が低い患者では使いにくい	ヒドロクロロチアジドを6.25または12.5 mgで追加．必要なら25 mgまで増量
トルバプタン追加	・血圧や腎機能への影響が少ない ・もっとも効果が期待できる	・薬価が高い ・導入時には入院が好ましい	7.5 mgから導入．3日程度で効果をみて必要なら15 mgまで増量

（末永祐哉）

文献

1) Murray MD, et al.: Am J Med, 111: 513-520, 2001.
2) Cosin J, et al.: Eur J Heart Fail, 4: 507-513, 2002.
3) Wollam GL, et al.: Am J Med, 72: 929-938, 1982.

4 両室ペーシングの適応はQRS波で決めてよいか？

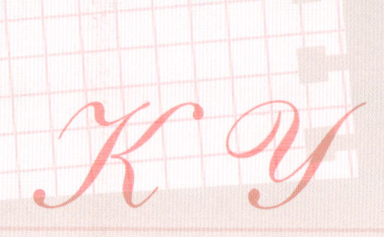

はじめに

- 重症の左室収縮不全患者では，しばしば房室伝導障害あるいは左脚ブロック left bundle branch block（LBBB）などの心室内伝導障害を合併する．房室伝導障害においては，心房-心室間の収縮のタイミングがずれることで，心拍出量が低下してしまう．また，心室内伝導障害では，左室の同期的収縮が障害され，壁運動の収縮がずれる dyssynchrony が生じることで，心拍出量が低下してしまう．これらの障害は結果的に，前後乳頭筋の収縮にもずれを生じ，僧帽弁逆流を助長し，左室拡大（左室リモデリング）へと悪循環を招く．

- 左室収縮不全における伝導障害は，心不全予後を規定する重要な因子となる．そのため，これを改善することが心不全予後を，さらには生命予後を改善することにつながる．実際に，慢性心不全患者のおよそ3分の1に心室内伝導障害を示す QRS 幅120ミリ秒以上の症例が認められ，左室収縮不全例において，QRS 幅が120ミリ秒以上の群は，総死亡率，心血管死および心不全入院の割合が高い．

- 心臓再同期療法 cardiac resynchronization therapy（CRT）は，1990年代に dyssynchrony をともなった左室収縮不全の治療として両室ペーシングを行ったことが始まりであり，これまでその効果を検証するランダム化比較前向き試験が多数報告されている．これらの報告を受けて，2011年の日本循環器学会ガイドラインでは，①十分な薬物治療を行っても改善しない NYHA（New York Heart Association）心機能分類Ⅲ度ないしⅣ度の慢性心不全で，②左室駆出率 left ventricular ejection fraction（LVEF）35％以下，③QRS 幅120ミリ秒以上の心室内伝導障害を有する場合を，CRT のクラスⅠ適応としている．

- しかしながら，CRT が始まって20年以上が経過した現在においても，いまだに多くの問題が残されている．その問題とは，①CRT の適応決定，②心房細動症例への適応，③CRT 不応例の存在，④CRT-P（ペーシング機能のみ）と CRT-D（除細動機能の付加）の使い分けなどがあげられるが，そのなかでも，本章では CRT の適応決定の方法について概説する．

A　CRTにはどのような効果があるのか？

- CRT とは心室非同期収縮をともなう重症心不全患者に対して，右室リードに加えて，冠静脈洞を介して左室リードを留置することで，両室をペーシングする治療法である．その結果，両室および左室内の非同期が改善し，収縮効率が上がることで心拍出量が増加する．

- 初期の臨床試験では，CRT の効果を検証する症例のほとんどが，薬剤抵抗性の NYHAⅢ～

Ⅳ度の重症心不全で，LVEF 35％以下，QRS 幅 120〜150 ミリ秒以上を満たしていた．これらの症例において，CRT は，急性期には血行動態を改善させることで，壁運動が再同期し，その結果，僧帽弁逆流が減少した．また，慢性期において CRT は心機能（NYHA クラス）を改善させ，運動耐容能（6 分間歩行，最大酸素摂取量など）を向上させ，左室内径を縮小し，LVEF を増加させることにより，僧帽弁逆流をさらに減少させる効果を認めた．

◆ しかしながら，現在，ガイドラインの基準を満たしている症例の約 30％が CRT 不応例であり，逆にこれらの基準を満たさない症例においても効果を認める患者がいることが臨床的に経験されている．

B　CRT 臨床試験はどのように移り変わってきたのか？

当初の CRT 植込みの検証

◆ 上で述べたように，MUSTIC や MIRACLE などの初期の臨床試験は，薬物抵抗性の重症心不全患者を対象に，CRT の短期効果を検証する目的で行われていた．心機能，運動耐容能，QOL（quality of life）をエンドポイントとし，いずれも著明に改善を認めた．

◆ そのなかで，2004 年に発表された COMPANION 試験は，NYHA Ⅲ〜Ⅳ度，LVEF 35％以下，QRS 幅 120 ミリ秒以上の心不全患者を対象に CRT を行い，初めて生命予後（全死亡および全入院）を一次エンドポイントとしたランダム化大規模比較試験である．最適薬物治療群，CRT-P 群，CRT-D 群の 3 群のうち CRT-P 群および CRT-D 群では，薬物治療群と比べ全死亡および心不全入院を改善する結果となった（図 4-1A）．しかし，CRT-P 群単独では死亡率を有意に改善する結果には至らなかった（24％低下：$P = 0.059$）．その後の CARE-HF 試験では，心室性不整脈に対する植込み型除細動器 implantable cardioverter defibrillator（ICD）適応のない重症心不全患者を対象に CRT-P 群と薬物治療群で比較した結果，標準的治療に CRT-P を加えた群は死亡率を有意に抑制した（36％低下：$P < 0.002$，図 4-1B）．これを受けて，非同期収縮をともなう左室収縮不全例には，標準的薬物治療に加えて CRT を積極的に行うことが推奨されるようになった．

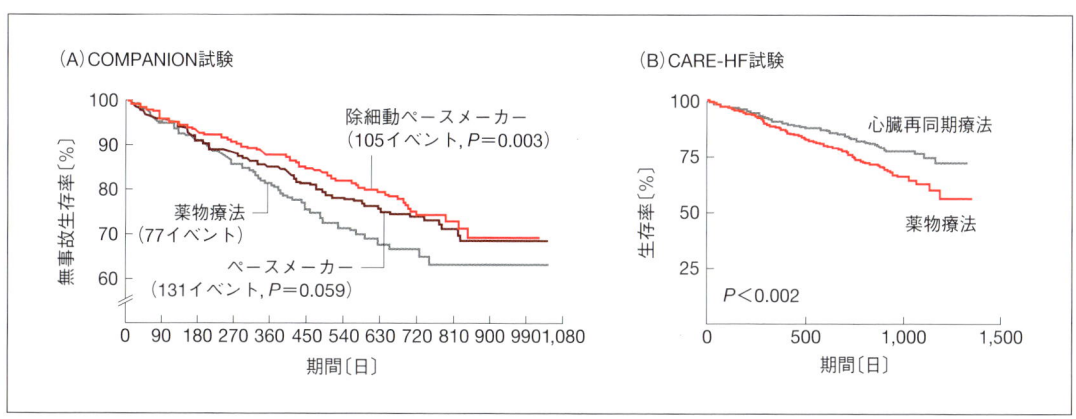

図 4-1　重症心不全患者（NYHA Ⅲ〜Ⅳ度）における生命予後改善効果
〔（A）Bristow MR, et al.: N Engl J Med, 350: 2140-2150, 2004, （B）Cleland JG, et al.: N Engl J Med, 352: 1539-1549, 2005 を一部改変〕

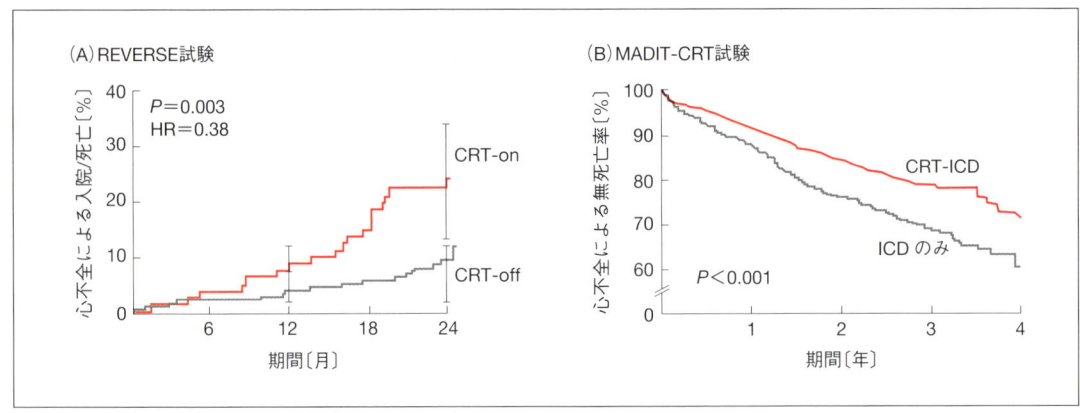

図4-2 軽症心不全患者(NYHA Ⅰ〜Ⅱ度)でのCRTの有用性
〔(A) Daubert C, et al.: J Am Coll Cardiol, 54: 1837-1846, 2009, (B) Moss AJ, et al.: N Engl J Med, 361: 1329-1338, 2009 を一部改変〕

心不全の軽症例への拡大

◆ CRTの臨床的効果は末期の重症心不全患者で確認されてきたが，より軽症例に対して早期に介入することで，心不全予後を改善させる可能性があるのではないかと考えられ，いくつかの試験が行われた．2008年のREVERSE試験では，NYHA Ⅰ度ないしⅡ度で，LVEF 40％以下，QRS幅120ミリ秒以上の軽症心不全患者全例にCRTを植込み，その後CRT-on群とCRT-off群にランダム化割付して，予後を比較した．長期的な観察の結果，CRT-on群は有意に予後を改善した(図4-2A)．MADIT-CRT試験は，軽症心不全例(NYHA Ⅰ〜Ⅱ度)をCRT-D群とICD群にランダム化割付した試験であり，こちらもCRT-D群で有意に予後がよかった(図4-2B)．CRTは，左室収縮能が低下しQRS幅の拡大した心不全患者においては，軽症例にも有効である可能性が示唆されたが，あとで述べるように，QRS幅150ミリ秒以上，NYHA Ⅱ度の症例において，効果が顕著となることには留意が必要である．

QRS幅が狭い場合への適応

◆ QRS幅の延長は，心室内伝導障害およびdyssynchronyが生じていることを示すが，QRS幅が狭い場合でも機械的dyssynchronyは生じる．それを適切に評価する方法として，心エコーによるさまざまな指標が考案され，メタ解析を含めて有用性が示唆されてきた．しかし，2007年のRethinQ試験や2011年のPROSPECT研究では，有用性を示すことができず，2013年のEcho-CRT試験では，QRS幅が130ミリ秒未満でエコー上非同期を認める重症心不全患者においては，CRT群で死亡率が増加した結果となった(図4-3)．エコー検査自体の再現性の問題も含めて議論の余地は残されているが，現在までにエコー上非同期を有するQRS幅の狭い症例へCRT適応を考慮する根拠はきわめて乏しい．

低左心機能を有する徐脈にはペースメーカーのみでよいのか？

◆ 右室ペーシングはペーシングによる左室非同期収縮を招き，生命予後を悪化させることが知られているが，CRTはこの問題を解決する可能性がある．NYHA Ⅲ〜Ⅳ度の重症心不全患者を対象に行われたRD-CHF試験で，両室ペーシングが右室ペーシングよりも心機能，運動耐容能の改善を認めた．2013年のBLOCK-HF試験では，LVEF 50％未満の軽度収縮

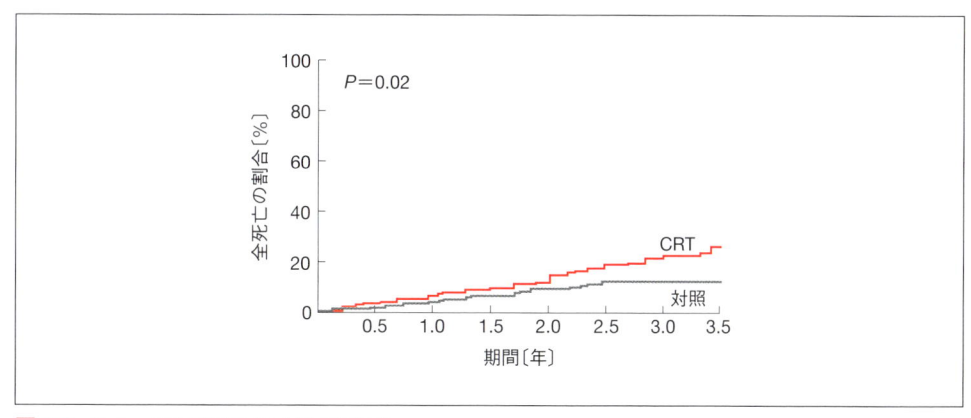

図4-3 Echo-CRT試験での全死亡の割合

［Ruschitzka F, et al.: N Engl J Med, 369: 1395-1405, 2013 を一部改変］

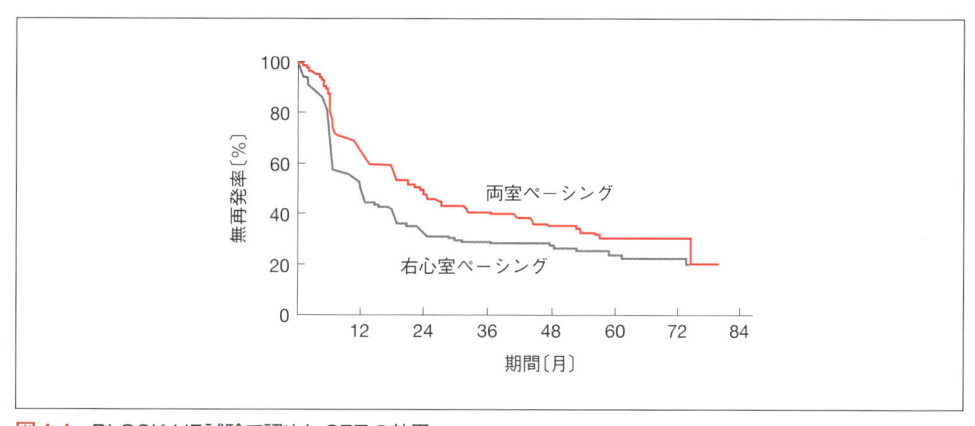

図4-4 BLOCK-HF試験で認めたCRTの効果

［Curtis AB, et al.: N Engl J Med, 368: 1585-1593, 2013 を一部改変］

不全（NYHA Ⅰ～Ⅲ度）をともなう完全房室ブロック患者において，両室ペーシングが右室ペーシングよりも心不全イベント・左室収縮末期容積係数の増加を有意に抑制させた（図4-4）．従来のCRT適応症例よりも軽い低左心機能症例においても，右室ペーシングを要する場合にはCRTを積極的に検討すべきと考えられる．

CRT-PよりもCRT-Dがよいのか？

◆ LVEF低下そのものが心臓突然死のリスクであり，CRTの適応となりうる低左心機能患者の多くはICDの適応も有する．当然，心室頻拍/心室細動の既往のある患者の二次予防においてはCRT-Dが必要である．しかし，CRT-Pを要する症例における一次予防としてのCRT-Dのエビデンスは乏しい．すでに述べたREVERSE試験（軽症心不全患者が対象）のサブ解析では，CRT-D群がCRT-P群に比べ有意に予後を改善させたが，重症心不全（NYHA Ⅲ～Ⅳ度）におけるデータの蓄積が待たれるところである．現時点では，CRT-Dのデメリットであるデバイスの大きさや不適切作動，さらには合併症リスクの増加などを考慮したとしても，予後改善の面からはCRT-Dの方が推奨されると考えられる．

C 現在のCRT適応は，このように決める！

◆ QRS幅の延長はdyssynchronyの存在を示し，両者は相関している．REVERSE試験やMADIT-CRT試験，さらにはNYHAⅡ～Ⅲ度の左室収縮不全を対象としたRAFT試験では，QRS幅130～150ミリ秒の軽症心不全例ではCRTの効果は有意ではなく，QRS幅がおよそ150ミリ秒以上の場合に初めて有意な予後改善効果を認める．さらに，多くはNYHAⅡ度の症例であったことから，軽症心不全においてはNYHAⅡ度，QRS幅150ミリ秒以上の患者で有意な生命予後改善効果が期待されるものと考えられる．このことは，NYHAⅢ～Ⅳ度の重症心不全を対象としたCOMPANION試験，CARE-HF試験でも，より幅広いQRS波（150ミリ秒以上）で生命予後改善効果を顕著に認めることと呼応する．

◆ 従来のガイドラインでは，QRSの波形についてはあまり言及されてこなかった．これまで右脚ブロック例に対するCRTについては，MIRACLE試験とCONTAK-CD試験のプール解析で有用性が見いだせず，MADIT-CRT試験のサブ解析でも7年の観察研究にてCRTの効果は左脚ブロック（LBBB）例でのみ有効であったとする報告がなされている（図4-5）．さらに，QRS波形（LBBBの有無）とQRS幅（120～149ミリ秒あるいは150ミリ秒以上）で4群に分けたCRTの解析において，「LBBBあり，かつQRS幅が150ミリ秒以上」群で有意にCRTの効果を認めている（図4-6）．

◆ このようなことからCRTは，軽症心不全例（とくにNYHAⅡ度）でも十分効果が望めるし，むしろ早期に取り入れるべきである．現時点では，CRTの効果予測には心エコーよりも心電図が優れていると考えざるをえず，心電図でLBBBを呈し，QRS幅が150ミリ秒以上に著明に延長している症例ほど効果的である．

◆ ほかに，近年では心筋シンチグラフィ検査が非同期収縮評価の高い再現性を有する点や不応例を予測する可能性があることも報告されているが，エビデンスに乏しい．また，これまでの報告から効果がないと予測される症例でも，CRTの有効性を示す小規模研究もあ

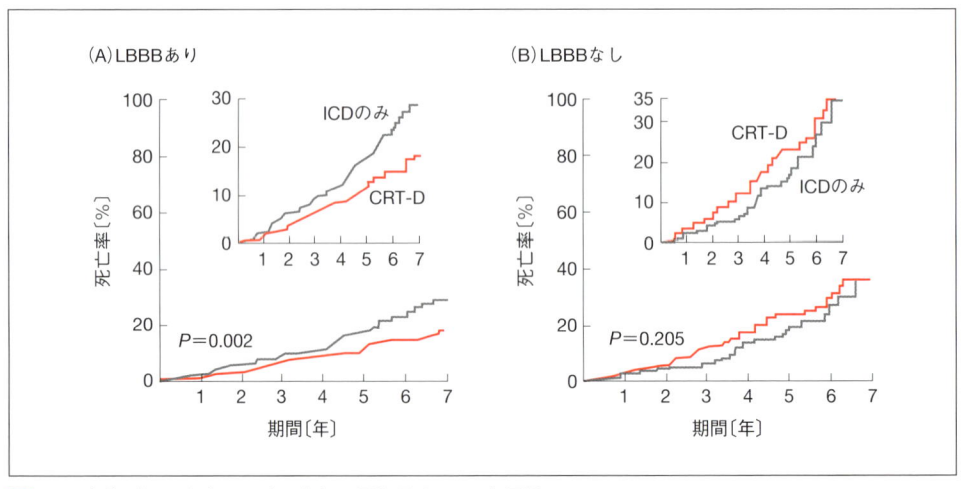

図4-5 左脚ブロック（LBBB）の有無で異なるCRTの有用性

[Goldenberg I, et al.: N Engl J Med, 370: 1694-1701, 2014を一部改変]

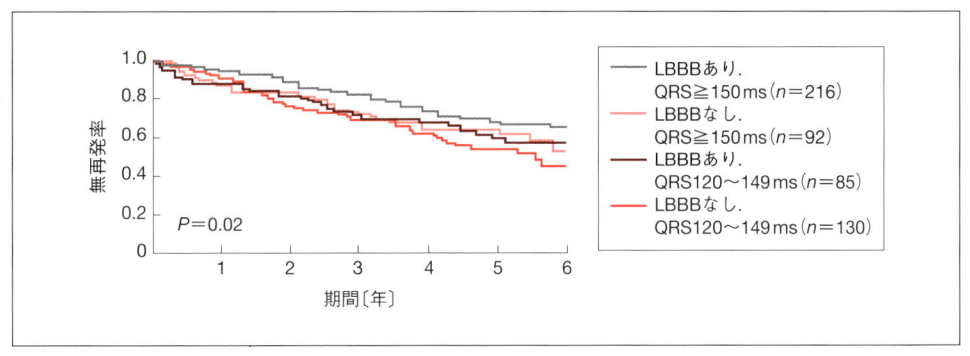

図4-6 左脚ブロック(LBBB)とQRS幅でみたCRTの効果の違い

[Dupont M, et al.: J Am Coll Cardiol, 60: 592-598, 2012 を一部改変]

る．これらの報告や研究は，CRT適応が今後広がる可能性を示唆するかもしれないが，現在の行動根拠としては希薄であろう．

おわりに

♦ これまで述べてきたように，CRTの適応をめぐっては多くの議論が行われてきた．上で述べた例のほかにも，心房細動症例や基礎疾患(虚血性/非虚血性など)による検討など，まだ多くの問題が残されている．適応を満たしていても植込み時の左室リードの位置が問題となり，不応例となりうること(現在，明確なエビデンスには欠けるものの，留置部位はなるべく側壁基部が望ましいと考えられている)や，至適なAV delayやVV delayの調節も重要なポイントである．不応例における心エコーの役割は，今後，再確立されるべき課題であろう．また，近年CRTによる催不整脈作用が問題となっていることも忘れてはならない．

私のとっておきの極意

・QRS幅が150ミリ秒以上の症例には有意に効果を認める．
・QRS波形は左脚ブロックパターンに有効．
・低左心機能で，QRS幅が広いパターンであれば，軽症心不全例(NYHA I～II度)でも積極的に考慮する(むしろ早期に入れるべきかもしれない)．

(金城太貴　山下武志)

文献

1) 日本循環器学会学術委員会合同研究班 編:慢性心不全治療ガイドライン(2010年改訂版). p.50-54, 2013.
http://www.j-circ.or.jp/guideline/pdf/JCS2010_matsuzaki_h.pdf (2016年2月現在)
2) 日本循環器学会学術委員会合同研究班 編:不整脈の非薬物治療ガイドライン(2011年改訂版). p.27-29, 2011.
http://www.j-circ.or.jp/guideline/pdf/JCS2011_okumura_h.pdf (2016年2月現在)
3) Goldenberg I, et al.: N Engl J Med, 370: 1694-1701, 2014.
4) Dupont M, et al.: J Am Coll Cardiol, 60: 592-598, 2012.

5 ASVは急性期を脱したら中断するべきか？

はじめに

◆ 呼吸様式に合わせた二相性陽圧呼吸装置 adaptive servo-ventilator (ASV) は，中枢性睡眠時無呼吸症候群 central sleep apnea syndrome (CSA) の治療器具として開発され，欧米では CSA の治療器具と認識されている．それに対してわが国では，ASV はうっ血をともなう心不全の治療デバイスとして，2008年ごろより使用され始めた．最初は，吸気圧の立ち上がり部分がおだやかな adaptive servo-ventilator を ASV とよび，立ち上がりが急峻な二相性のデバイス（BiPAP®）と区別していたが，やがて二相性のデバイスの圧設定が自動化され，こちらも auto servo-ventilator, すなわち ASV とよぶようになった．現在では，両者が2つの ASV として混在する状況になっている．

A ASVの特徴と適応

◆ 図5-1に ASV の特徴を示す．二相性かつ自動設定であり，adaptive servo-ventilation は，おだやかな立ち上がりという点も特徴である．心不全急性期に治療効果を発揮する機序は持続気道陽圧 continuous positive airway pressure (CPAP) でも達成されることが多いが，ASV は二相性という点で呼吸を深くゆっくりと誘導することができ，この点で筆者は ASV を「呼吸のペースメーカー」とよんでいる．また，圧設定が比較的低圧に自動で設定

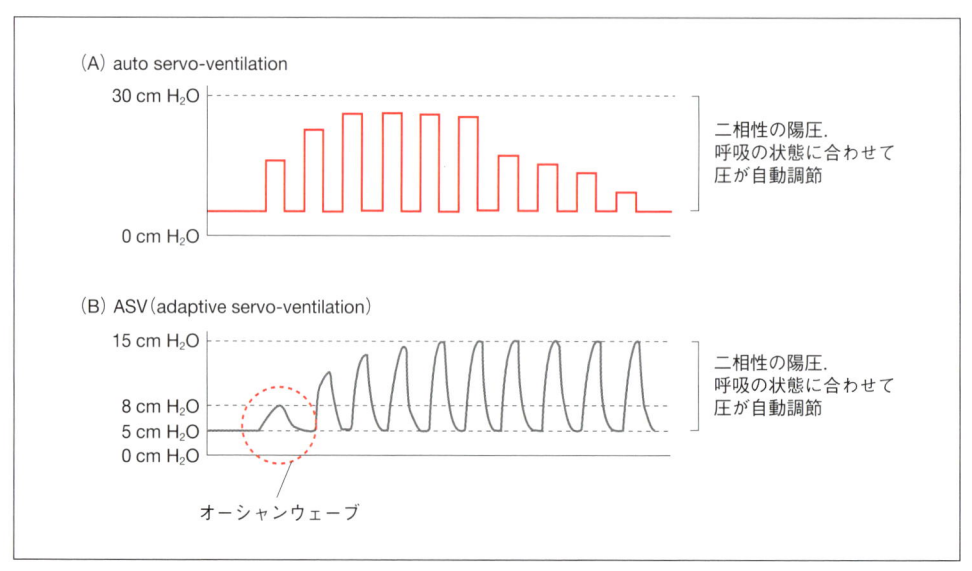

図5-1 ASVの特徴

されるため，急患室で間髪を入れずに使用開始できる．急性心不全症候群は，気づいたら心室頻拍になっているということも少なくなく，すみやかに使用開始できるメリットは大きい．さらに，adaptive servo-ventilation の場合，吸気圧の立ち上がりがおだやかであるということは，圧が変化する際の刺激が少ないことを意味し，交換神経活性を刺激しないで治療効果を発揮できる可能性が期待される．

◆ 急性期に ASV を使用し治療効果が得られると，慢性期にも継続使用が容易となるため，筆者は急患室の時点から ASV をファーストチョイスとして使用することを推奨している．

B 慢性心不全の特徴とは？

◆ 慢性心不全の第一の特徴は運動耐容能の低下である．運動耐容能は心不全重症度の指標であり，予後を規定する因子である．病態上の特徴は，左室拡張末期圧 left ventricular end-diastolic pressure (LVEDP) や肺動脈楔入圧 pulmonary arterial wedge pressure (PAWP) が膠質浸透圧以下に低下し，うっ血がとれて酸素化も改善しているということである．臨床上の特徴として交感神経活性の活性化，不安定呼吸がある．

◆ 不安定呼吸は図5-2に示すように，深さのみならず呼吸の頻度も不整になる．注意すべきことは，この現象は夜間のみならず日中覚醒時にも認められることである．不安定な呼吸のおもな原因は，夜間の場合は肺胞周囲のうっ血で，日中の場合は周期的に変動する後負荷に心ポンプ機能が追いつかないために，肺動脈血流量が変動することである．また，興奮した交感神経が化学受容体を刺激することも要因のひとつである．不安定呼吸があると，交感神経活性はさらに刺激される．

◆ 運動療法は運動耐容能を改善させることはもちろんであるが，自律神経活性やサイトカイン，炎症なども改善させる．しかし，運動療法は，酸素化悪化，血圧低下，息切れ感増悪，不整脈増加などがあると十分実施することができない．したがって，心臓リハビリテーションの有効な実施をサポートするための治療法が必要である．

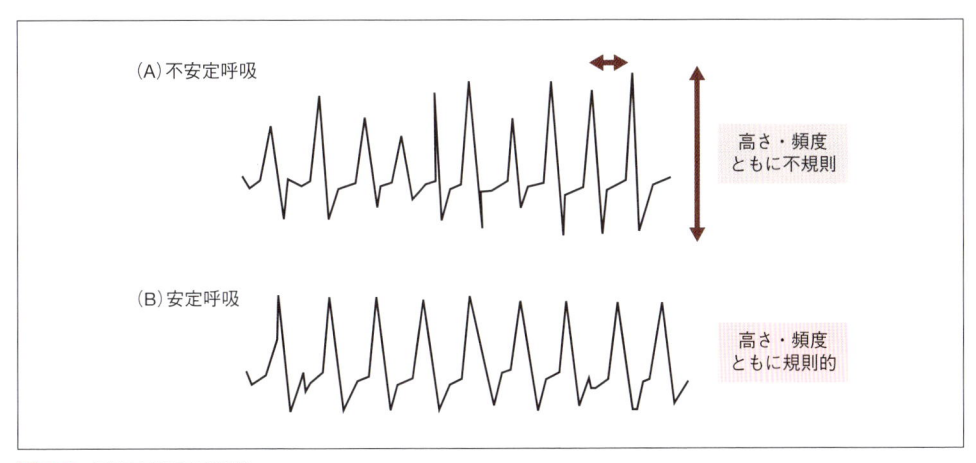

図5-2 不安定呼吸の特徴
心不全の場合，不安定な呼吸は日中覚醒時にも存在し，息切れ感や易疲労感の原因になっていることに注意する．

C 慢性心不全に対するASVの効果

◆ 慢性心不全における ASV の効果を表5-1に示す．ASV は呼吸を深くさせることにより，呼吸頻度もゆっくりとさせ，その結果，不安定呼吸が改善する．運動療法も浅く速い呼吸や不安定呼吸を改善させる効果はあるが，ASV は直接的に「呼吸のペースメーカー」効果を示す．また，ASV は自律神経活性安定化効果も有する[1]．自律神経活性の安定化は，不整脈やカテコラミン誘発性心筋障害を予防する．さらに，ASV は運動筋への血流配分を増加させることで易疲労感を改善させるとともに，呼吸も深くゆっくりとさせて息切れ感を改善させる．これは同時に酸素化の悪化を予防する．すなわち，ASV はβ遮断薬に類似した効果を示す．以上のように ASV は呼吸を安定化させ，不整脈を減らすため，心臓リハビリテーションの有効な実施を可能にさせる．

◆ 慢性心不全におけるもうひとつの ASV の重要な意義は，急性増悪時に自宅で対処できることである．心不全急性増悪時に急患室で行われるべき治療法として，硝酸薬スプレー2パフと陽圧呼吸がある．自宅に ASV があれば，急性増悪時に急患室の治療法を自宅で実施することができる．

◆ PAWP が11mmHg 以下の心不全患者に CPAP（5cm H_2O）を装着すると，心拍出量（CO）は低下する．CO が低下している心不全患者にとって，これは避けなければならないことであろうか．一般に PAWP が十分低下している心疾患者では，CO は比較的保持されている．このような場合，日常活動レベルでは動脈血中の酸素は骨格筋によりすべて利用されつくして静脈血に戻ってくるわけではない．静脈レベルでも PvO_2 は臨界毛細血管 PO_2 とよばれる臨界レベルの 14〜22mmHg 以上を保持している[2]（図5-3）．このような状況では，CO がわずかに低下しても，日常活動レベルに支障をきたすことはない．

表5-1 慢性心不全におけるASVの効果・意義

効　果	意　義
不安定呼吸の改善	息切れ感改善 心臓リハビリテーションの実施が容易となる
自律神経活性安定化	動悸・息切れ感改善 心臓リハビリテーションの実施が容易となる
急性増悪時の自宅での対処	再入院予防

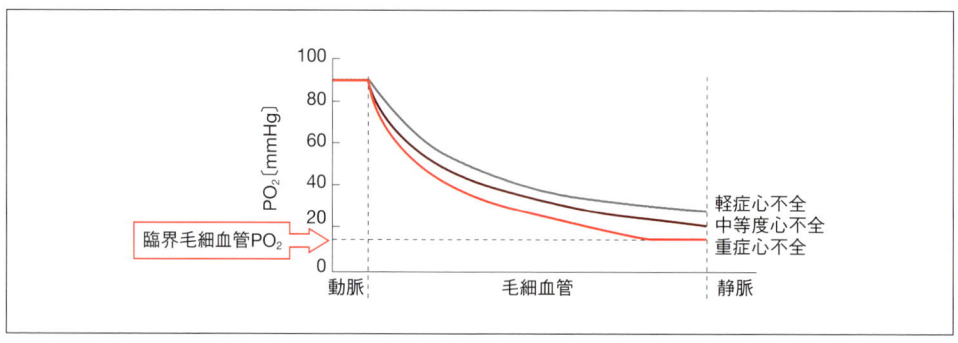

図5-3 臨界毛細血管 PO_2
心拍出量が低い重症心不全では，毛細血管通過中に臨界毛細血管 PO_2 に達し，動脈側の骨格筋細胞は有酸素運動を実施できなくなる．

◆ わが国の SAVIOR-C 試験でも，左室駆出率は対照群，ASV 群ともに有意に増加し，両群間に差はなかったものの，息切れ感などの症状と心不全の増悪を複合した臨床複合反応 clinical composite response (CCR) は ASV 群で有意な改善を示していた[3]．SAVIOR-C 試験では圧設定は初期設定のままで，無呼吸低呼吸指数 apnea-hypopnea index (AHI) の改善を治療目標にはしていないことに注意する．

D ASV 使用上の注意点

◆ ASV 使用時に注意すべき点がいくつかある（表5-2）．第1に，心不全の場合，AHI の改善を目標として ASV を用いてはならない．SERVE-HF という臨床研究で，心不全患者の AHI を2週間以内に10以下に減らすことを目標として ASV を使用したところ，心血管死亡率の年間リスクが33.5％相対的に増加することが示された[4]．慢性心不全治療の目標は運動耐容能改善や交感神経活性安定化などである．AHI 正常化を治療目的にしてはならないということが，この研究で示された．

◆ 第2は，圧のタイトレーションは不要ということである．ASV は二相性の陽圧を柔らかく加えることによって，呼吸を深くゆっくり規則的に改善させるとともに，自律神経活性を安定化させて心臓リハビリテーションを実施しやすくさせるためのデバイスである．そのためには初期設定の圧で十分であり，改善がみられない場合には使用を中断すべきものである．もちろん，心拍出量をモニターしながら圧を調節するのであれば問題はない．

◆ 第3は，使用する時間帯は夜間に限らないということである．夜間の方が長時間使用できるが，煩わしく感じて睡眠が妨げられるのであれば，日中30～60分間，テレビを見ながら使用することでも有効な効果は得られる．

◆ 第4として，患者が，どうしても拒絶する場合は潔く中断するべきである．違和感が強いデバイスを無理して使用していると，自律神経活性が不安定になり，心不全の場合には危険である．また，慢性期になると，装着の違和感ではなく，費用の面で使用が不可能になることもある．この場合，ソーシャルサポートを利用しても無理であればすみやかに使用を中断する．慢性心不全にとって ASV は「呼吸のペースメーカー」であり，「β遮断薬様効果」を示すデバイスである．β遮断薬をウィーニングすることがないように，ASV もウィーニングを考えるデバイスではない．

表5-2 ASV 使用時の注意点

注意点	備考
SAS 治療を最終目標にしてはならない	予後が悪化する
圧のタイトレーションは不要	初期の圧設定で無効な場合は他の治療法を選択するべき
日中使用も考慮する	不安定呼吸は日中にも存在する

E SERVE-HF の結果の正しい解釈

◆ 日本循環器学会と日本心不全学会は SERVE-HF 研究の結果を受けて，3点の提言を発表した．1点めは，CSA を伴う安定心不全に対して「睡眠時無呼吸低呼吸の治療を目的とした」

新たな ASV の導入は控えるというものである．提言が発表された当初，カッコの部分が省かれて，「慢性心不全への使用は控える」とマスコミで報道されたため，臨床現場に大きな混乱が起こった．提言および論文の原文を読めば，この解釈が誤っていることが容易に理解できる．

◆ 提言の2点めは，急性心不全症候群への使用はかまわないという内容である．3点めは，安定した慢性心不全の場合には離脱が可能かどうか検討し，とくに CSA で睡眠時無呼吸を治療する目的で ASV を使用開始した場合には，ASV の離脱や他治療への変更を考慮するというものである．慢性心不全を実際に診察している循環器科医ならわかることであるが，多くの慢性心不全は少しのきっかけで，とたんに急性増悪する．原疾患が心筋炎やタコつぼ型心筋症の場合は，すっかり心機能が改善することがあるが，他のほとんどの心不全は再燃する．そのような場合に ASV を自宅に置いておくと緊急使用できるメリットがある．このことを念頭において離脱するべきである．

◆ 日本人を対象として実施された前述の SAVIOR-C 試験では，心イベントの発生リスクに関して ASV 群での悪化はみられておらず，ASV をあわてて中断する理由はどこにもないことが示唆されている．

F 慢性心不全における睡眠時無呼吸症候群(SAS)治療の功罪

◆ 睡眠時無呼吸症候群(SAS)の問題は重要なので，もう少し追加する．SAS は予後を悪化させる因子であるため，ないほうがよい．しかし，慢性心不全の病態は SAS だけではなく多岐にわたるため，SAS のみを改善させることの意義は少ない．また，陽圧が高すぎると，時として肺血流量が減少する．したがって，SAS にこだわらず，心拍出量の変化に注意して使用すれば，ASV の良好な効果を期待できる．心不全治療効果は，SAS の有無にかかわらず得られることが報告されている[5]．

私のとっておきの極意

慢性心不全にとって ASV は「呼吸のペースメーカー」であり，「β遮断薬様効果」を示すデバイスである．そして，慢性心不全患者に有効な心臓リハビリテーションを実施するために存在するデバイスである．不快感がない限り使用は継続することが望ましい．

（安達　仁）

文献

1) Harada D, et al.: Auton Neurosci, 161: 95-102, 2011.
2) Wasserman K: Adv Exp Med Biol, 471: 321-333, 1999.
3) Momomura S, et al.: Circ J, 79: 981-990, 2015.
4) Cowie MR, et al.: N Engl J Med, 373: 1095-1105, 2015.
5) Takama N and Kurabayashi M: Circ J, 75: 1164-1169, 2011.

6 心房細動を合併する心不全に，抗凝固療法は必須か？

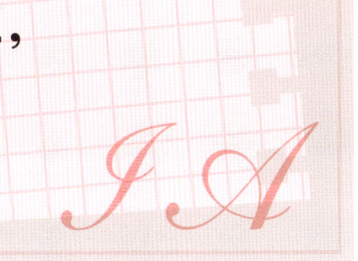

はじめに

◆ 心房細動は心不全患者のおよそ20〜50%に合併し，心不全の重症度とともにその合併率も増加する．心房細動は頻脈や心房収縮の消失により血行動態を悪化させ，心不全を悪化させるだけでなく，心原性脳塞栓症の原因となる．心原性脳塞栓症は梗塞領域が大きく，致死率・後遺症の程度も大きいため，その予防が重要である．

◆ 心不全では，心機能低下による血流のうっ滞，血管壁の障害，凝固異常といったウィルヒョウの三徴を生じ，心房細動がなくても心原性脳塞栓症のリスクになるといわれている．心房細動患者における心原性脳塞栓症のリスクスコアとして繁用されている $CHADS_2$ スコアおよび CHA_2DS_2-VASc スコアにも「C (congestive heart failure)」として心不全が含まれており，心房細動と心不全を合併した場合は心原性脳塞栓症の高リスクと考えられている．本章では，心不全と心房細動を合併した患者の心原性脳塞栓症に関して述べたい．

A 心房細動合併心不全患者の臨床背景（伏見AFレジストリから）

◆ 筆者らは京都市伏見区において，地域の心房細動患者を全例登録することを目標に，循環器センター2施設・中小規模病院10施設・診療所67施設が参加し，伏見 AF レジストリ[1,2]を行っている．2011年から登録を始め，2015年7月現在3,713人の追跡データが得られている．本研究では心不全を，①心不全入院の既往，②心不全症状（NYHA II 度以上），③左室収縮不全（EF<40%）のいずれかを満たすものと定義し，心不全合併例は999例（27%）であった．その臨床背景を表6-1に示す．心不全患者は非心不全患者に比べると高齢で女性が多く，高血圧・糖尿病・脳卒中/全身性塞栓症の既往には差がなかったが，冠動脈疾患や慢性腎臓病（CKD）の合併が多かった．心不全患者の $CHADS_2$ スコアの平均は2.9点，CHA_2DS_2-VASc スコアの平均は4.5点で，心不全患者の約65%が抗凝固薬を処方されていた．左室収縮不全をともなう患者は，左室収縮不全のない心不全患者に比べて比較的若年で男性が多く，冠動脈疾患の合併がさらに多かった．

B 心房細動合併心不全患者のイベント

◆ 上で述べたような背景をもつ患者での心原性脳塞栓症の発症はどの程度であろうか．伏見 AF レジストリでの心不全群での脳卒中/全身性塞栓症の発症率は年間2.9%で，非心不全群（年間2.1%）より有意に高かった．しかし，$CHADS_2$ スコアの各因子と抗凝固療法の有無で多変量解析を行ったところ，心不全は脳卒中/全身性塞栓症の発症と関連がなく，左

表6-1 伏見AFレジストリにおける心不全患者の背景

	心不全(−) ($n=2,714$)	心不全(+) ($n=999$)	心不全(+)/ 左室収縮不全(−) ($n=828$)	心不全(+)/ 左室収縮不全(+) ($n=171$)
女性	1,033 (38.1%)	481 (48.2%)*	434 (52.4%)	47 (27.5%)†
年齢〔歳〕	72.4±10.9	77.0±10.5*	77.8±9.9	72.8±12.1†
持続性/永続性心房細動	1,214 (44.7%)	682 (68.3%)*	571 (69.0%)	111 (64.9%)
高血圧	1,671 (61.6%)	633 (63.4%)	540 (65.2%)	93 (54.4%)†
糖尿病	603 (22.2%)	247 (24.7%)	203 (24.5%)	44 (25.7%)
脳卒中/全身性塞栓症の既往	550 (20.3%)	213 (21.3%)	172 (20.8%)	41 (24.0%)
冠動脈疾患	306 (11.3%)	248 (24.8%)*	180 (21.7%)	68 (39.8%)†
慢性腎臓病	764 (28.2%)	542 (54.3%)*	443 (53.5%)	99 (57.9%)
左室駆出率〔%〕	65.8±8.9	56.7±14.5*	61.7±10.1	35.8±11.2†
NT-proBNP〔pg/mL〕	490.5 [154〜1,023]	1,460 [758〜2,862]*	1,322 [721〜2,516]	2,273 [1,029〜7,103]†
$CHADS_2$スコア	1.7±1.2	2.9±1.2*	3.0±1.2	2.8±1.3†
CHA_2DS_2-VAScスコア	3.0±1.6	4.5±1.5*	4.6±1.5	4.1±1.8†
抗凝固療法	1,323 (48.7%)	660 (66.1%)*	552 (66.7%)	108 (63.2%)

＊：$P<0.05$〔心不全(−)との比較〕，†：$P<0.05$〔左室収縮不全(−)との比較〕，[ ]：IQR (interquartile range)

室収縮不全も同様に脳卒中/全身性塞栓症の発症と関連がなかった．リスク因子として有意であったのは，年齢(75歳以上)と脳卒中/全身性塞栓症の既往であった(抗凝固療法の有無も脳卒中/全身性塞栓症の発症と関連がなかったが，抗凝固療法としておもにワルファリンが使用されており，抗凝固薬の過少摂取 under-dose が問題であった可能性がある[2])．また，心不全群では，総死亡率が高いことが目立つ．非心不全群では年間4.4%であったが，心不全群では年間10%にも達し，さらに左室収縮不全群においては年間15%にも上った．ARISTOTLE 試験のサブ解析でも同様に，左室収縮不全患者の死亡率が高いことが示されており，このような患者に対しては心原性脳塞栓症の予防以上に，心不全そのものに対する治療が重要である．

◆心不全といっても，その病態や重症度はさまざまであり，どういった要因が心原性脳塞栓症と関連するのかを考察してみたい．

臨床症状

◆まず，心不全を心不全入院の既往や心不全症状に基づいて定義した場合，最近，報告されたシステマティックレビューや ACTIVE-W 試験の解析では，心不全は心房細動患者における心原性脳塞栓症のリスクではなかったと報告されているが，ほかの報告では，臨床診断による心不全は心原性脳塞栓症のおよそ1.2〜3.1倍のリスクになると報告されている[3]．A. Banerjee らが7,156人の心房細動患者を観察した報告でも，臨床症状によって定義される心不全は心原性脳塞栓症のリスクであり，とくに永続性心房細動患者において，心不全の合併が多く，心原性脳塞栓症の発症も多かったと報告されている．

左室収縮不全

◆心房細動患者において，左室収縮不全が心原性脳塞栓症のリスクとなるかどうかに関しては議論がある．古くは1992年の SPAF II 試験で，左室収縮不全が心房細動患者の心原性脳塞栓症のリスクとなると報告され，他のいくつかの文献でも，左室収縮不全は心原性脳塞栓症の約2倍のリスクとなると報告されている[3]．加えて，CHA_2DS_2-VASc スコアの「C」

には左室収縮不全も含まれている．しかし，すでにふれた Banerjee らによる観察研究や，ARISTOTLE 試験・ACTIVE 試験のサブ解析の結果では，左室収縮不全は心房細動患者における心原性脳塞栓症のリスクではなかったと報告されており，伏見 AF レジストリでも同様であった．この点に関してはさらなる検討が必要である．

🔍 BNP/NT-proBNP

◆ 心不全の重症度を表す BNP (brain natriuretic peptide)，NT-proBNP (N-type proBNP) との関連については，T. Sadanaga らは心房細動患者において BNP が 200 pg/mL 以上が有意な心原性脳塞栓症のリスクとなると報告しており，RE-LY 試験，ARISTOTLE 試験においても NT-proBNP が心原性脳塞栓症のリスク因子であったと報告されている．伏見 AF レジストリにおいても，約半数の患者で BNP（もしくは NT-proBNP）を測定しており，BNPが高値の群では脳卒中/全身性塞栓症の発症が多かった．BNP/NT-proBNP は心不全の重症度や予後の指標となるだけでなく，心原性脳塞栓症の予測にも有用である可能性がある．

🔍 心不全急性期

◆ 心不全の急性期には，心房細動の合併の有無にかかわらず，心原性脳塞栓症のリスクが上がるとされている．筆者らの施設に急性心不全で入院した患者558人（うち心房細動患者271人）における入院中の脳梗塞イベントを調査した単施設後ろ向き研究でも，2.7%の患者で入院中に脳梗塞の発症を認め（表6-2），その発症の多くは入院後20日以内に集中していた〔中央値10日（IQR 5～17日）〕（図6-1A）．脳梗塞の発症率は，心房細動の有無で差がな

表6-2 心不全急性期の脳卒中/全身性塞栓症発症率

	総数 (*n* = 558)	心房細動 (−) (*n* = 287)	心房細動 (+) (*n* = 271)	*P*値	経口抗凝固薬 (−) (*n* = 411)	経口抗凝固薬 (+) (*n* = 147)	*P*値
虚血性脳卒中	15 (2.7%)	8 (2.8%)	7 (2.6%)	0.88	15 (3.6%)	0 (0.0%)	0.01
出血性脳卒中	1 (0.2%)	0 (0.0%)	1 (0.4%)	0.49	1 (0.2%)	0 (0.0%)	1.00
全身性塞栓症	1 (0.2%)	0 (0.0%)	1 (0.4%)	0.49	1 (0.2%)	0 (0.0%)	1.00
全死亡	29 (5.2%)	11 (3.8%)	18 (6.6%)	0.14	25 (6.1%)	4 (2.7%)	0.13

出典：Hamatani Y, et al.: Heart Vessels, Jul 29, 2015.

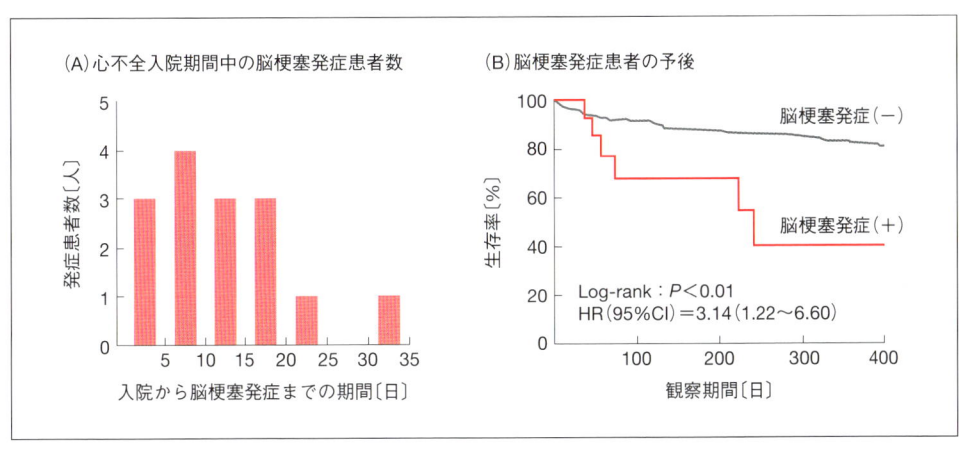

図6-1 心不全急性期の脳梗塞

(A) 心不全入院期間中の脳梗塞発症患者数
(B) 脳梗塞発症患者の予後

[Hamatani Y, et al.: Heart Vessels, Jul 29, 2015 を一部改変]

く（心房細動ありで2.6％，なしで2.8％），脳梗塞を発症した患者はその後の生命予後が圧倒的に不良であった（図6-1B）[4]．入院後に経口抗凝固薬を服用していた147人では，入院中に脳梗塞を発症した症例はなかった．SPAF I 試験では，3カ月以内のうっ血性心不全が心原性脳塞栓症のリスクになると報告しており，心不全の急性期は，より心原性塞栓症の発症に注意が必要と考えられる．

C 抗凝固療法について

◆ 心房細動を合併する心不全では，心不全管理のための心拍数・リズムコントロールと，心原性脳塞栓症の予防の2点が重要である．心房細動による心原性脳塞栓症の予防には抗凝固療法が推奨されており，それにより心原性脳塞栓症の発症を1/3に減らすことができる．心不全に心房細動を合併した場合には，CHADS$_2$スコア・CHA$_2$DS$_2$-VAScスコアともに1点以上となるため，原則として抗凝固療法の適応である．しかし，出血リスクが高い（HAS-BLEDスコア3点以上）症例や，生命予後が限定的な症例では，個別に適応を判断する必要がある．

◆ 近年，経口抗凝固薬としてワルファリンに加えて NOAC（non-vitamin K antagonist oral anticoagulant）が使用可能となった．NOACかワルファリンかの選択にあたっては，最近発表された欧州の不整脈学会と心不全学会による合意文書[5]では，SAMe-TT2R2スコア（女性，年齢＜60歳，2つ以上の合併症，相互作用のある投薬，喫煙，人種）を指標に判断することが推奨されている．このスコアが3点以上の場合，あるいは2点以下でも TTR（Time in Therapeutic Range）が70％を保てない場合は，NOACの使用が推奨される．心不全患者におけるNOACのメタ解析の結果，NOACはワルファリンより脳卒中/全身性塞栓症の発症を抑制し，大出血も減らす可能性を示唆されている．しかし，NOAC使用にあたっては，弁膜症性心房細動（人工弁・僧帽弁狭窄症）と高度腎機能低下では禁忌となる点には注意が必要である．

おわりに

◆ 心不全患者が心房細動を合併した場合，心不全の管理とともに，心原性脳塞栓症の予防が重要であり，現在のガイドラインからは原則として全例で抗凝固療法の適応が推奨されている．しかし，心不全は多様性に富んだ一連の症候群であり，さまざまな病態や重症度に応じて心原性脳塞栓症リスクには濃淡が存在する可能性があり，それに応じた精密なリスク層別法の開発が今後，求められるであろう．

◆ 抗凝固療法には出血のリスクが不可避であり，個々の症例でその適応をよく吟味する必要がある．抗凝固療法を行うにあたって，その意義・リスクを患者と共有し，治療のアドヒアランスを高め，また血圧のコントロール・併用薬剤の整理により出血リスクを低下させることが重要である．

私のとっておきの極意

- 心房細動を合併した心不全では，基本的に，抗凝固療法による心原性脳塞栓症の予防が推奨されている．しかし，心原性脳塞栓症のリスクは，心不全の病態や重症度によって変動する可能性がある．
- 心不全の急性期や BNP が高値の症例は心原性脳塞栓症のリスクも高く，注意が必要である．
- 心房細動合併心不全患者は，とくに低左心機能の症例で，予後が非常に悪く，心不全自体の管理も重要である．

（井口守丈　赤尾昌治）

文献

1) Akao M, et al.: J Cardiol, 61: 260-266, 2013.
2) Akao M, et al.: Circ J, 78: 2166-2172, 2014.
3) Agarwal M, et al.: Clin Ther, 36: 1135-1144, 2014.
4) Hamatani Y, et al.: Heart Vessels, Jul 29, 2015.
5) Lip GY, et al.: Eur J Heart Fail, 17: 570-582, 2015.

7 どういった患者にアブレーションを行う？

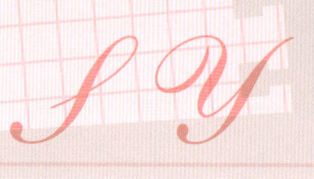

はじめに

◆ 心房細動に対するカテーテルアブレーション治療が普及して約15年が経過するが、心不全に合併した心房細動に対するカテーテルアブレーション治療の適応については、まだまだエビデンスが不十分であり、はっきりしない。日本循環器学会「不整脈の非薬物治療ガイドライン（2011年改訂版）」でも「高度の左房拡大や高度の左室機能低下を認める薬物治療抵抗性の有症候の発作性および持続性心房細動」に対するカテーテルアブレーション治療の適応についてはクラスⅡbとなっている。そこで、本章では心不全合併心房細動に対するカテーテルアブレーション治療の適応をどのように考えるべきか考察する。

A 心不全と心房細動

◆ 心不全患者ではしばしば心房細動の合併を認め、心不全が重症化するほど心房細動の合併率も上昇する。この背景には図7-1で示すような心不全と心房細動の負の相互関係が関与している。また、心不全患者において心房細動の合併は、総死亡率や心不全入院、脳卒中のリスクを上昇させる原因となる[1]（図7-2）。

◆ 一方、心房細動に対する治療は、心拍数を調節するレートコントロールと洞調律化を目指すリズムコントロールに分けられる。レートコントロールには薬物による治療と、房室結節アブレーションおよびペースメーカー植込み術による治療があり、リズムコントロールには薬物による治療とカテーテルアブレーション治療がある。このなかでも、カテーテルアブレーション治療は心房細動に対する最も根治的な治療と考えられている。

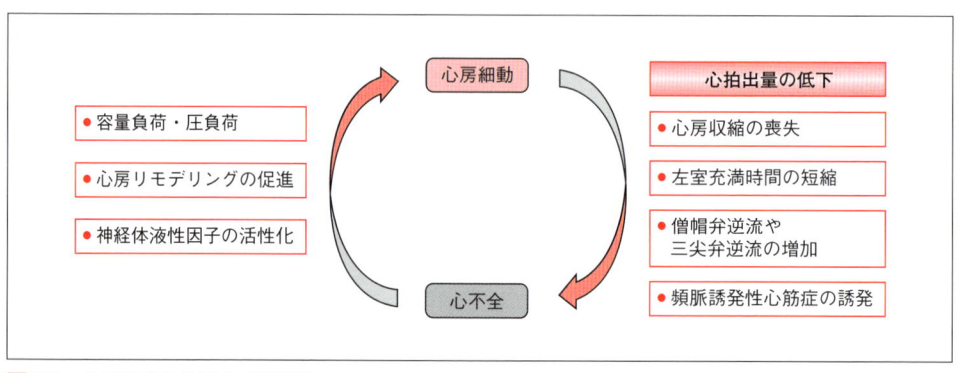

図7-1 心房細動と心不全の関連性

[Anter E, et al.: Circulation, 119: 2516-2525, 2009 を一部改変]

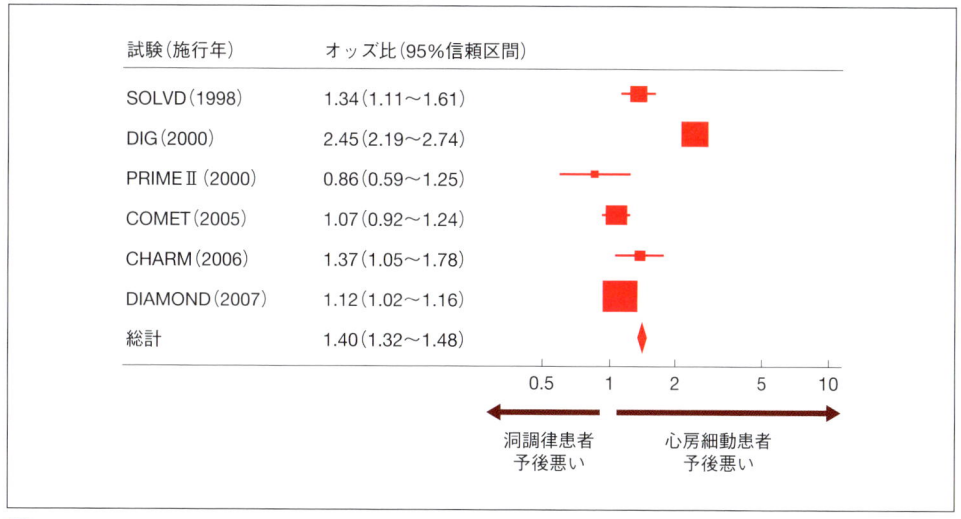

図7-2 心不全患者における洞調律 vs. 心房細動のメタ解析による死亡率の比較

[Mamas MA, et al.: Eur J Heart Fail, 11: 676-683, 2009 を一部改変]

B 心不全合併心房細動に対するカテーテルアブレーション治療の利点

◆ 心不全に合併した心房細動患者においてリズムコントロール療法とレートコントロール療法を比較した初めてのランダム化前向き試験である AF-CHF 試験では，電気的除細動および薬物によるリズムコントロールは，レートコントロールと比較し，総死亡率，心不全入院，脳卒中リスクのいずれも改善しないことが示された[2]．

◆ 抗不整脈薬によるリズムコントロールは洞調律維持効果が少なく，陰性変力作用や催不整脈作用といった副作用が強いことが背景にあると考えられている．

◆ 一方，カテーテルアブレーション治療によるリズムコントロールはどうであろうか．カテーテルアブレーション治療のメリットは，抗不整脈薬に比べ洞調律維持率が高く，うまくいった場合は無投薬での洞調律維持も可能になることである．また，カテーテルアブレーションによる洞調律維持は，心房細動によって失われた心拍数のコントロールと，心房と心室の同期不全を解消することによって，大幅に心機能を改善させると考えられる．実際，近年の多くの研究は，カテーテルアブレーション治療により洞調律が維持されることで，左室駆出率，運動耐容能，QOL が改善すると報告している．

◆ M. Anselmino らによるメタ解析では，心不全合併心房細動に対するカテーテルアブレーション治療により左室駆出率は13％上昇し，NT-proBNP（N-type proBNP）は620pg/mL 減少すると報告している[3]（図7-3）．筆者らの施設での検討でも，EF45％以下の心不全合併心房細動（$n = 23$）に対するカテーテルアブレーションにより，治療後6カ月間で左室駆出率39 ± 7→54 ± 12％と上昇を認めた．

I．慢性心不全における基本治療

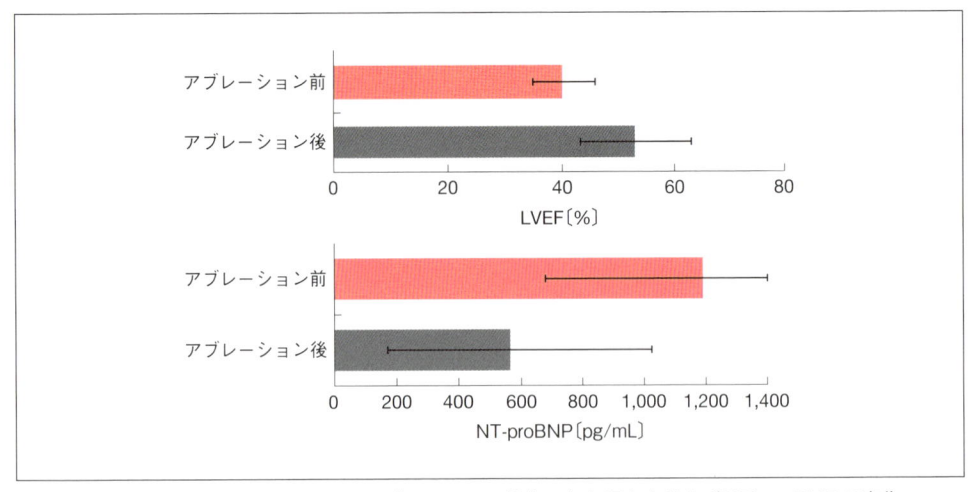

図7-3 心不全症例におけるカテーテルアブレーション前後の左室駆出率およびNT-proBNPの変化
[Anselmino M, et al.: Circ Arrhythm Electrophysiol, 7: 1011-1018, 2014 を一部改変]

C 心不全合併心房細動に対するカテーテルアブレーション治療とその他の治療の比較

◆ さらに，心不全に合併した心房細動に対するカテーテルアブレーション治療とその他の治療を比較した試験が近年報告されつつある．CAMTAF試験は，左室駆出率50％未満の心不全に合併した持続性心房細動患者55人をアブレーション治療群と薬物によるレートコントロール群に無作為に割付比較した試験である．結果としてアブレーション治療群では，レートコントロール群に比べ，有意に左室駆出率，運動耐容能（peak VO$_2$），BNP（brain natriuretic peptide）が改善した[4]（図7-4）．一方，PABA-CHF試験は，左室駆出率40％以下の心不全を合併した心房細動患者81人をアブレーション治療群と房室結節アブレーション＋両心室ペースメーカー植込み術群に無作為に割付比較した試験である．結果としてア

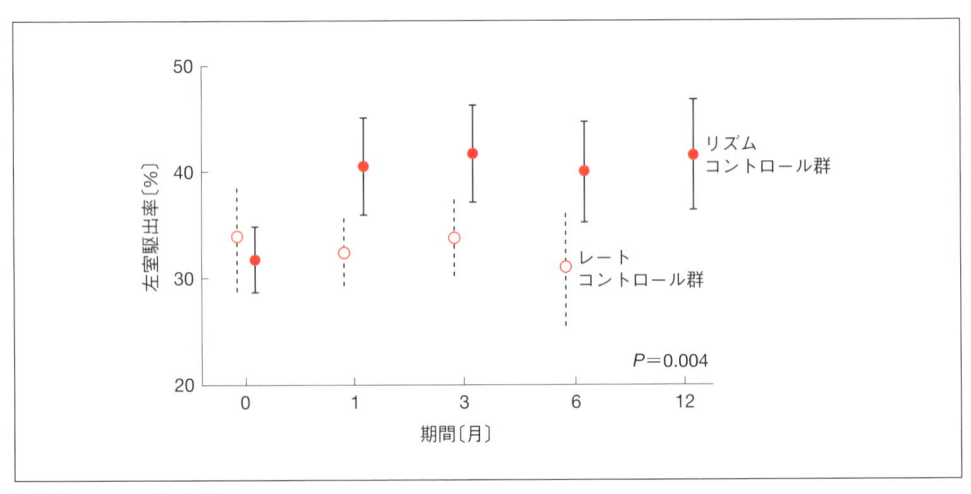

図7-4 CAMTAF試験
心不全合併心房細動患者におけるレートコントロール vs. カテーテルアブレーション治療による左室駆出率の変化の比較.
[Hunter RJ, et al.: Circ Arrhythm Electrophysiol, 7: 31-38, 2014 を一部改変]

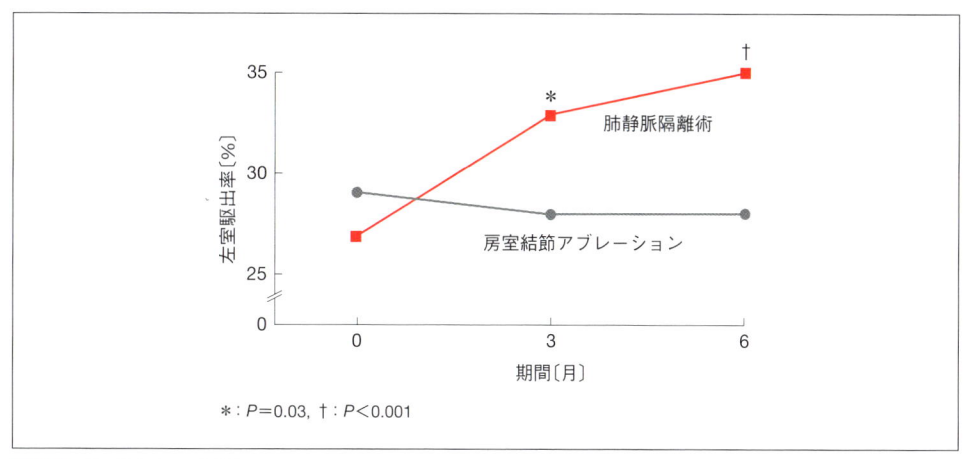

図7-5 PABA-CHF試験
心不全合併心房細動患者における房室結節アブレーション＋両室ペースメーカー植込み術 vs. カテーテルアブレーション治療による左室駆出率の変化の比較.

[Khan MN, et al.: N Engl J Med, 359: 1778-1785, 2008を一部改変]

ブレーション治療群では房室結節アブレーション群に比べ，有意に左室駆出率，運動耐容能（6分間歩行），QOL の改善が認められた[5]（図7-5）.

◆このように，レートコントロールと比較し，カテーテルアブレーション治療によるリズムコントロールが心機能や QOL を改善させるというエビデンスが報告されつつあり，心不全患者において抗不整脈薬を使用することなく洞調律を維持することの重要性がうかがえる．ほかにも全死亡率や心不全入院をエンドポイントとし，カテーテルアブレーション治療とレートコントロール治療を比較した大規模研究である CASTLE-AF 試験（NCT00643188）や RAFT-AF 試験（NCT01420393）などが進行中である．

D 心不全合併心房細動に対するカテーテルアブレーション治療の問題点

◆以上のように，心不全に合併した心房細動に対するアブレーション治療の良好なエビデンスは蓄積されつつある．しかしながら，長期的な予後や収縮能の保たれた心不全，つまり HFpEF (heart failure with preserved ejection fraction)患者に対するアブレーション治療についてのエビデンスは不十分である．

◆また，心不全症例では正常心機能症例に比べ，左房拡大などの心房リモデリングをともなうことが多く，拡大した左房と肺静脈間の隔離にある程度のテクニックを要するうえ，肺静脈以外の基質に対する治療，つまり線状焼灼や連続電位を指標とした付加的治療が必要となることも少なくない．よって，心不全に合併した心房細動に対するアブレーション治療は必然的に手技時間や透視時間が長くなる．さらに，心不全症例では正常心機能症例に比べ，アブレーション後の心房細動の再発率が高く，複数回の治療を要することが多い．

◆前に述べたメタ解析では，平均23カ月間（18〜40カ月）のフォローアップ期間での洞調律維持率は60%（54〜67%）である．心房細動や心不全と診断されてからの期間が短いほど，

また器質的心疾患のない，いわゆる特発性心筋症の症例ほど再発が少なかったと報告している[3]．

E 心不全合併心房細動に対するカテーテルアブレーション治療の適応

◆ 上でふれた点をふまえ，心不全合併心房細動に対するカテーテルアブレーション治療の適応を考察する．

◆ 心不全合併心房細動において，薬物によるリズムコントロールに明らかな予後改善効果はない．また，カテーテルアブレーションによる洞調律維持が可能であれば，それによる左室駆出率，運動耐容能，QOL の上昇といった効果はレートコントロールを凌駕するものである．

◆ よって，カテーテルアブレーション治療による洞調律維持が可能と考えられる症例，つまり心房細動と診断されてからの期間が短い症例や器質的心疾患のない症例では，アブレーションによる治療を積極的に考慮すべきである．

◆ 一方，心房細動と診断されてからの期間が長い症例，左房拡大の顕著な症例，高度の左房負荷を与えるような器質的心疾患のある症例，さらには高齢や心臓外の合併症をもつ症例については，手技内容や再発のリスクを考慮し，個々に適応を決定することが望ましい．

私のとっておきの極意

心不全合併心房細動において薬物によるリズムコントロールに明らかな予後改善効果はなく，カテーテルアブレーションによる洞調律維持が可能であれば，それによる左室駆出率，運動耐容能，QOL の上昇といった効果はいかなる方法のレートコントロールを上回る．よって心房細動をともなった心不全なら，カテーテルアブレーションにより洞調律にできないか考慮すべきである．

（清水友規子　　吉谷和泰）

文献

1) Mamas MA, et al.: Eur J Heart Fail, 11: 676-683, 2009.
2) Roy D, et al.: N Engl J Med, 358: 2667-2677, 2008.
3) Anselmino MA, et al.: Circ Arrhythm Electrophysiol, 7: 1011-1018, 2014.
4) Hunter RJ, et al.: Circ Arrhythm Electrophysiol, 7: 31-38, 2014.
5) Khan MN, et al.: N Engl J Med, 359: 1778-1785, 2008.

8 拡張不全に薬は効くの？

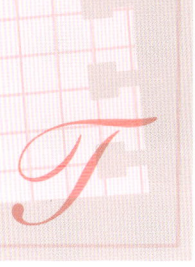

A 拡張不全とは

- 左室駆出率 left ventricular ejection fraction（LVEF）が保持されている心不全（拡張不全）は，心不全全例の約40％を占め，社会の高齢化とともにその頻度は増加を続けている．左室駆出率が低下している心不全（収縮不全）とは病態が異なると考えられているが，収縮不全同様に拡張不全の予後は不良であることが疫学調査で示されている．

B 拡張不全の診断

- 拡張不全に特異的な症状はないため，症状から収縮不全か拡張不全かを鑑別することは困難である．高齢，女性，高血圧，糖尿病，心房細動などの拡張不全を合併しやすい背景を有する患者では，拡張不全の可能性が高いと考えるべきである．また，収縮不全と拡張不全の区別はできないものの，BNP（brain/B-type natriuretic peptide）もしくは NT-proBNP（N-type proBNP）の値は，拡張不全の病態評価ならびに予後予測に有用であると報告されている．

- 日常臨床で拡張不全の診断に最も有用であるのは心エコー図検査である．左室流入血流速波形，肺静脈血流速波形，組織ドプラ法による僧帽弁輪移動速度，左房容積の計測は左室拡張能評価の一般的な評価項目である（図8-1）．これらの心エコー図を用いた拡張機能評価法の多くは，拡張能障害により二次的に生じる左房圧上昇の有無を検出する指標である．このように，まずは拡張不全ならびにその程度を正確に診断することが最重要である．

C 拡張不全の薬物治療

- 米国心臓協会 American Heart Association（AHA）および米国心臓病学会 American College of Cardiology（ACC）の慢性心不全のガイドラインにおいては，拡張不全の治療でクラス I に推奨されているのは，十分な降圧療法（エビデンスレベル B）と体液貯留に対する利尿薬の使用（エビデンスレベル C）である．クラス IIa に推奨されている治療は，心筋虚血が拡張不全に関与していると判断される場合の冠血行再建術（エビデンスレベル C），心房細動に対する心拍数のコントロール（エビデンスレベル C），拡張不全に合併した高血圧に対する β遮断薬，アンジオテンシン変換酵素（ACE）阻害薬，アンジオテンシン II 受容体拮抗薬（ARB）の投与（エビデンスレベル C）である．また，心不全入院の減少目的での ARB の投与はクラス IIb（エビデンスレベル C）となっている．

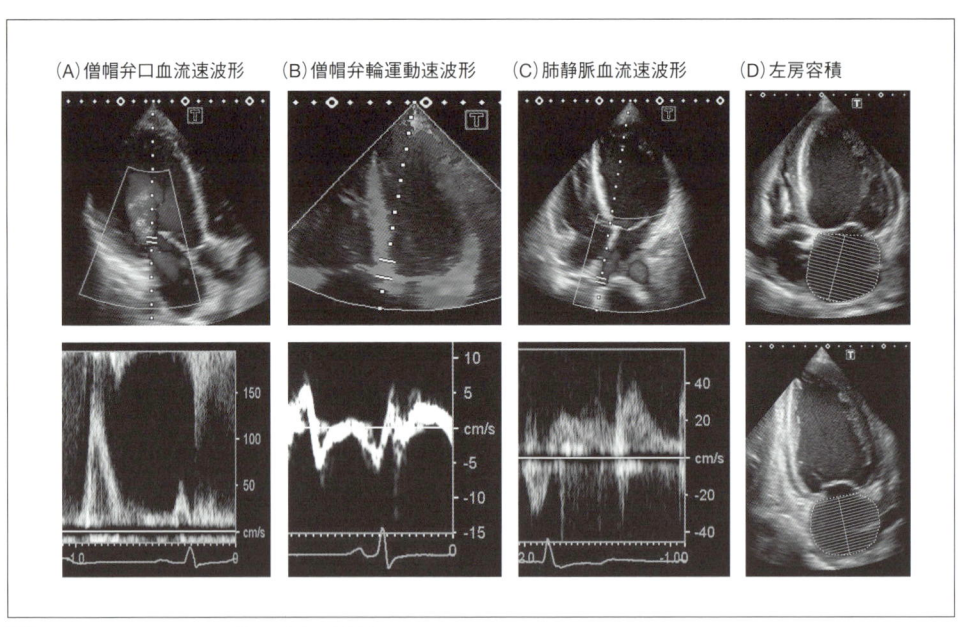

図8-1 心エコー図による拡張障害の診断
(A)僧帽弁口血流速波形　(B)僧帽弁輪運動速波形　(C)肺静脈血流速波形　(D)左房容積

◆ このように，ガイドラインでの拡張不全に対する薬物治療は非常に"ぼやっと"したものになっており，確立された治療薬がないのが現状である．ACE阻害薬，ARB，β遮断薬，抗アルドステロン薬は，収縮不全に対して生命予後を改善する確固たるエビデンスがあるが，拡張不全に対してはそのようなエビデンスはない．しかしながら，心血管イベントを減少させる傾向や心肥大を抑制させる効果などは証明されており，これらの薬は，エビデンスレベルは低いが，拡張不全に対しては重要なものといえる．

ACE阻害薬/ARB

◆ PEP-CHF試験では，拡張不全の70歳以上の高齢患者850人に，ACE阻害薬（ペリンドプリル）の有効性を検討したが，一次エンドポイントである全死亡＋心不全による入院の改善は認められなかった．しかしながら，追跡1年経過後に，多くの症例が割付治療から逸脱していた．そのため，逸脱例を除いて，割付治療を行っていた90%の症例で，割付後1年目の時点での解析を行うと，ペリンドプリル群で一次エンドポイント発生率は低下傾向を示し（$P = 0.055$），心不全入院は有意に減少し，NYHA（New York Heart Association）心機能分類および6分間歩行距離も有意に改善した[1]．CHARM-Preserved試験では，左室駆出率40%以上の拡張不全患者3,023人に対するARB（カンデサルタン）の有効性を検討した[2]．

◆ ところが，一次エンドポイントの心血管死＋心不全悪化による入院は，カンデサルタン群で減少する傾向にあったが，統計学的には有意ではなかった（$P = 0.051$）．しかし，心不全入院率だけを比較すると，カンデサルタン群で有意に減少した（$P = 0.017$）．また，別のARB（イルベサルタン）を用いた拡張不全患者4,128人に対するI-Preserve試験では，一次エンドポイントの全死亡と心血管イベントによる入院に有意差は認めなかった．このようにACE阻害薬/ARBは拡張不全の生命予後を改善することは証明されていないが，心

血管イベントの抑制ならびに心不全入院を減らす効果はあると考えられている[3]．

β遮断薬

◆ カルベジロールを用いた日本人の拡張不全患者245人を対象にしたJ-DHF試験では，β遮断薬投与群と非投与群を比較すると，主要エンドポイント(心血管死と心不全入院)において，カルベジロール群で有意な改善を認めなかった．しかしながら，低用量群と標準用量群に分けて解析すると，標準用量群において主要エンドポイントの減少が認められた[4]．

◆ また，D.Dobreらはβ遮断薬高用量投与群(目標用量の50％以上)と低用量群(目標用量の50％未満)に分けてコントロール群と比較すると，高用量群においてのみ予後が改善したと報告している．このように，拡張不全におけるβ遮断薬の有用性に対しても確立したエビデンスはなく，単にβ遮断薬を投与するだけでは有効性は期待できないと考えられる．しかし，十分量のβ遮断薬の投与を行うことで心血管イベントを低下できる可能性があると考えられる[5]．

抗アルドステロン薬

◆ Aldo-DHF試験は，NYHA II度またはIII度の拡張不全患者(左室駆出率50％以上)422人を対象とし，スピロノラクトン(25 mg)服用群の12カ月後の左室拡張能ならびに運動耐容能を評価した．一次エンドポイントである最大酸素摂取量はスピロノラクトン群で有意な改善は認められなかったが，拡張能(E/E')はスピロノラクトン群で有意に低下した．また二次エンドポイントである，NT-proBNPならびに左室重量係数はスピロノラクトンで有意に低下した[6]．

◆ さらに，TOPCAT試験では，3,445人の拡張不全患者(左室駆出率45％以上)をスピロノラクトン群とプラセボ群にランダムに割付している．主要アウトカム(心血管死，心停止からの回復，心不全増悪による入院)の発生率は両群間に有意差はなかったが，心不全増悪による入院についてはスピロノラクトン群で有意に低下した．この抗アルドステロン薬を使用した2つの臨床研究では，拡張不全に対するスピロノラクトンの生命予後改善効果までは示されていないが，拡張能，心肥大の改善，心不全入院を減らすことが証明されており，拡張不全に対するスピロノラクトン投与の意義は大きいと考えられる[7]．

D 拡張不全のリスク因子に対する治療介入

◆ 拡張不全の頻度は加齢によって増加することが知られているが，その他にもさまざまな疾患が拡張不全の形成に寄与していることが報告されている．拡張障害のリスク因子として知られているものは，高血圧，糖尿病，心房細動，肥満，睡眠時無呼吸症候群，冠動脈疾患などがある．

高血圧

◆ 高血圧は拡張障害のリスク因子のなかで最も重要であり，左室肥大をきたし，拡張障害へつながると考えられている．収縮期血圧のみでなく，拡張期血圧も拡張障害の病態形成に重要であるとされている．降圧薬の使用により，左室心筋重量が低下し，拡張障害改善につながると報告されているが，降圧薬の種類によって，拡張障害の改善の程度が異なると

いう確固としたエビデンスはない．現段階では，どの薬を使うかよりも，どれだけ血圧を下げられたかの方が拡張機能改善を達成するためには重要であると考えられている．しかし，拡張障害の予防において，どれくらいの降圧が必要であるかは知られていない．年齢，有しているリスク因子の数，拡張障害の程度などから個々の患者に適切な降圧の程度を判断する必要があると考えるが，早期の積極的な治療介入が重要である．

私のとっておきの極意

- まずは心エコー図検査，BNP 値などで，早期にかつ適切に拡張障害の存在ならびに重症度を把握することが大切である（図8-1）．

- 治療に関しては，高血圧を合併している場合は厳格な降圧治療が必要である．高血圧を合併していなくても，ACE 阻害薬/ARB，β遮断薬，抗アルドステロン薬は拡張不全の生命予後を改善させることは証明されていないが，心不全入院を減らすことが期待されているために，投与すべきである．高血圧を合併している場合はどの降圧薬を用いるかが問題となるが，ACE 阻害薬/ARB とβ遮断薬を中心に用いるべきと考える．つぎに心房細動を合併している患者は，β遮断薬による徐拍化ならびにカテーテルアブレーションなどによる洞調律維持も考慮すべきである．

- ほかに治療介入できる余地のあるリスク因子には積極的に介入すべきであるので，他のリスク因子の管理も重要である（図8-2）．私見ではあるが，筆者は拡張不全患者に対する薬物療法としては，高血圧の合併に関係なく，まずは ACE 阻害薬/ARB と抗アルドステロン薬の投与を行っている．さらに余裕があればβ遮断薬の投与を考慮している．心房細動の合併など頻脈傾向であれば，β遮断薬の投与を優先する．

- 拡張不全はさまざまな病態が絡み合った複雑な心不全であり，かつ特効薬がない．それゆえ，個々の症例で何か治療介入できるかを考えて，心不全を管理しなければいけない．

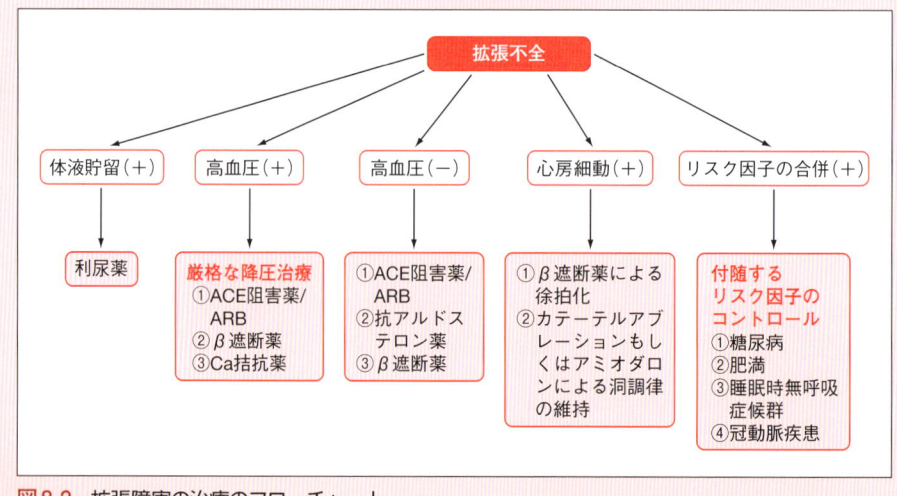

図8-2 拡張障害の治療のフローチャート

糖尿病

◆ 糖尿病は高血圧，肥満，冠動脈疾患と独立して拡張障害に寄与していることが示されており，とくに高血圧と相乗的にはたらくことが知られている．糖尿病患者において心不全発症リスクが高いことが報告されており，拡張機能への影響も多く検討されている．糖尿病の状態が悪いほど拡張機能は悪いことが知られているが，糖尿病治療によって拡張機能障害が改善するかどうかに関しては明らかでない．糖尿病に合併する拡張機能障害に関しては不可逆的な部分もあると考えられ，高血圧と同様に，早期の介入が有効であると考えられる．また，虚血性心疾患や心不全発症リスクを下げるという意味でも，適切な糖尿病コントロールが重要である．

心房細動

◆ 拡張不全における心房細動の合併率は30～50％と高い．拡張不全患者が心房細動になると，心房収縮が消失し，心拍出量の低下ならびに頻脈により拡張時間が短縮し，心不全発症のトリガーとなる．心房細動を合併する拡張不全患者には，β遮断薬によるレートコントロールが有用である．また，症例によってはカテーテルアブレーションやアミオダロンなどで洞調律を維持することが拡張不全患者の心不全予防に有効である．

肥満

◆ 肥満は心負荷の増大から拡張障害につながるというだけでなく，合併するインスリン抵抗性や睡眠時無呼吸症候群も病態形成に重要な役割を果たしている．若年者において肥満と拡張障害の相関が強くなることが報告されており，これは他のリスク因子の合併が少ないため，肥満の影響が大きくなりやすいものと考えられている．肥満に対する介入として，運動療法の有効性がいくつかの論文で報告されており，拡張機能の改善につながるとともに，心不全患者のQOLも改善することが示唆される．

睡眠時無呼吸症候群

◆ 睡眠時無呼吸症候群と拡張障害に関しても報告が多く，とくに肥満や高血圧症例において睡眠時無呼吸症候群の合併の可能性を常に考える必要がある．持続式陽圧呼吸療法は拡張機能を改善するという報告もあり，早期介入が有用である可能性が高い．

冠動脈疾患

◆ 心筋虚血が拡張障害の原因となり，拡張障害の合併が予後不良因子であるとされている．積極的な血行再建が拡張障害の改善につながることが知られている．

（田中秀和）

文献

1) Cleland JG, et al.: Eur Heart J, 27: 2338-2345, 2006.
2) Yusuf S, et al.: Lancet, 362: 777-781, 2003.
3) Massie BM, et al.: N Engl J Med, 359: 2456-2467, 2008.
4) Yamamoto K, et al.: Eur J Heart Fail, 15: 110-118, 2013.
5) Dobre D, et al.: Eur J Heart Fail, 9: 280-286, 2007.
6) Edelmann F, et al.: JAMA, 309: 781-791, 2013.
7) Pitt B, et al.: N Engl J Med, 370: 1383-1392, 2014.

II
慢性心不全における日常管理

PROFESSIONALS

9 心不全における高血圧は原因か結果か？

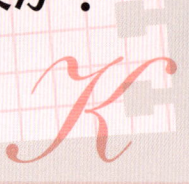

はじめに

◆ 慢性心不全の重要な基礎疾患が高血圧であることは周知の事実である．治療不十分な高血圧が持続することで左室肥大が惹起され，拡張不全・収縮不全となり，慢性心不全に至る．また，心筋虚血や心房細動も増悪因子となる．つまり，慢性心不全における高血圧は重要な原因である．一方で，慢性心不全，とくに収縮能保持型心不全の急性増悪時には顕著な高血圧となっている．慢性心不全において，高血圧が原因か結果かを論じるにあたり，両者の発症・進展において共通する機序があることを理解することが重要である．

A 交感神経と心拍出量曲線と静脈還流曲線

◆ 交感神経は，本来は生体恒常性破綻に対する防御機構であり，心不全の病態生理における種々の変化に対し代償的に活性化するが，心不全における交感神経活性化は不適切で，過剰であるがゆえの悪循環が惹起されている．

◆ 心拍出量は，収縮特性 E_{es}，拡張末期容積 V_{ed}，収縮末期心室の有効容積 unstressed volume（この容積を超えないと収縮期圧が出ない）V_0，血管抵抗 R，心周期 T（RR 間隔），α，β および E_{ed} を心室の拡張期の硬さ（diastolic stiffness）とすると，心拍出量 CO（mL/秒）は

$$CO = \frac{1}{E_{ed}} \frac{E_{ed}}{TE_{es}+R} \left[\ln(P_{ed}-\beta) + \ln\left(\frac{1}{\alpha}\right) - E_{ed}V_0 \right]$$

となる[1]．つまり，心拍出量は前負荷圧が増加するとその対数関数に従い増加する．対数関数の傾きには心収縮性，心拍数，血管抵抗と拡張期の硬さ diastolic stiffness の4つの要因が含まれており，心拍出量がこれらの因子により規定されることを示す．さらに，心拍出量は心臓と血管系の固有の特性と，有効血液量の間の定量的な関係で確定する．つまり，心拍出量曲線と静脈還流平面の平衡点として心拍出量と左右の心房圧が規定される．この枠組みにおいて，交感神経が活性化すると心拍出量曲線は上方に移動する．静脈還流平面は静脈を収縮させて平均体血管充満圧を上昇し，これも上方に移動する．結果として，右心房圧，左心房圧はそれほど上昇せずに心拍出量が増加する．したがって，交感神経の発火により心臓収縮末期エラスタンスの増加，心拍数の増加，血管抵抗の増加が起こり，有効循環血液量は増加する．心臓の応答や有効循環血液量の増加は心拍出量を増加する方向につながるが，血管抵抗の増加はその作用を打ち消すことになる．

◆ この正常な反応において，心拍出量は前負荷に強力に依存し，血管抵抗 R の変化による

影響は少なく，交感神経活性化は前負荷を増やし心拍出量を増加させることになる．一方，収縮特性 E_{es} が低下している不全心では血管抵抗 R による影響が大きくなるため，交感神経の過剰な活性化はむしろ，心拍出量をさらに減らしてしまう方向に作用する可能性がある．交感神経活性化がどの因子をどのように変えるかが心不全の病態を理解するには必要となり，治療を考える際にも有効である．

B 心不全において交感神経は活性化している

◆交感神経の活動性は，圧受容体フィードバック機構，中枢神経系の虚血機序，化学受容体機序の神経反射により急速かつ強力に制御される[2]．これらはすべて，「脳」が中枢である（図9-1）．つまり，脳への種々の入力が不適切な状態にある場合や，入力に対する神経出力の入出力関係が不適切になると，本来の制御範囲を超えた過剰な交感神経活動となる．脳への入出力関係でもっとも重要である圧受容器反射は，頸動脈洞および大動脈弓に存在する動脈圧受容器が血圧を血管壁の伸展として感知し，脳幹に存在する血管運動中枢へ情報を伝え，遠心性の交感神経の発火量を変化させ，心臓および末梢血管レベルで血圧を調節する．圧受容器反射の遠心路が，交感神経と副交感神経である．したがって，圧受容器反射が機能不全になると，本来は交感神経を抑制すべき状態でも活性化した状態が不適切に持続することとなる．高血圧と慢性心不全はいずれも圧受容器反射が減弱しており，圧受容器反射に対する介入が治療手段となりうることが基礎研究・臨床研究で示されている．

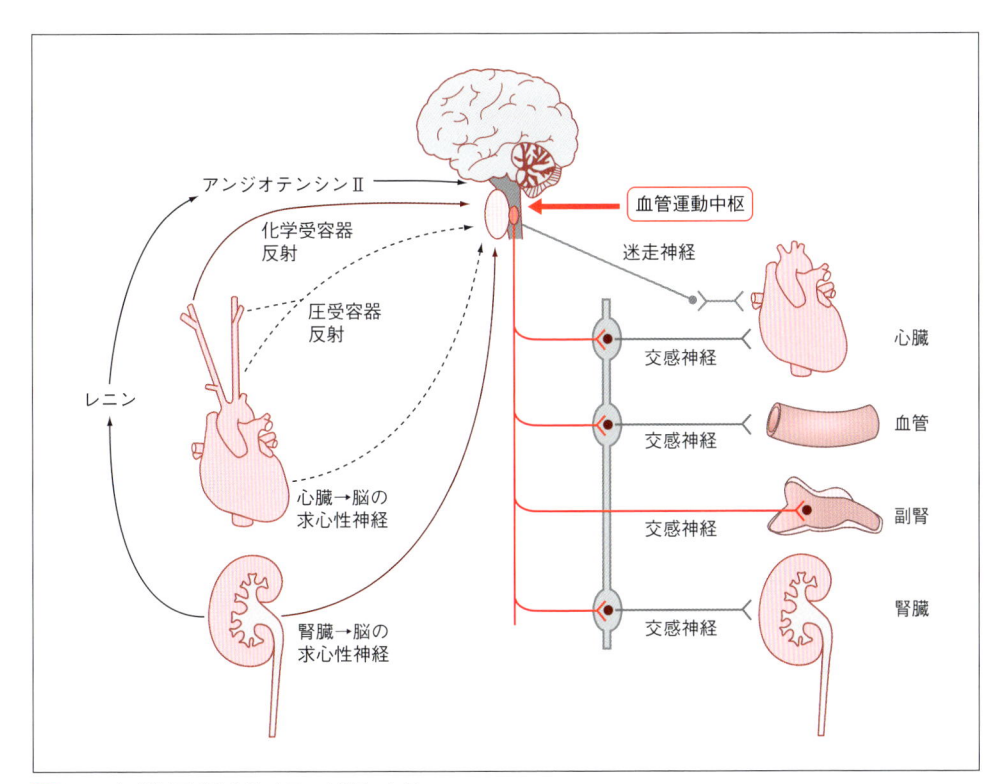

図9-1 交感神経活動を決めるのは脳である
脳は神経性や液性因子の入力を受け，交感神経活動を決定する．

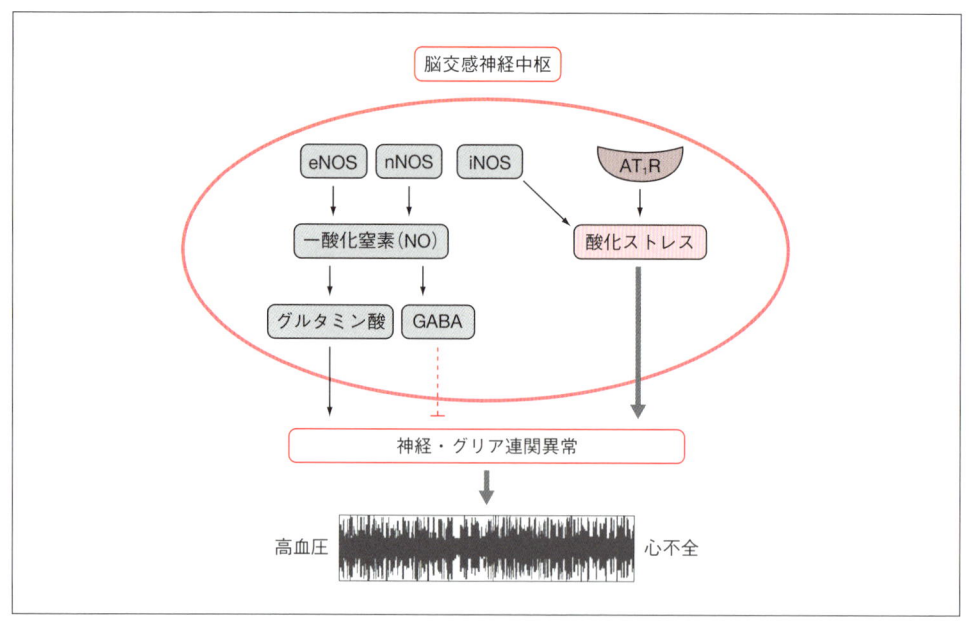

図 9-2 脳交感神経中枢における変化
脳延髄の交感神経中枢において，アンジオテンシンⅡ受容体（AT₁R）により産生される酸化ストレスが交感神経活性化因子である．また，一酸化窒素は抑制性アミノ酸であるγ-アミノ酪酸（GABA）を介して交感神経抑制性に作用する．

- 脳内に着目すると，脳延髄にある頭側延髄腹外側野 rostral ventrolateral medulla（RVLM）は，圧受容器反射に関与する複数の神経核からなる脳内ネットワークにおいて最終情報統合部位であり，交感神経活動中枢として知られている．筆者らを中心として RVLM 内の交感神経活性化機序に関する研究がこれまでなされており，最も強力に交感神経活動を活性化するのがアンジオテンシンⅡ受容体により産生される酸化ストレスである[3,4]（図9-2）．種々の高血圧モデルのみならず慢性心不全モデルにおいても，RVLM 内のアンジオテンシンⅡ受容体により産生される酸化ストレスは重要な交感神経を活性化する要素のひとつである[4]．この観点からも，高血圧と慢性心不全は共通の病態があることがわかる．

C 心不全における圧受容器反射異常 交感神経活性化を介した volume central shift の病態

HFrEF における病態と圧受容器反射

- 急性の肺うっ血は体液量の分布不均衡によって惹起され，とくに unstressed volume から stressed volume への移動が重要であり，その移動は交感神経の活性化により起こる[1〜7]．収縮能低下型心不全 heart failure with reduced ejection fraction（HFrEF）モデルの動物実験において，圧受容器反射による左室収縮能の変化はきわめて小さいが，ほかの特性（心拍数，血管抵抗，有効血液量）への効果は保持されることがわかっている[1]．収縮性の低下が起こらないため，容量負荷により血圧上昇が起こっても，心臓のポンプ機能は保たれることになる．そのため，血圧上昇の緩衝作用は小さいが，肺水腫の予防効果は大きい．HFrEFでは，心拍出量曲線の傾きが低下しているため，容量負荷に対する血圧上昇の程度は軽度にとどまる．したがって，圧受容器反射による血圧上昇の緩衝作用が小さいことは問題にはならず，圧受容器反射は肺水腫の予防効果を発揮すると考えることができる．すなわ

ち，圧受容器反射の異常は，HFrEF における肺うっ血の発症において重要であると考えることができる．

🔍 HFpEF の病態と圧受容器反射

◆ 一方で，収縮能保持型心不全 heart failure with preserved ejection fraction (HFpEF) においては，その病態が大きく異なる．HFpEF の特徴として，全身性の容量負荷が少なくても急激な肺うっ血，いわゆる flash pulmonary edema（突発性肺水腫）を繰り返すことが知られているが，予防する有効な治療法が現在でも確立しておらず，厳重な血圧管理と体重管理を行いながら，発症した際にすみやかに血管拡張薬による治療を行うというのが現状である．HFpEF の病態では，高血圧などによる左室肥大を背景とする左室拡張障害・収縮障害が重要と考えられている．しかし，それがすべての原因ではないことが上でふれた背景より明らかである．一方，容量負荷が少なくても左心房圧が急激に上昇してしまう「左心房の容量不耐性」が flash pulmonary edema を繰り返す機序とも考えられ，その背景には圧受容器反射機能異常があることは生理学的に示されている．HFpEF において圧受容器反射機能が低下していることも従来の研究で報告されているが，十分な解明がなされているとはいえない．

◆ そこで筆者らは，圧受容器反射の正常と不全を瞬時に切り替えることのできる実験系を用い，圧受容器反射不全状態では正常心にもかかわらず容量負荷に対する左心房圧および体血圧の上昇が急激であり，その反応が可逆性であることを明らかにした[5]（図9-3）．さらに，

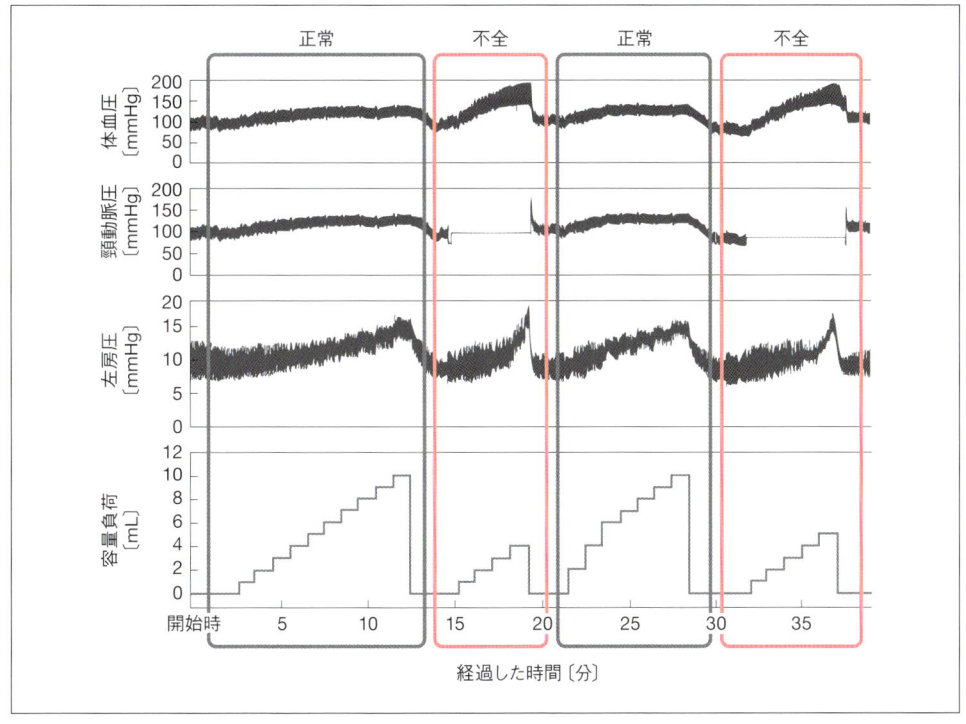

図9-3　圧受容器反射不全は容量不耐性を惹起する
圧受容器反射正常と不全を瞬時に切り替えるモデルに容量負荷を行うと，圧受容器不全状態では，正常では認められない左心房圧の急激な上昇が再現性をもって惹起される．

[Funakoshi K, et al.: J Card Fail, 20: 53-59, 2014 を一部改変]

圧受容器反射不全状態にバイオニック圧受容器反射システムを導入すると，圧受容器反射不全状態での左心房および体血圧の容量不耐性が劇的に改善を認めた[5]．これらのことは，左心機能に関係なく圧受容器反射の機能不全，すなわち交感神経制御不全が体血圧と左心房の容量耐性に大きく関与していることを示すものであり，慢性心不全急性増悪時には心不全と高血圧が圧受容器反射不全という共通の病態を有することがわかる．

私のとっておきの極意

慢性心不全は，さまざまな薬剤や非薬物治療の登場にもかかわらず，依然として5年生存率が50％強ときわめて予後不良の疾患である．その原因として，慢性心不全の病態の本質である「自律神経系のフィードバック調節による循環恒常性維持システム異常」に対する介入・是正ができていないことが大きな要因として考えられる．したがって，原因としての高血圧そのものに十分対処しておく必要があるが，両者に共通する病態として圧受容器反射があることを理解しておくことで，治療方針の決定や急性増悪の予防にきわめて有用となるであろう．高血圧は慢性心不全の原因か結果か？　答えは両方である．

（岸　拓弥）

文献

1) 岸 拓弥, 砂川賢二：血圧とは？ —血圧の生理—, 新・心臓病診療プラクティス11 高血圧を識る・個別診療に活かす, 11巻, p. 8-13, 文光堂, 2008.
2) Floras JS: J Am Coll Cardiol, 54: 375-385, 2009.
3) Kishi T, et al.: Circulation, 109: 2357-2362, 2004.
4) Kishi T: Hypertens Res, 36: 845-851, 2013.
5) Funakoshi K, et al.: J Card Fail, 20: 53-59, 2014.

10 心不全にスタチンは有効か？

はじめに

♦ 心不全は複雑な病態を呈する臨床的な症候群であり，予後の悪い疾患である．とくに高齢者においてそのフレイル（虚弱）を進行させ，高い再入院率をもたらす．心不全の多くの原因は冠動脈疾患である．冠動脈閉塞によって心筋梗塞を発症すると，しだいに収縮不全が進行し，心不全に陥るリスクが高くなる．脂質異常症は，冠動脈疾患の主要なリスク因子である．スタチンは，冠動脈疾患の一次予防，二次予防の効果が示されているため，長い目でみれば，心不全の発症率はスタチンの使用により低下することとなる．一方，すでに心不全を有する患者に対してスタチン治療が果たして有効かという疑問に関しては，スタチンによる心不全の病態生理に関連する効果を検証した基礎研究および観察研究や，大規模ランダム化比較試験のサブ解析などにおいて，心不全患者に対するスタチンのベネフィットが示されてきた．しかしながら，2つの大規模臨床試験では，スタチンの心不全に対する有効性は示されなかった．以下，スタチンは心不全に有効かという問いに対して順にみていきたい．

A スタチンによる心不全の病態生理への影響

♦ スタチンにはコレステロール低下非依存性の多面的効果（pleiotropic effect）を示す作用があることが知られており，内皮機能，炎症，神経・体液性因子，プラークの不安定化，心筋リモデリングなど心不全の病態生理に影響を及ぼすことが考えられる．以下にスタチンによる基礎実験の結果を示す．

内皮機能障害への影響

♦ スタチンは血管内皮型 NO 合成酵素（eNOS）の発現亢進を引き起こし，一酸化窒素（NO）の産生増加を起こしたり，エンドセリン-1の発現を抑制したりすることで，内皮機能の改善に寄与することが示されている．

炎症への影響

♦ 心不全においては，TNF-α，IL-6など炎症性サイトカインの産生が増加したり，接着分子の発現増加などにより炎症が惹起され，この炎症の程度が予後に影響を及ぼすことが知られている．スタチンは，転写因子である NF-κB の活性化を抑制することにより，抗炎症作用を示すことが示唆されている．

心筋リモデリングへの影響

◆ 心不全の進行とともに左室心筋のリモデリングが起こり，このプロセスにはアンジオテンシン経路が関係しているといわれている．スタチンはアンジオテンシン-1受容体の発現を低下させることにより心筋肥大を軽減し，心筋リモデリングを抑制することが明らかとなっている．また，マトリックスメタロプロテアーゼ matrix metalloproteinase (MMP) を介したリモデリング効果も示されている．しかしながら，NYHA (New York Heart Association) Ⅱ度からⅢ度の心不全患者に対して 40 mg のロスバスタチンとプラセボを投与し，その効果を比較した臨床試験において，スタチンによる心筋リモデリング効果は示されなかった[1]．

神経・体液性因子の活性化への影響

◆ 心不全の重症度および予後は交感神経系の活性化と関連しており，その活性化はレニン-アンジオテンシン-アルドステロン (RAA) 系の活性化や，ノルアドレナリンの血中濃度の上昇や，心筋からの心房ホルモンの分泌増加につながる．スタチンはアンジオテンシン-1受容体の発現を低下させることにより，交感神経活性を抑制し，心不全における内皮機能を改善し，心筋リモデリングを抑制することが示されている．また，スタチンは脳性ナトリウム利尿ペプチド brain natriuretic peptide (BNP) の血中濃度を低下させることも示されている．

不整脈への影響

◆ 不整脈は，心不全においてよくみられる合併症である．なかでも心房細動は心不全の約3分の1に合併するといわれており，心不全の重症度とともに増加する．さらに心室性不整脈は突然死の原因となる．スタチンによる治療で心不全患者における心房細動の頻度は有意に減少することが示されている．MADIT-Ⅱ (Multicenter Automatic Defibrillator Implantation Trial-Ⅱ) では，スタチンは虚血性心不全患者における心室性不整脈および突然死の頻度を有意に低下させることが示された[2]．ただ最近，発表された2つのメタ解析では，異なる結果を示している．1つのメタ解析では，スタチンによる心房細動抑制効果が示されたが[3]，もう一方のメタ解析ではその効果は示されなかった[4]．したがって，スタチンによる心房細動抑制の有無の検討は，心房細動をエンドポイントとした大規模臨床試験が必要となる．

◆ 以上の知見をまとめると，図10-1に示すように，スタチンには心不全の予後を改善しうる作用があることが示されているが，これらの作用はコレステロール低下に依存しないものと考えられる．

B スタチンによる心不全への悪影響

◆ 上で述べたような心不全の予後改善効果とは反対に，スタチンは心不全に悪影響を及ぼしうる可能性も指摘されている．すなわち，スタチンはメバロン酸合成過程でユビキノン合成を抑制することにより，ミトコンドリアのエネルギー産生に悪影響を及ぼす可能性があるということである．ミトコンドリアへの影響は，心不全における心機能悪化と運動耐応能悪化につながる可能性がある．しかしながら，これまでのメタ解析ではスタチンによる心不全への悪影響の報告はない．

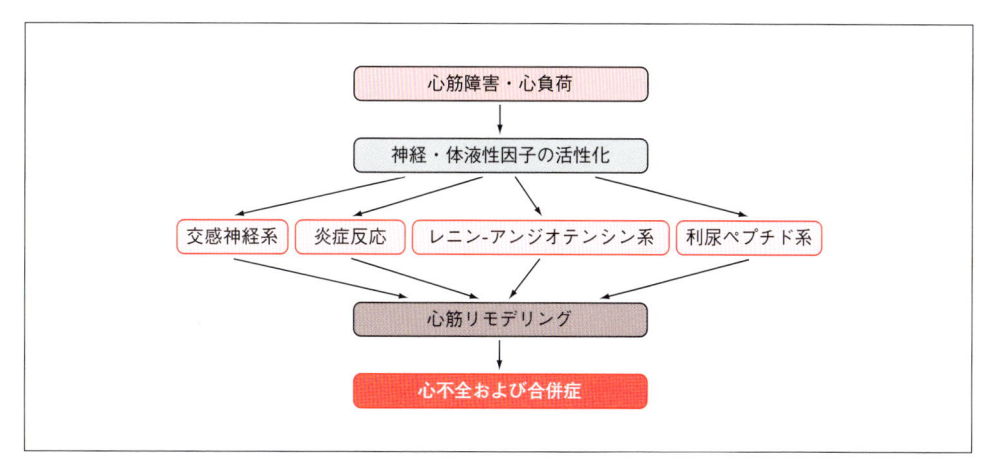

図10-1 スタチンによる心不全病態生理への効果
スタチンは基礎的な検討では，図中の過程すべてに有効である．

C スタチンによる心不全への臨床的効果

♦ 4S，CARE，GREACE，A-Z，TNT など，スタチンによる心血管イベント抑制効果を示した大規模ランダム化比較試験において，心不全患者のみのサブ解析を行うと，スタチンは冠動脈疾患の有無を問わず，心不全患者の予後を改善することが報告された（表10-1）．また，小規模の介入試験においては，スタチンによる心機能改善結果が報告されている．ある試験では，短期間のスタチン投与により，左室駆出率や最大酸素消費量の改善効果が示された．また，S. Sola らは108人の非虚血性心不全患者を20 mg のアトルバスタチン投与群とプラセボ投与群に無作為に割り振り，12カ月間追跡したところ，スタチン群で一次エンドポイントの左室駆出率の改善が認められた[5]．同時に，炎症や酸化ストレスの指標の改善も示されたが，心不全患者の再入院や死亡への効果は認められなかった．もっとも，ほかの研究はスタチンによる短期効果が認められなかったものもある．

表10-1 スタチンによる大規模臨床試験における心不全のアウトカム

試験名	サンプル数	対象集団	対象集団中の心不全患者数	介入薬剤	期間〔年〕	心不全サブグループにおけるアウトカム	結果
4S	4,444	CAD	412	シンバスタチン	5.4	死亡	↓
CARE	4,159	MI	706	プラバスタチン	5	冠動脈疾患死	↓
GREACE	1,600	CAD	118	アトルバスタチン	3	死亡，心筋梗塞，不安定狭心症	↓
A-Z	4,497	ACS	221	シンバスタチン	2	心不全新規発症	↓
TNT	10,001	安定CAD	781	アトルバスタチン	4.9	入院	↓

CAD：冠動脈疾患，MI：心筋梗塞，ACS：急性冠症候群．

D CORONA と GISSI-HF

♦ これまでの観察研究，大規模介入研究のサブ解析，小規模の介入研究において示されてきたスタチンの心不全への臨床効果に関する結論を出すために，CORONA 研究および GISSI-HF 研究が行われた．CORONA 研究は，5,011人の60歳以上の左室収縮障害を有する心

不全患者(NYHA Ⅱ～Ⅳ度)を対象とし，ロスバスタチン 10 mg とプラセボの投与によるランダム化比較試験である[6]．追跡期間の中央値は32.8カ月である．本試験の結果，ロスバスタチンにより LDL-コレステロール(LDL-C)，高感度 C 反応性タンパク質 C-reactive protein (CRP)は有意に低下したものの，総死亡や一次エンドポイント(心血管疾患死，非致死性心筋梗塞，脳卒中)においてプラセボ投与群と差を認めなかった．ただ，この研究は高齢者を対象として実施されており，その複雑な病態がアウトカムに影響を及ぼした可能性も指摘されている．もっともロスバスタチン投与群において有意な入院の減少は認められた．

◆一方，イタリアで行われた GISSI-HF 試験も心不全患者を対象としてスタチンの効果を検証した研究である[7]．本研究は収縮不全，拡張不全いずれのタイプの心不全患者も含め，4,574人の患者を対象としたランダム化比較試験であり，ロスバスタチン 10 mg + n-3系不飽和脂肪酸の投与とプラセボの投与とを比較している．本研究においても一次エンドポイントのイベント低下効果は認められなかった．そのため，これら2つの試験の結果をもとに NYHA Ⅱ度以上の心不全患者に対するスタチン治療は推奨されていない．しかしながら，スタチンが心不全患者の予後を悪化させるというエビデンスが示されたわけではない．なお，これらの試験でも用いられたスタチンがロスバスタチンという水溶性のスタチンであるが，これまでの多くのエビデンスが脂溶性であるアトルバスタチンとシンバスタチンによるものを考えると，スタチンの特性によりアウトカムの違いが発生する可能性は否定できない．

おわりに

◆スタチンには脂質低下作用，抗動脈硬化作用があり，冠動脈疾患，脳梗塞などの動脈硬化性疾患の一次予防，二次予防の効果は明らかである．しかし，心不全に対する予後改善効果は，さまざまな基礎実験におけるデータや観察研究，小規模の介入研究により，その効果が示唆されたにもかかわらず，大規模臨床試験ではその有効性が示されなかった．このため，現時点では，スタチンは心不全患者に対する予後改善目的で使用するのは妥当ではないといえる．ただ，心不全に加えて，冠動脈疾患がある場合には，その二次予防目的でスタチンを用いることは妥当である．

私のとっておきの極意

- スタチンは LDL-コレステロール低下作用を示し，心不全の原因となる冠動脈疾患の一次予防，二次予防効果を有する．
- スタチンにはコレステロール低下非依存性の多面的作用があり，内皮機能，炎症，神経・体液性因子，プラークの不安定化，心筋リモデリングなど心不全の病態生理に影響を与える．
- 大規模臨床試験の結果より，スタチンを心不全患者に対する予後改善目的で使用するのは妥当ではない．
- 心不全に加えて，冠動脈疾患がある場合には，冠動脈疾患の二次予防目的でスタチンを用いることは妥当である．

(荒井秀典)

文 献

1) Krum H, et al.: J Card Fail, 13: 1-7, 2007.
2) Vyas AK, et al.: J Am Coll Cardiol, 47: 769-773, 2006.
3) Fauchier L, et al.: J Am Coll Cardiol, 51: 828-835, 2008.
4) Rahimi K, et al.: BMJ, 342: d1250, 2011.
5) Sola S, et al.: J Card Fail, 11: 607-612, 2005.
6) Kjekshus J, et al.: N Engl J Med, 357: 2248-2261, 2007.
7) Gissi-HF Investigators, et al.: Lancet, 372: 1231-1239, 2008.

11 1日にタバコ1～2本ならいいだろうか？

A 喫煙の健康被害はタバコ煙の急性負荷の反復で形成される

1本の喫煙がもたらす一酸化炭素(CO)の急性負荷

♦ あるとき，1日2本の喫煙をやめられないという患者が，病院に来る前に1本喫煙してから禁煙外来を受診した．患者の呼気一酸化炭素(CO)濃度をスモーカライザー（呼気CO測定器）で測定したところ，65 ppmと高度高値を示した．受動喫煙のない環境で過ごす非喫煙者の呼気CO濃度は，多くは2 ppm以下である．タバコ主流煙にはCOが4%（重量％）程度含まれており，COに対するヘモグロビン(Hb)の親和性は，酸素(O_2)に対する親和性の250倍程度ある．ゆえに，肺に吸入されたタバコ煙中のCOはヘモグロビン上のO_2結合部位を占拠する．したがって，ヘモグロビンのO_2結合能は低下し，血液のO_2含有量は減少する．さらに，残りの結合部位のO_2に対する親和性が上昇し，O_2解離曲線は左方へと移動する．たしかに喫煙者では男女とも1日あたりの喫煙本数と呼気CO濃度平均値には量反応関係があるが，最後に喫煙してからの時間が短いほど呼気CO濃度は高くなる．呼気CO濃度20 ppmは血中CO-Hb約3.8%に相当する[1]ことから考えると，たとえ1本の喫煙でも，喫煙後には呼気CO濃度，すなわち，血中CO-Hbは高くなり，組織におけるO_2遊離が低下することになる．この影響は，心疾患，呼吸器疾患，貧血などの疾患をもつ患者には，CO-Hbが低濃度であっても重大な悪影響を及ぼす．冠動脈疾患を合併する患者のCO-Hbが6%になると，運動中の不整脈が起こりやすいとも報告されている．また，受動喫煙によっても同様に，COの負荷が生じ，CO-Hb濃度は上昇するため，受動喫煙を避けることも重要なことになる．

一酸化炭素(CO)以外の物質の急性負荷

♦ タバコ煙はCO以外に約4,000種類の物質を含有している．そのなかでニコチンをはじめとする種々の物質は，血行動態への直接作用を有するとともに，強力な血管収縮作用や血栓形成に関係するトロンボキサンA_2(TXA_2)などを発生させる．すなわち，1本の喫煙が血行動態への悪影響を生じさせる．ニコチンは，交感神経節および副腎髄質を刺激してカテコールアミンの分泌を促進させる結果，心拍数・血圧・心筋収縮力が増加し，心筋の仕事量が増大する．タバコ煙には多くのフリーラジカルが含まれており，酸化ストレスを亢進させる．また，循環系を調節している一酸化窒素(NO)が喫煙により著明に減少することも観察されており，血管内皮障害を生じさせる．心不全の発症に酸化ストレスの関与が指摘されていることから，心不全に進展させないためには，喫煙しないことは予防・治療の基本といえる．

1日2本に減らしたら

♦ 慢性喫煙者にとって，個人の必要とするニコチン血中濃度があり，もし喫煙本数を減らした場合，同じ1本でも1回吸入量が増え，喫煙量が増える（タバコの先端部分だけ吸っていた人が，根元まで吸うようになる），肺の奥までタバコ煙を吸うようになるなど，本数を減らした代償としてニコチン量をカバーするような吸い方をするようになることが知られている．その際，喫煙後のニコチン血中濃度や血中 CO-Hb 濃度は，以前吸っていた本数のときに比べて，逆に高くなることも報告されている．

B 喫煙と心不全の発症リスクの関係

♦ 心不全発症の関連因子の検討として，米国における心不全の既往のない男女13,643人を対象とした，1971〜1975年から19年間の追跡研究 the First National Health and Nutrition Examination Survey Epidemiologic Follow-up Study（NHANES I 疫学追跡研究）がある[2]．心不全発症の独立した予測因子として示されたのは，相対リスクの高い順に，冠動脈疾患 8.11〔95％信頼区間（CI）6.95〜9.46〕，糖尿病1.85（95％ CI 1.51〜2.28），現在の喫煙習慣1.59（95％ CI 1.39〜1.83），心臓弁膜症1.46（95％ CI 1.17〜1.82），高血圧，体重過剰，身体活動の低さ，男性と続く．この研究では，人口寄与危険度も計算されており，喫煙率が男性40.7％，女性31.1％だったことから，「現在の喫煙」の人口寄与危険度は17.1％とされる（図11-1）．つまり，喫煙がなければ心不全発症は17.1％減少するとされている．喫煙は，冠動脈疾患発症のリスク因子であるが，それとともに，糖尿病発症のリスク因子であることをとおしても，さらに心不全発症に関与している．

♦ 冠動脈疾患の二次予防においては，喫煙を継続した場合と比較して，禁煙した場合には全死因において36％の死亡リスク減少，非致死的心筋梗塞も32％減少し，禁煙が有用であることが示されている．それとともに，喫煙は心不全の増悪のリスクとなることも報告されている．現在および過去の喫煙が左心機能低下患者の予後に及ぼす影響を検討した

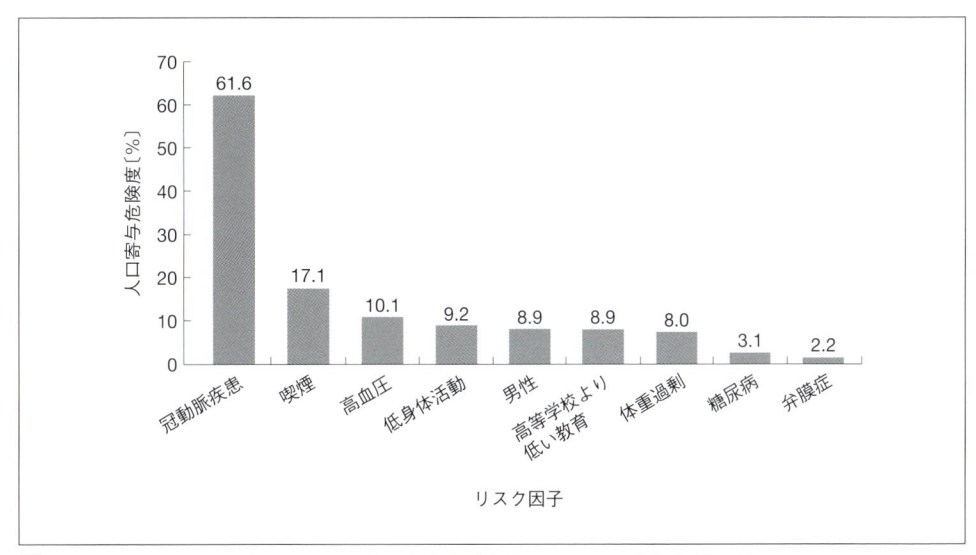

図11-1 心不全発症に関与する因子と人口寄与危険度（NHANES I 疫学追跡研究）

[He J, et al.: Arch Intern Med, 161: 996-1002, 2001 を一部改変]

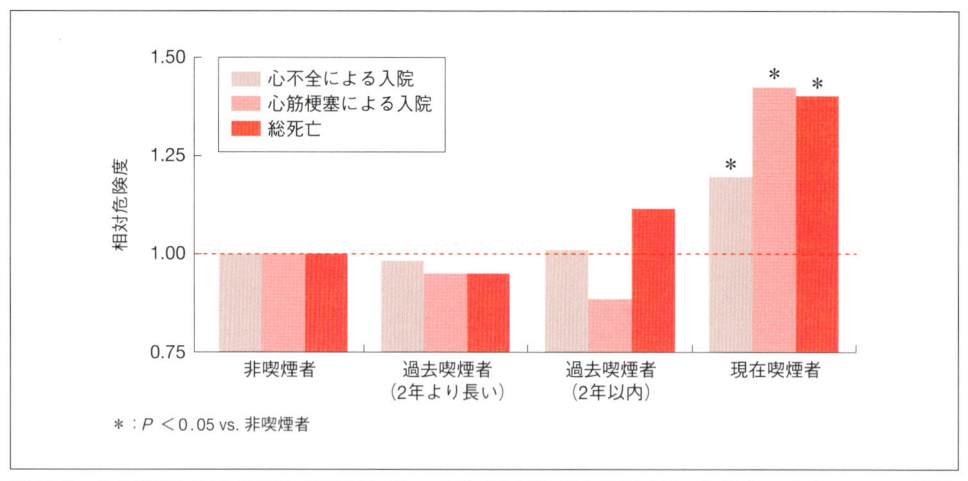

図11-2 左心機能不全患者（EF＜35%）において喫煙状況が予後に及ぼすリスク（SOLVD Combined試験）
[Suskin N, et al.: J Am Coll Cardiol, 37: 1677-1682, 2001を一部改変]

SOLVD（the Studies of Left Ventricular Dysfunction）Prevention and Intervention 試験の解析（多施設ランダム化二重盲験試験，対象：EF＜35%，平均41カ月の追跡，$n = 6,704$）では，左心機能低下患者にとって，喫煙継続は心不全の反復・心筋梗塞再発作・死亡の強力で独立した予測因子であり，禁煙はそれらを確実に早期に減少させる効果（2年以内の禁煙で効果）があり，左心機能低下患者で推奨されている薬物療法であるβ遮断薬，ACE阻害薬と同等もしくは同等以上の効果があることが示されている[3]（図11-2）．

C 医療従事者は禁煙の明確なメッセージを伝える

◆「心臓病であるあなたにとっては，禁煙が絶対に必要です」「タバコを減らすのではだめですよ」という医療従事者の明確な信念をもった禁煙の促しは，患者に禁煙を決意させるための第一歩である．本数を減らす禁煙方法は，ニコチン血中濃度の低下した喫煙欲求が強くなる離脱症状の出現する時間を長くするだけになり，知らず知らずのうちに喫煙量が増えてしまうことが多い．禁煙の指導時間や指導回数を増やし，多くの職種（医師，歯科医師，看護師，薬剤師など）が禁煙指導に加わることで，禁煙成功率は高まる．心疾患患者は定期的に外来を受診するので，喫煙習慣から脱却するための動機づけや禁煙サポートを，医療従事者は日常診療の機会を上手に利用して根気よく続けていく必要がある．

禁煙のための薬物療法

◆しかし，喫煙習慣はニコチン依存が重要な要因を占めており，薬物療法が必要な場合も多い．現在，わが国において禁煙治療に使用可能で有効性が証明されている薬剤には，ニコチン製剤（ニコチンパッチとニコチンガム）とバレニクリンがある．ニコチンには交換神経刺激作用があり，心筋梗塞急性期の患者ではわが国においては禁忌とされているが，ニコチンガムやニコチンパッチから吸収されて上昇する血中ニコチン濃度はタバコよりも低く，しかも血中濃度の上昇も，おだやかであり，心疾患患者におけるニコチン代替療法使用の安全性に関するいくつかの系統的検討においてニコチンパッチと心血管イベントには関係がみられなかったとされ，米国食品医薬品局（FDA）においては発症2週間以内の心筋梗塞や重篤な不整脈などにおいても注意して使用するとされている．「禁煙ガイドライン」[4]で

は，ニコチンそのものの薬理作用には十分注意して慎重な投与が必要であるが，急性期心筋梗塞および脳卒中，重篤な不整脈，不安定狭心症以外の循環器疾患においては，積極的に使用して禁煙することが望ましいとしている．

◆ 一方，バレニクリンは，脳内$\alpha_4\beta_2$ニコチンアセチルコリン受容体の選択的部分作動薬であり，ニコチン製剤と同様に作動薬としてドーパミンを分泌させ，禁煙に伴う離脱症状やタバコへの切望感を軽減する一方で，遮断薬として喫煙から得られる満足感を抑制する効果を発揮する．冠動脈疾患患者の禁煙時の使用についても，有害事象は増加しないことが報告されている．

◆ 禁煙治療の保険診療においては，敷地内禁煙の医療施設で医師と看護職員がチームとして協力して標準手順書[5]に則った治療を行う．医師が患者に喫煙が及ぼす健康へのリスク，禁煙の利点を伝えて薬物療法を行い，看護師が心理社会的または行動療法を受けもつこともよく行われている．喫煙しない環境を整え，気持ちを喫煙からそらせる行動を実行し，禁煙に関して先の見通しをもてる状況をアドバイスする．また，1本の喫煙でも再喫煙の習慣につながるので，あらかじめしっかり注意しておくことも重要であり，禁煙したことがよかったと感じられるように，定期的に働きかけをする．

◆ いったん禁煙できても再喫煙してしまった人や，禁煙に踏み出せない人に対しては，再喫煙のきっかけや，禁煙をするうえでの問題点を明らかにし，再挑戦を勧める．さらに，前向きに取り組むことが重要であることを伝える．当然ではあるが，医療機関が自らの責務として禁煙（無煙）環境を整えることは重要であり，社会環境においても無煙環境の拡大に向けた医療従事者や医療機関の働きかけが求められている．

私のとっておきの極意

- 心不全予防・治療には，禁煙は必須，受動喫煙も避けるべきである．
- 医療機関は無煙環境を整え，医療スタッフは，喫煙者に対して禁煙するように明確なメッセージを出すことが患者の予後を左右するということを，肝に銘ずるべきである．
- 禁煙治療は有効性が高い．指導時間，指導回数，指導にかかわる職種（医師，歯科医師，看護師，薬剤師など）を増やすことで禁煙率が高まる．
- 禁煙治療薬は心疾患患者においても有効であり，禁煙成功率を上げるので使用すべきである．

（飯田真美）

文献

1) Jarvis MJ, et al.: Thorax, 41: 886-887, 1986.
2) He J, et al.: Arch Intern Med, 161: 996-1002, 2001.
3) Suskin N, et al.: J Am Coll Cardiol, 37: 1677-1682, 2001.
4) 日本循環器学会 編：循環器病の診断と治療に関するガイドライン（2009年度合同研究班報告）．禁煙ガイドライン（2010年改訂版）．http://www.j-circ.or.jp/guideline/pdf/JCS2010murohara.h.pdf（2016年2月現在）．ダイジェスト版英訳版 Circulation J, Vol.76.No.4.
5) 日本循環器学会 ほか：禁煙治療のための標準手順書 第6版, 2014. http://www.j-circ.or.jp/kinen/anti_smoke_std/pdf/anti_smoke_std_rev6.pdf（2016年2月現在）．第7版 2016年4月刊行予定．

12 ナトリウム摂取量を減らせば減らすほど慢性心不全患者の増悪・予後はよくなるのか？

はじめに

◆ 近年，高血圧患者に対する後ろ向き研究や，一般住民に対する大規模コホート研究から，過剰な塩分摂取が心血管疾患の発症を増やすこと，一方で少量の塩分摂取も死亡率が増加することが明らかとされるようになった．加えて，非心不全患者における塩分摂取量と死亡率に J カーブ現象が認められることも明らかとなった．本章では，循環器疾患の終末像である心不全において，塩分摂取量と神経体液性因子や心不全の予後への影響を概説することにより，理想的な塩分摂取量について言及する．

A 心血管リスクと減塩

◆ 2011 年に JAMA 誌に紹介された論文を紹介する．ONTARGET 試験と TRANSCEND 試験の2つの試験に参加し，イベントと尿中ナトリウム排泄量との関係を後ろ向きに解析した報告である．ONTARGET 試験では，患者コホートは，心血管イベントの高リスク患者を対象に，アンジオテンシンⅡ受容体拮抗薬（ARB）であるテルミサルタンとアンジオテンシン転換酵素（ACE）阻害薬であるラミプリルの併用群，テルミサルタン単独投与群，ラミプリル単独投与群の3群に分け，心血管保護効果を比較検討した．TRANSCEND 試験では，ONTARGET 試験の予備段階でラミプリルに認容性のなかった患者を対象に，テルミサルタン投与群とプラセボ投与群で心血管保護効果を比較検討した．一般的にナトリウム排泄量と摂取量は等しいため，ナトリウム排泄量がナトリウム摂取量（×2.54 が塩分摂取食塩換算量）と考えられる．これらの試験では，尿中ナトリウム排泄量が 4～6 g/日（食塩換算約 10～15 g/日）で，最も心筋梗塞や心不全，脳卒中による入院のリスクが小さくなるという結果になった[1]．ただし，この研究では，すべての患者が降圧薬を服用していること，食塩を 10 g 摂取している患者に対し，その量から減塩させた場合予後がどうなるかなどはわからない．

◆ そこで，このグループは，10万人を超える患者を登録し，前向きに尿中ナトリウムの排泄量とその予後について観察研究を行った．推定される24時間平均ナトリウム排泄量は 4.93 g/日（食塩換算 12.5 g/日），カリウムは 2.12 g/日だった．24時間のナトリウム排泄量は，3.7年の観察期間中に，3.3%，すなわち3,317人に心血管疾患の発症，死亡が認められた．ナトリウム排泄量が 3～6 g/日（食塩換算 7.6～15.2 g）の患者が最も死亡および心血管疾患発症のリスクが低く，それより多くても少なくても，これらのリスクが増加することが確認された．一方でカリウムの排泄量に関しては，排泄量が少ないほどリスクは増加し，多いほどリスクは低下するが，排泄量が 2 g を超えると低下しつづけたリスクの曲線はなだらかになった．しかし，曲線に J カーブ現象は認められなかった．カリウム

の摂取は，体内で増え過ぎた塩分を水分とともに尿として排出することによる降圧効果と考えられる．

◆ これらの傾向は高血圧や基礎疾患のあるなしにかかわらず，同様に存在した．ただし，高血圧患者では，ナトリウム排泄量と予後との関連はより強いものとなり，ナトリウム排泄量が3g未満であっても，ナトリウム排泄量が増えるほどリスクの増加が認められた[2]．また，この研究のなかで，尿中ナトリウム排泄量が5g/日を超える場合には，1g/日増えるごとに，収縮期血圧が2.11mmHg，拡張期血圧が0.78mmHg増加し，3g/日以下では，ナトリウム摂取量と血圧に関係は認められなかった[3]．この研究も先行研究と同様に，塩分摂取過多の人に減塩をさせると予後が良好となることはいえないが，減塩の強化が心血管疾患や死亡のリスクを単調的に減少させないこと，リスクの低いとされる塩分摂取量が7.5～15g/日であり，推奨されていた減塩目標と比べ多いものであることは，注目に値する．

B 慢性心不全と塩分摂取量

◆ では，ここからは，慢性心不全と塩分摂取量について考えたい．心不全において，水分制限と塩分制限はセットで患者指導されることが多いが，そのエビデンスはほとんどない．国内外のガイドラインでも，その記述は一定していないうえに，末期心不全では減塩を厳しくすると食欲がさらに減退し，低ナトリウム血症や低栄養を助長する可能性がある．したがって，実臨床では末期に塩分制限を緩和することも行われる．

慢性心不全におけるナトリウム制限

◆ まず，各国の慢性心不全におけるナトリウム制限について示す．2010年の米国心不全学会のものは，すべての心不全患者に対して1日ナトリウム摂取量2～3g，さらに心不全が進むと2g未満の制限を推奨している[4]．わが国の2010年のガイドラインでは，軽症心不全では1日食塩量7g，重症では1日食塩量3gを推奨している．2012年の欧州心臓病学会 European Society of Cardiology（ESC）のものは，1日ナトリウム摂取量2g未満を推奨している[5]．2013年の米国心臓協会 American Heart Association および米国心臓病学会 American College of Cardiology（AHA/ACC）のものでは，ステージC，Dの心不全患者では1日ナトリウム摂取量3g以下を推奨している[6]．

◆ では，これらの基準の背景となった観察研究を紹介したい．男性67％，平均年齢62±12歳，NYHA（New York Heart Association）心機能分類Ⅲ～Ⅳ度の比率で，平均EFは34±14％（EF＜40％）の患者を対象としたものである．1日のナトリウム摂取量は，24時間尿中ナトリウム量で推定した．NYHAⅠ～Ⅱ度では，ナトリウム摂取量が3g以上の症例が3g未満の症例に比べ無イベント生存率が高かった．一方で，NYHAⅢ～Ⅳ度では，3g未満の症例のほうが3g以上の症例に比べ無イベント生存率が高かった[7]（図12-1）．心不全が重症となれば，ナトリウム制限を強める根拠として研究結果を読み取ることも可能ではあるが，一般に心不全患者はナトリウム制限を指導されるため，重症になればなるほど指導を守れる患者の予後がよい可能性も否定できない．

◆ ナトリウム制限の有用性を確認するためには，前向きランダム化試験が必要であることは理解できるであろう．ここで紹介する報告は，NYHAⅡ度では80mg超のループ利尿薬で

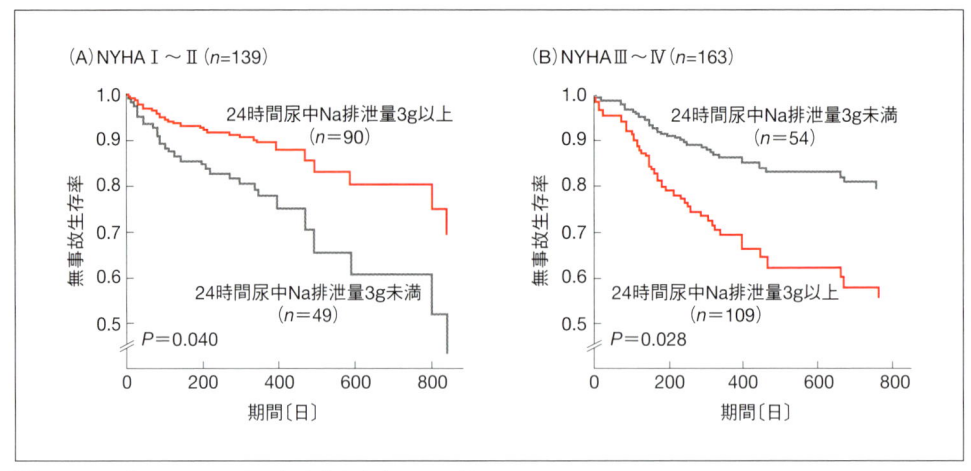

図12-1 尿中ナトリウム量と無事故生存率との関係
NYHA Ⅰ～Ⅱ度では尿中ナトリウム排泄量が3g以上のほうが，NYHA Ⅲ～Ⅳ度では3g以下のほうが無事故生存率が高い．

[Lennie TA, et al.: J Card Fail, 17: 325-330, 2011 を一部改変]

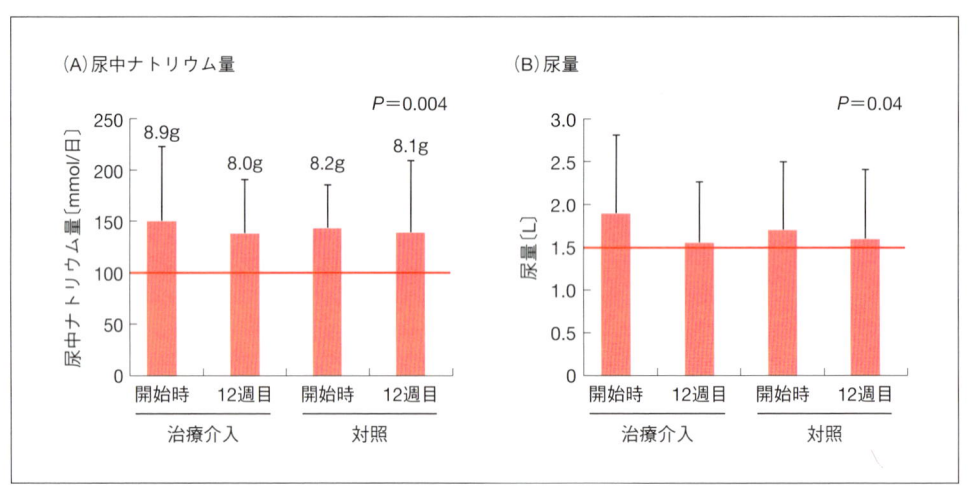

図12-2 介入前後での尿中ナトリウム量と尿量の関係
赤線のレベルが目標値であるが，介入により目的どおりに減塩できた可能性は低い．介入群で有意な尿量の減少を認めるため，臨床兆候の改善は水分制限の効果である可能性が高い．

[Philipson H, et al.: Eur J Heart Fail, 15: 1304-1310, 2013 を一部改変]

あるフロセミドが，NYHA Ⅲ～Ⅳ度では40mg超のフロセミドが処方されている心不全患者をランダムに，塩分制限を1日5g，水分制限を1日1.5Lとして，浮腫などの臨床兆候，NYHA心機能分類，QOLを調べた研究である．塩分，水分制限が浮腫症状のコントロールに有用であるとされているが，結果は，尿中ナトリウム排泄量は，制限群は食塩換算で8.9gから8.0gへ，コントロール群は8.2gから8.1gに変化し，尿量は制限群では有意に減少し，コントロール群では変化はなかった[8]（図12-2）．塩分制限の効果ではなく，水分制限が浮腫のコントロールに有用との結果と考えられる．

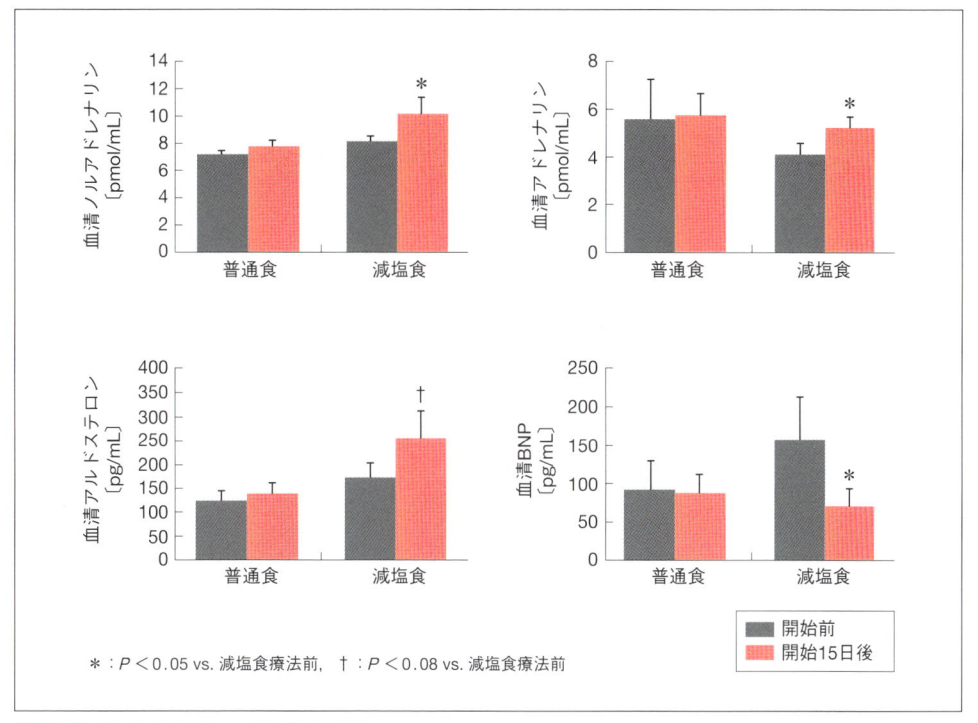

12. ナトリウム摂取量を減らせば減らすほど慢性心不全患者の増悪・予後はよくなるのか？

図12-3 9gから5.9gへの減塩の効果
減塩により，ノルアドレナリン濃度，アドレナリン濃度，アルドステロン濃度は上昇するが，BNP 値は低下した．
[Alvelos M, et al.: Eur J Heart Fail, 6: 593-599, 2004 を一部改変]

短期の減塩の効果

◆ 次に，塩分制限が守られていることを確認できる研究を紹介する．EF 40％以下の心不全患者24人を対象とし，そのうち12人は9g の食塩含有食から5.9g 食塩含有食に変更し，残りの12人は9g 食塩含有食を15日継続した．フロセミド服用量は，両群とも平均が80 mg/日であった．試験前と開始後15日に，血清ナトリウム値，クレアチニン値，BNP 値，アルドステロン値，ノルアドレナリン値，カテコラミン値の変化を比較検討した．9g から5.9g への減塩で，ノルアドレナリン値，アドレナリン値，アルドステロン値は有意に上昇したが，BNP 値は有意に低下した[9]（図12-3）．短期間の試験ではあるが，入院食程度の減塩は心不全コントロールに有用である可能性がある．

長期の減塩の効果

◆ 次に，長期の減塩の効果について報告した論文を紹介する．232人の代償性心不全患者（NYHA Ⅱ～Ⅳ度，EF＜35％，血清クレアチニン値＜2 mg/dL）を2群にランダムに分け，118人を正常ナトリウム食〔120 mmol（食塩換算7.0 g）/日〕＋経口フロセミド250～500 mg を2回/日で投与，114人を低ナトリウム食〔80 mmol（食塩換算4.7 g）/日〕＋経口フロセミド250～500 mg を2回/日で投与した．尿中ナトリウム排泄量から，それぞれの群で塩分摂取量が守られていることが確認されている．この試験の結果，塩分制限群で，正常塩分食群に比べレニン-アンジオテンシン-アルドステロン（RAA）系が賦活化され，BNP 値が高値となり，心不全再入院率が高いことが明らかになった．さらに，減塩食群では，低ナトリウム血症，尿量の減少，クレアチニン値の上昇が認められた[10]（図12-4, 12-5）．ただし，

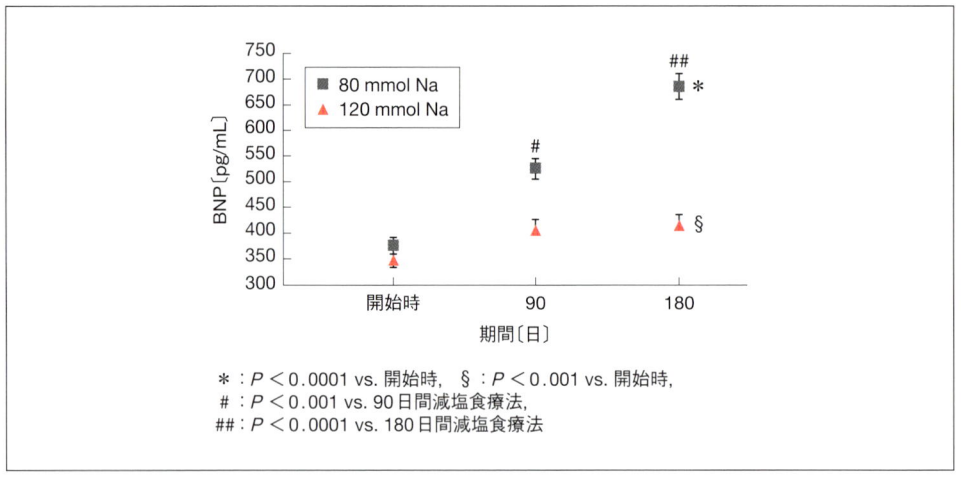

Ⅱ．慢性心不全における日常管理

図12-4 減塩と血漿BNP値の関係
過度の減塩により，BNP値の上昇を認める．

*：$P<0.0001$ vs. 開始時，§：$P<0.001$ vs. 開始時，
#：$P<0.001$ vs. 90日間減塩食療法，
##：$P<0.0001$ vs. 180日間減塩食療法

[Paterna S, et al.: Clin Sci, 114: 221-230, 2008を一部改変]

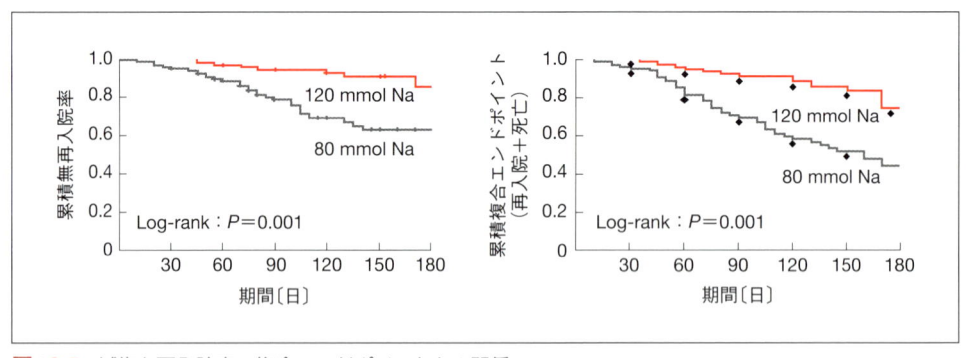

図12-5 減塩と再入院率，複合エンドポイントとの関係
減塩により，患者の無事故生存率が低下する．

[Paterna S, et al.: Clin Sci, 114: 221-230, 2008を一部改変]

本研究では，比較的高用量のフロセミドが処方されていることに注意が必要であるが，減塩を際限なく強化することは，心不全の転帰を悪化させる可能性を報告していることは注目に値する．

おわりに

◆ 慢性心不全の体液量の管理の観点から，今回紹介した報告より6～7g/日程度の減塩は有効であることには一貫性がある．減塩には，浮腫の軽減，尿量の低下効果がある．減塩を強化した場合には，極端に水分制限をしないと低ナトリウム血症が生じるため，そのことが予後と関連する可能性がある．

私のとっておきの極意

慢性心不全の増悪予防には，塩分制限が欠かせない．しかし，1日摂取食塩6g未満の塩分制限は，逆に慢性心不全を増悪させる可能性があるため，避けるべきであろう．また，摂取食塩量を厳格制限すると，尿量が減少するため，同時に厳格な水分制限も必要である．

(廣谷信一)

文 献

1) O'Donnell MJ, et al.: JAMA, 306: 2229-2238, 2011.
2) O'Donnell M, et al.: N Engl J Med, 371: 612-623, 2014.
3) Mente A, et al.: N Engl J Med, 371: 601-611, 2014.
4) Heart Failure Society of America, et al.: HFSA 2010 Comprehensive Heart Failure Practice Guideline. J Card Fail, 16: e1-194, 2010.
5) McMurray JJ, et al.: Eur Heart J, 33: 1787-1847, 2012.
6) Yancy CW, et al.: Circulation, 128: e240-327, 2013.
7) Lennie TA, et al.: J Card Fail, 17: 325-330, 2011.
8) Philipson H, et al.: Eur J Heart Fail, 15: 1304-1310, 2013.
9) Alvelos M, et al.: Eur J Heart Fail, 6: 593-599, 2004.
10) Paterna S, et al.: Clin Sci, 114: 221-230, 2008.

13 心臓リハビリテーションの開始にあたって注意すべき点は何か？

はじめに

◆ わが国は，世界で類をみないスピードで高齢化が進んでいる．現在，100万人規模と推測されている慢性心不全患者は，2035年には130万人にまで爆発的に増加すると予測されている[1]．慢性心不全は，時として急性増悪し，再入院を繰り返すという特徴をもち，その再入院率は，退院後1年間で20〜40％ともいわれている．慢性心不全の有病率の増加だけでなく，この再入院率の高さが，現在の医療体制を疲弊させる要因となっている．

A 心臓リハビリテーションの意義と効果

◆ 心臓リハビリテーション（心臓リハビリ）は，慢性心不全患者に対して，運動療法による運動耐容能改善のみならず，患者教育やカウンセリング，疾病管理にまで重点を置く．また，心臓リハビリは，慢性心不全の増悪や再入院を予防するために，多職種チームが介入する包括的なプログラムである．慢性心不全患者は，入院中（急性期）から退院後（回復期・維持期）の生活において，心臓リハビリを一生涯継続して行うものである．

◆ 心臓リハビリの効果（表13-1）[2]は，単なる運動耐容能改善のみならず，心臓への効果（心機能，冠循環，左室リモデリングの改善），末梢への効果（骨格筋・呼吸筋・血管内皮機能の改善），神経体液性因子への効果（自律神経・換気応答・炎症マーカーの改善）が認められる．そのほか，QOLや長期予後に関して，2009年の安定慢性心不全患者2,331人〔平均

表13-1 心不全に対する運動療法の効果

1. 運動耐容能：改善
2. 心臓への効果
a）左室機能：安静時左室駆出率不変または軽度改善，運動時心拍出量増加反応改善，左室拡張早期機能改善
b）冠循環：冠動脈内皮機能改善，運動時心筋灌流改善，冠側副血行路増加
c）左室リモデリング：悪化させない（むしろ抑制），BNP低下
3. 末梢効果
a）骨格筋：筋量増加，筋力増加，好気的代謝改善，抗酸化酵素発現増加
b）呼吸筋：機能改善
c）血管内皮：内皮依存性血管拡張反応改善，一酸化窒素合成酵素(eNOS)発現増加
4. 神経体液因子
a）自律神経機能：交感神経活性抑制，副交感神経活性増大，心拍変動改善
b）換気応答：改善，呼吸中枢CO_2感受性改善
c）炎症マーカー：炎症性サイトカイン(TNF-α)低下，CRP低下
5. QOL：健康関連QOL改善
6. 長期予後：心不全入院減少，無事故生存率改善，総死亡率低下（メタアナリシス）

出典：日本循環器学会ほか 編：心血管疾患におけるリハビリテーションに関するガイドライン（2012年改訂版）p.66.

年齢58歳，左室駆出率中央値25％，虚血性心筋症51％，至適薬物療法（ACE 阻害薬/ARB・β遮断薬）95％，植込み型除細動器（ICD/CRT-D）45％〕を対象にした，前向き無作為割付大規模臨床試験（HF-ACTION 試験）[3]において，予後に影響する背景因子を補正後，運動療法群では総死亡または総入院は11％減少（$P=0.03$），心血管死亡または心不全入院は15％減少（$P=0.03$）した．この結果から，慢性心不全患者に対する運動療法は，安全で，死亡や入院のリスクが低下することが示された（図13-1）．

◆ また，わが国の大規模観察研究[4]より，慢性心不全増悪による再入院の誘因をみると，感染症・不整脈・心筋虚血・高血圧などの医学的要因が重要であることに加えて，塩分・水分制限の不徹底，過労，治療薬服用の不徹底，精神的または身体的ストレスなどの，予防可能な患者側要因で再入院する患者も多い（図13-2）．そのため，治療に対するアドヒアラ

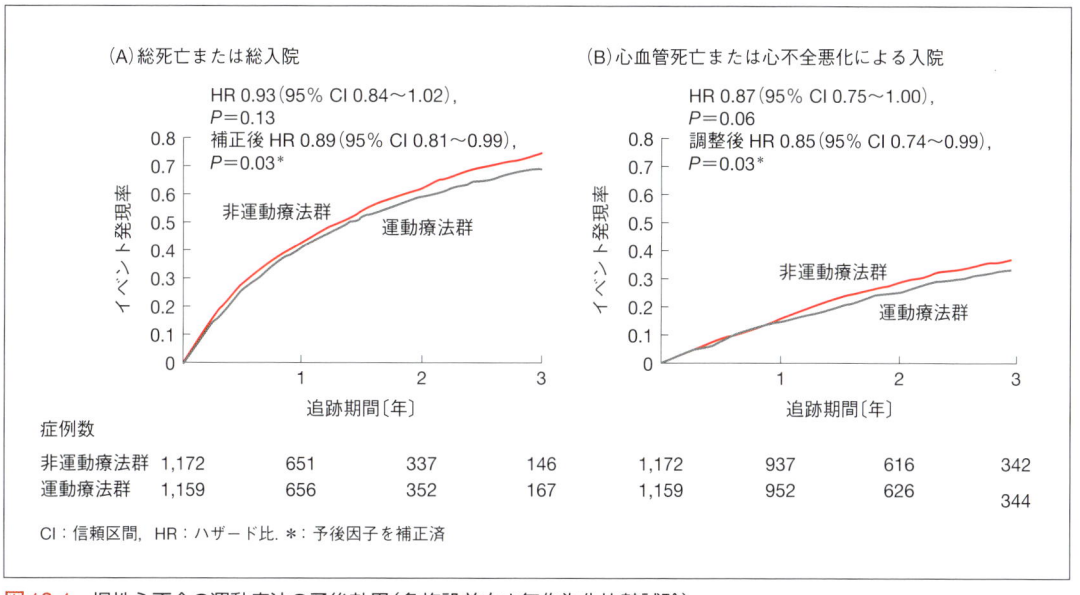

図13-1 慢性心不全の運動療法の予後効果（多施設前向き無作為化比較試験）

[O'Connor CM, et al.: JAMA, 301: 1439-1450, 2009 を一部改変]

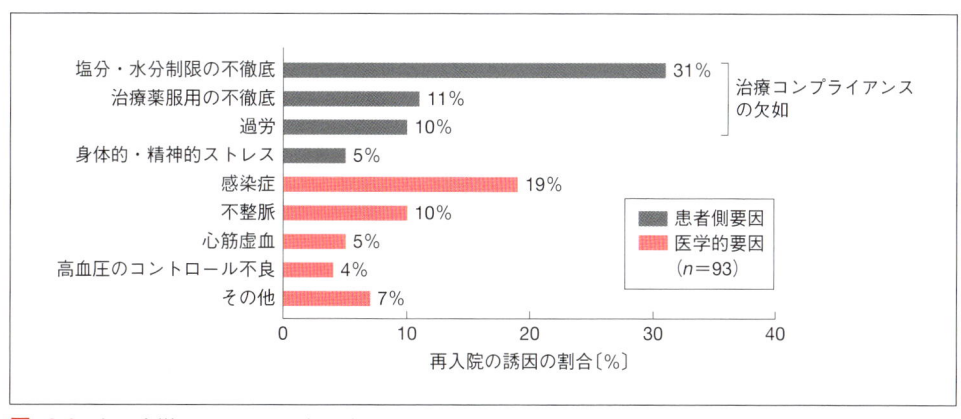

図13-2 心不全増悪による再入院の誘因

[Tsuchihashi M, et al.: Jpn Circ J, 64: 953-959, 2000 を一部改変]

◆ 以上のことから，心臓リハビリは，心不全治療の目標である，慢性心不全の増悪や再入院を予防し，死亡率を低下させることに適している．わが国のガイドライン[2,5]においても，心臓リハビリは推奨レベルのクラスⅠまたはⅡaとなっており，積極的に行うべき治療である．

B 高齢慢性心不全患者に対する注意

◆ ただ，臨床の現場では，今後，爆発的な増加が見込まれる，高齢慢性心不全患者の抱えている問題は，複数かつ多岐にわたり，なかなか理想どおりにはいかないことが多い．

🔍 フレイル

◆ なかでも，とくに今後問題と考えられているのが，フレイルである．日本老年医学会のステートメントによると，フレイルとは，「高齢期に生理的予備能が低下することで，ストレスに対する脆弱性が亢進し，生活機能障害，要介護状態，死亡などの転帰に陥りやすい状態で，筋力の低下により動作の俊敏性が失われて転倒しやすくなるような身体的問題のみならず，認知機能障害やうつなどの精神・心理的問題，独居や経済的困窮などの社会的問題を含む概念」である．

◆ つまり，高齢慢性心不全患者においては，単に心疾患の治療だけではなく，このフレイルを予防・改善するために，多種職チームの介入による心臓リハビリの重要性が高まっている．

🔍 COPD

◆ 高齢慢性心不全患者は，心不全以外の疾患を複数罹患していることにも目を向けなければならない．先ほどのわが国の研究[6]では，高血圧，糖尿病，慢性腎不全，貧血，心房細動などが指摘されているが，慢性閉塞性肺疾患（COPD）に関しての報告はまだ少ない．ここで，心臓リハビリを行っている筆者がCOPDを診るきっかけとなった症例を以下，提示する．

> **Case 1**
> 70代女性．患者は，機能性僧帽弁閉鎖不全により，起座呼吸をともなう急性心不全を発症し，一時入院加療をきたしたが，β遮断薬，ACE阻害薬，利尿薬などの至適薬物治療（optimal medical therapy）を行い，退院後も通常の外来診療に加え，外来心臓リハビリを継続していた．
>
> 外来診療や外来心臓リハビリ時に，この患者を診察した際，以前の主訴の起座呼吸は劇的に改善するも何ともいえない，ごくごく軽度の息切れ感が継続していたことがわかった．ただし，心臓リハビリによる運動負荷中のSpO_2低下など，他覚所見の異常も認めなかったため，患者本人は老化によるもの，「年のせいかな？」と考え我慢し，医師も経過を観察していた．

その後，運動処方を行うために，心肺運動負荷試験（CPX）と同時に，たまたま呼吸機能検査を行った．その結果，COPDを強く疑う所見を認めた．そこで，外来心臓リハビリの継続に加え，吸入薬を投与した．この患者からは，やがて何ともいえないごくごく軽度の息切れ感は消失した（図13-3）．

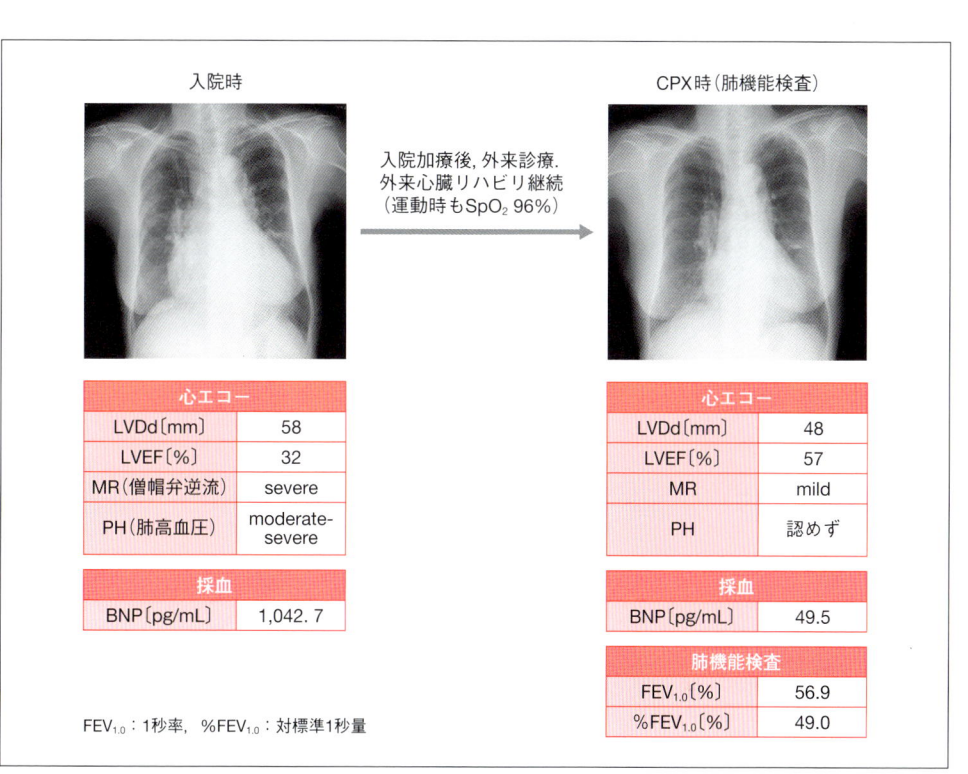

入院時

心エコー	
LVDd（mm）	58
LVEF（%）	32
MR（僧帽弁逆流）	severe
PH（肺高血圧）	moderate-severe

採血	
BNP（pg/mL）	1,042.7

入院加療後，外来診療．外来心臓リハビリ継続（運動時もSpO₂ 96%）

CPX時（肺機能検査）

心エコー	
LVDd（mm）	48
LVEF（%）	57
MR	mild
PH	認めず

採血	
BNP（pg/mL）	49.5

肺機能検査	
FEV$_{1.0}$（%）	56.9
%FEV$_{1.0}$（%）	49.0

FEV$_{1.0}$：1秒率，%FEV$_{1.0}$：対標準1秒量

図13-3　症例：70代女性

- この症例を教訓に，筆者らの施設において，外来心臓リハビリ患者の運動処方のため，CPX施行日に初回呼吸機能検査を施行した連続87症例について検討した．今回対象となったCOPDは，閉塞性換気障害をきたす肺疾患既往を除き，呼吸機能検査にて1秒率70%未満と定義した．ちなみに，現在，保険点数のうえでは，CPX施行日の呼吸機能検査施行による患者の金銭的負担はない．

- この87症例のうち，肺疾患既往歴のため5症例を除外した82症例で検討した．その結果，外来心臓リハビリ患者の全体の約20%に，心不全患者の約30%にCOPDを認めた．また，これらの病期は軽度から中等度の気流閉塞であり，今回COPDを認めた症例も，自覚症状（咳・痰，呼吸困難）を訴えていなかった（図13-4）．

COPDの早期診断の工夫と心臓リハビリ

- わが国では，現在，潜在的なCOPD患者が約500万人以上いること[7]，喫煙者の年代分布からタバコ関連疾患のピークがこれからやってくることより，とくに高齢慢性心不全患者にCOPDの合併も多いと考えられる．また，筆者らが目にする慢性心不全のCOPDの

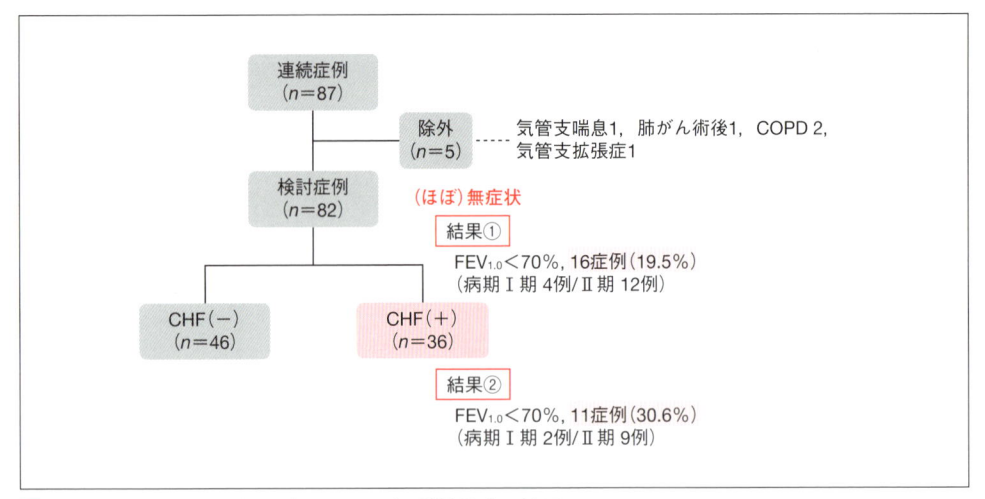

Ⅱ．慢性心不全における日常管理

```
連続症例
(n=87)
         ─── 除外 ────  気管支喘息1，肺がん術後1，COPD 2,
              (n=5)     気管支拡張症1
検討症例
(n=82)
              （ほぼ）無症状
              ┌─────────────┐
              │ 結果①        │
              └─────────────┘
              FEV₁.₀＜70％, 16症例（19.5％）
              （病期Ⅰ期 4例/Ⅱ期 12例）

CHF(−)      CHF(＋)
(n=46)      (n=36)
              ┌─────────────┐
              │ 結果②        │
              └─────────────┘
              FEV₁.₀＜70％, 11症例（30.6％）
              （病期Ⅰ期 2例/Ⅱ期 9例）
```

図13-4　外来心臓リハビリ患者における呼吸機能検査の結果
外来心臓リハビリ患者全体の約20％に，また心不全患者の約30％に COPD を認めた．

病期は，軽度から中等度の気流閉塞までが多く，見落とされやすいが，呼吸機能の低下するスピードの速い病期であり[8]，ここでの介入は重要な役割を果たすと考えられる．さらに，筆者らの行う心臓リハビリの運動療法は，COPD の運動療法の低負荷トレーニング（最大運動量の40〜60％）とほぼ同程度である[9]ことから，筆者らが目にする COPD を合併しても，通常の心臓リハビリの運動療法が安全かつ有効と考えられる．

おわりに

◆ 日常臨床において多忙ななか，COPD という専門外の疾患を診断し，治療・管理するきっかけをもち，また現在も継続して行えているのは，心臓リハビリという多職種チームスタッフとの協働があるためである．慢性心不全患者の抱えている問題は，複数かつ多岐にわたっているが，心臓リハビリを通じて，心不全患者の well total management（最適な全身管理）につながると考えられる．

私のとっておきの極意

- 慢性心不全患者の抱えている問題は，複数かつ多岐にわたっている．とくに，フレイルを予防・改善するために，多種職チームの介入による心臓リハビリが重要である．
- 慢性心不全患者は，心不全以外の疾患を複数罹患している．運動処方のための心肺運動負荷試験（CPX）施行時に，呼吸機能検査を追加することにより，軽度から中等度のほぼ無症状の慢性閉塞性肺疾患（COPD）を診断し，早期介入することができる．

（谷口良司）

文 献

1) Okura Y, et al.: Circ J, 72: 489-491, 2008.
2) 日本循環器学会ほか 編: 心血管疾患におけるリハビリテーションに関するガイドライン（2012年改訂版）, 2015. http://www.j-circ.or.jp/guideline/pdf/JCS2012_nohara_h.pdf（2016年2月現在）
3) O'Connor CM, et al.: JAMA, 301: 1439-1450, 2009.
4) Tsuchihashi M, et al.: Am Heart J, 142: E7, 2001.
5) 日本循環器学会ほか 編: 慢性心不全治療ガイドライン（2010年改訂版）, 2013. http://www.j-circ.or.jp/guideline/pdf/JCS2010_matsuzaki_h.pdf（2016年2月現在）
6) Tsutsui H, et al.: Circ J, 70: 1617-1623, 2006.
7) Fukuchi Y, et al.: Respirology, 9: 458-465, 2004.
8) Tantucci C and Modina D: Int J Chron Obstruct Pulmon, 7: 95-99, 2012.
9) Ries AL, et al.: Chest, 131: 4S-42S, 2007.

14 チーム医療の工夫，患者・家族への教育とは？

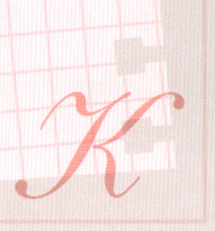

はじめに

◆ 心不全の疾病管理では，チーム医療による包括的アプローチが不可欠である．本章では，まずガイドライン遵守に向けたチーム医療について概説する．その後，チーム医療で実践される患者・家族に対する教育支援について説明する．心不全は，服薬の自己中断や塩分の過剰摂取など患者のセルフケア不足によっても増悪するため，治療に加え教育支援もきわめて重要である．

A ガイドライン遵守に向けたチーム医療とは？

慢性心不全にはチーム医療が必須

◆ 慢性心不全の増悪は，基礎疾患，たとえば慢性腎臓病（CKD）や貧血などの併存疾患の増悪だけでなく，塩分・水分の管理不足や服薬の自己中断，感冒，過労やストレスなど，患者の日々のセルフケア不足によっても引き起こされる．さらに，抑うつや不安などの心理的問題，1人暮らしや社会的支援が得られないなどの社会的問題が心不全増悪による入院のリスク因子となることがわかっている．

◆ したがって，心不全の増悪を予防するためには，患者の身体面・心理面・社会面を包括的にアセスメントし，そのアセスメントに基づいた包括的アプローチが必要である．この包括的アプローチに基づく治療・ケアの実践において，チーム医療が重要な役割を果たす．

◆ 実際に，心不全疾病管理に関するメタ解析では，多職種チームによる疾病管理プログラムが心不全増悪による再入院の抑制および生命予後の改善に有効であることが示され，チーム医療の重要性が裏づけられている[1]．

◆ わが国で実施された筆者らの研究では，医師・看護師・薬剤師・栄養士で構成された多職種チームによるセルフケア教育支援によって，心不全患者の知識が向上し，再入院が予防できる可能性が示唆されている[2]．

チーム医療の質の向上を目指して

◆ 近年，医療専門職の種類や資格が増え，専門分野についてより深い知識や技術を有する人材が増えている．心不全チーム医療のメンバーには，循環器内科医，プライマリケア医，看護師，専門看護師，慢性心不全看護の認定看護師，薬剤師，栄養士，理学療法士，心臓リハビリテーション指導士，訪問看護師，ソーシャルワーカー，精神科医，リエゾン看護師などが含まれる．

14. チーム医療の工夫，患者・家族への教育とは？

慢性心不全のチーム医療の要点

- ◆ 包括的アプローチ
- ◆ 薬物治療の適正化
- ◆ 医療専門職との密接な連絡
- ◆ 心不全症状・徴候の早期発見
- ◆ 教育および支援（患者や家族あるいは介護者に対して）
- ◆ 退院後の十分かつ頻回のフォローアップ（外来・在宅・電話）
- ◆ ケアの連携・統合
- ◆ 運動療法

Tiny Jaarsma & Simon Stewart

図14-1　慢性心不全のチーム医療
慢性心不全では症状の増悪により入退院を繰り返す患者が多いため，退院後の疾病管理は非常に重要な位置づけにある．疾病管理の要点としては，包括的なアプローチ，患者や家族あるいは介護者に対する教育および支援，薬物治療の適正化，退院後の十分かつ頻回のフォローアップ，医療専門職との密接な連絡，ケアの連携と統合，心不全症状・徴候の早期発見，運動療法の支援などがあげられる．

- ◆ チームメンバーの力を最大限に引き出すためには，異なる職種がお互いの視点で患者をとらえ，ディスカッションする機会をもつことが最も重要ではないだろうか．近年，多職種カンファレンスを実施する施設が増えているが，このような横のつながりが包括的アセスメントを可能にし，治療・ケアに難渋する患者に対する介入の糸口の発見に結びつくと期待される．

チーム医療の要点とは？

- ◆ 慢性心不全チーム医療の要点として，包括的アプローチ，薬物治療の適正化，患者・家族に対する教育・支援，心不全症状・徴候の早期発見，運動療法，退院後の十分かつ頻回フォローアップがあげられる[3]（図14-1）．

- ◆ とくに，薬物治療の適正化は，患者の生命予後改善のために不可欠である．ACE阻害薬やβ遮断薬などの心不全治療薬が適切な患者に最適な用量で処方されるように，入院中だけでなく外来での管理も重要である[4]．

- ◆ また，退院後に患者が直面する日常生活上の困難や問題への対処，適切なセルフケア行動の維持という点からも，退院後のフォローアップ支援は重要である[2]．近年，退院後のケア提供方法は，外来のみならず在宅や地域ネットワークを活用したケア，遠隔モニタリングを用いたケアなど多様化している．心不全患者・家族に対する質の高いケアの提供を目指して，わが国でも今後さらなる検討が必要である．

B　心不全患者・家族に対する教育支援

セルフケア教育の重要性

- ◆ メタ解析では，セルフケア教育に焦点をあてた疾病管理プログラムが心不全増悪による入院を有意に低下させることが示されている[1]．さらに心不全患者のセルフケアが良好な群と不良な群で臨床転帰を比較すると，セルフケアが不良な群で有意に心不全入院・心臓死の発生率が高いことがわかっている[5]．これらは，心不全患者・家族に対するセルフケア教育支援の重要性を裏づけている．

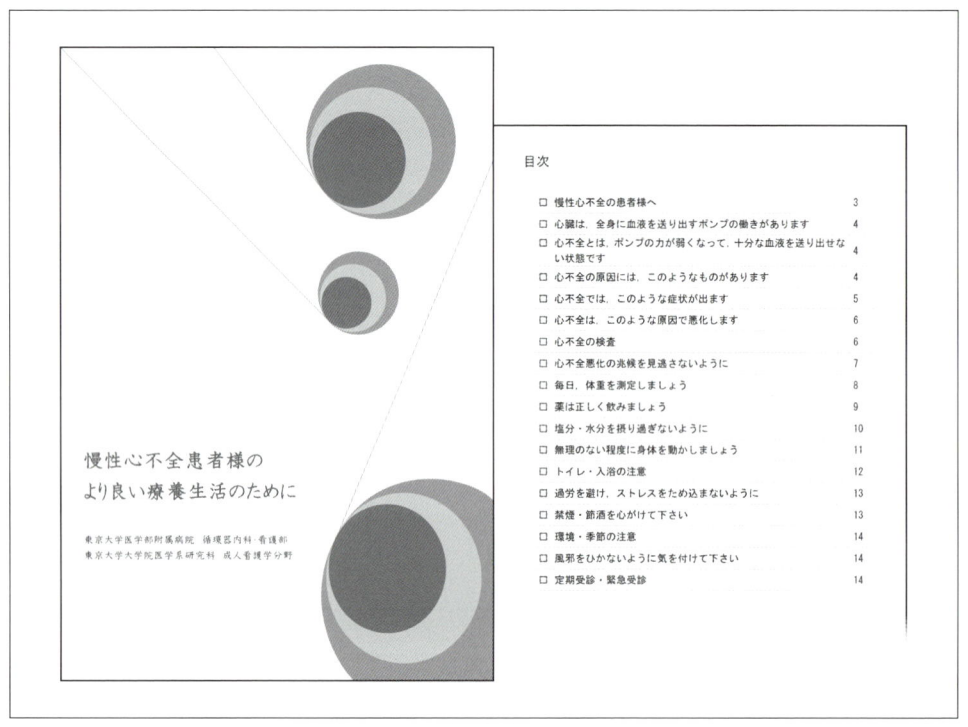

Ⅱ．慢性心不全における日常管理

図14-2 慢性心不全患者に対する教育パンフレットとその目次

🔍 教育支援のポイント

◆ 急性期を脱した慢性心不全患者のなかには，心不全が治ったと思い込んでいる場合がある．塩分の過剰摂取や服薬の自己中断など不十分なセルフケア行動によって心不全が増悪する可能性があること[5]，心不全は増悪を繰り返すごとに心機能が悪化すること[6]，長期予後やQOLの維持・改善のためには，患者自身による毎日のセルフケアが必要であることを十分に説明する．

◆ 教育支援では，具体的かつ実践的な指導が大切であり，適切な教材を活用するよう各種のガイドラインなどで推奨されている．図14-2は東京大学医学部附属病院で使用されている教育パンフレットの目次である[7]．また，ヘルスビリーフモデルや自己効力感などの健康行動理論を参考にすることで，その質の向上が期待できる．

🔍 教育支援の内容

◆ 心不全患者に対する教育支援内容については，心不全に関する基礎知識，症状モニタリングと増悪時の対処法，薬物治療，塩分や水分管理などの食事療法などがあげられる[8]．以下に具体的な支援内容について説明する．

［心不全に関する基礎知識］

◆ 適切な療養行動の実践のためには，患者や家族が心不全に対する基礎知識を有することが望まれる．

[症状モニタリングと増悪時の対処法]
- 心不全に関する一般的な症状には，労作時息切れ，下腿浮腫，体重増加，夜間の尿量増加，倦怠感，食欲低下などがある．心不全の症状モニタリングや増悪時の対処行動が不十分な場合，医療機関への受診が遅れる可能性があるため，十分な指導が必要である．

- 患者によっては，労作時の呼吸困難や咳嗽，食欲低下などを，加齢や感冒症状，疲労によるものなどと認識している場合がある．いつごろからどのような症状が出現していたかを患者とともに振り返り，患者の体験と心不全の知識を結びつけていくことが大切である．

- 毎日の体重測定（毎朝，排尿後）はすべての心不全患者で推奨されている．患者が体重測定の必要性を理解し，毎日体重を測定し，記録する習慣をつけられるよう支援する．心不全の増悪が疑われた場合は，塩分摂取や身体活動を制限するとともに，すみやかに医療機関を受診するように指導する．

[薬物治療]
- 薬剤師や看護師と連携しながら薬剤名や投与量，投与回数，副作用の知識を提供するとともに，投薬量や服薬アドヒアランスのチェック，副作用のモニタリングを行う．服薬アドヒアランスの向上をサポートするため，薬剤の一包化や種類・投与回数の減量などにも取り組む．

- 患者自身による服薬管理が難しい場合は，家族の協力を得ることも必要である．確実な服薬は治療成功の鍵である．独居や高齢患者の場合は，訪問看護師やヘルパーなど地域のサポートを活用し，患者の服薬を支える．

[食事療法]
- 心不全患者の食事療法では，塩分管理が最も重要である．軽症の心不全では，1日7g以下程度の塩分制限が推奨されている．しかし，厳しい塩分制限は，食欲を低下させ，とくに高齢者の場合は栄養不良を招く可能性があるため注意が必要である．栄養士との連携も効果的である[2]．塩分を減らす食事のコツとして，塩分は食事の全品目に均等に減量するよりも1品にまとめて使用する方が満足感を得られやすい．また，薬味や柑橘類，香辛料の利用も有効である．パンやうどんなどの加工食品のなかには，加工過程において保存などの目的で食塩を加えているものもある．それらの食材を使用する際には，調味料を加減する必要がある．

- 心不全における過剰な飲水は前負荷の増加を招く可能性があるため，患者の病状に応じた適切な助言が必要となる．アルコール性心筋症では禁酒が必須である．それ以外の場合でも，酒のつまみには塩辛いものが多く，塩分の過剰摂取につながる可能性がある．禁煙は必須であり，受動喫煙も避ける必要がある．

- 食事は，人生の楽しみのひとつであることも多く，食事の管理が患者の負担になりすぎないように注意をはらいながら，栄養のバランスのとれた食生活を支援する．

[運動療法]
◆ 心不全になると運動をしてはいけないと思っている患者は多い．患者の運動・身体活動に対する認識を確認し，適切な情報を提供する．また，日常生活の中で身体を動かす習慣をつけられるように支援するとともに，無理をせず十分な休息をとるように支援を行う．

[社会的活動・仕事]
◆ 退院後の仕事や家事について心配している患者は多い．心不全を患うことによって，家族関係や家庭生活，職業にどのような影響が生じているかの情報を得て支援するとともに，運動能力に応じた社会的活動や仕事を続けられるように支援する．

[旅行]
◆ すべての心不全患者において，旅行時の食事内容や食事時間の変化，気候の変化，運動量の変化などが水分バランスに悪影響を及ぼし，心不全が増悪する可能性があることを十分に説明する．

[排泄と入浴]
◆ 心不全患者は水分を控えることで便秘になりやすいため，食物繊維を多く含む食事の摂取や緩下薬の服用などにより便秘を予防する．

◆ 入浴は慢性心不全患者において禁忌ではない．適切な入浴は心負荷を軽減させ，臨床症状の改善をもたらす．40〜41℃程度のぬるま湯による鎖骨下までの深さの半座位浴で，時間は10分以内を心がけるよう指導する．

[性生活・セクシャルカウンセリング]
◆ 心不全の増悪や心筋梗塞後，植込み型除細動器を装着しての退院後「性生活を再開してもよいのか，何に気をつけるべきか」など，性生活に対して不安や疑問を有している患者は多くいる可能性がある．性生活は患者のQOLに影響を及ぼす因子であり，患者・パートナーに対するセクシャルカウンセリングは重要である[9]．患者が不安なく，安全に性生活をおくれるように支援する．

[感染予防・予防接種]
◆ 風邪の季節には，とくに注意し，普段から予防のためにうがいなどの口腔ケア，手洗い，室内の温度・湿度の調節，換気などの環境調節を習慣化させるよう支援していく．すべての心不全患者，とくに重症患者では，病因によらずインフルエンザに対するワクチンを受けることが「慢性心不全治療ガイドライン（2010年版）」により推奨されている[8]．

[心理的健康]
◆ 抑うつ症状を有する心不全患者は多く，心不全における抑うつは心不全増悪のリスク因子である[10]．身体症状のみならず，精神症状についても患者や家族が気軽に医療者に相談できるようにしておくことが大切である．

おわりに

♦ 心不全患者の長期予後の改善および QOL 向上のためには，疾患の治療のみならず，患者自身による日々のセルフケア実践，心理的支援，社会的サポートが不可欠であり，入院中から退院，外来，地域，在宅へと切れ目のない治療・ケアが求められている．本章を各施設のチーム医療の実践に少しでも役立てていただければ幸いである．

私のとっておきの極意

- メンバーが大勢でなくても包括的治療・ケアが提供されていれば立派なチームである．一方でメンバーが多くても議論が少なく，十分に連携ができていない場合は，改善に向けた取り組みが必要と考える．
- 提供した治療・ケアをチームで振り返り，検討する機会をもつことは，チーム医療の質の向上にもつながると考える．
- 他施設とのつながりも重要である．豊かなネットワークは，心不全患者・家族のみならず医療従事者の QOL 向上に寄与することが期待される．

(加藤尚子)

文献

1) McAlister FA, et al.: J Am Coll Cardiol, 44: 810-819, 2004.
2) Kato NP, et al.: How effective is an in-hospital heart failure self-care program in a Japanese setting? Lessons from a randomized controlled pilot study. Patient Prefer Adherence, 10: 171-181, 2016.
3) Jaarsma T and Stewart S: Nurse-led management programmes in heart failure. Caring for the heart failure patient: a textbook for the heatlhcare professional, Stewart S, et al. eds., p. 161-180, CRC Press, 2004.
4) Kato N, et al.: Circ J, 77: 1001-1008, 2013.
5) Kato N, et al.: Int Heart J, 54: 382-389, 2013.
6) Gheorghiade M, et al.: Am J Cardiol, 96: 11G-17G, 2005.
7) Kato N, et al.: Nurs Health Sci, 14: 156-164, 2012.
8) 日本循環器学会学術委員会合同研究班 編：慢性心不全治療ガイドライン(2010年改訂版). http://www.j-circ.or.jp/guideline/pdf/JCS2010_matsuzaki_h.pdf (2016年2月現在)
9) Steinke EE, et al.: Circulation, 128: 2075-2096, 2013.
10) Kato N, et al.: J Card Fail, 15: 912-919, 2009.

Ⅲ
急性心不全

15 息切れ・呼吸困難だけで大丈夫？

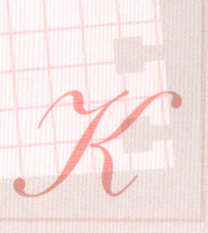

はじめに

◆ 心不全は症候群名であるが，その病態はうっ血と低心拍出の2つに集約される．そして，代償された状態の心不全，つまり症状のない心不全もしくは症状の安定した心不全の急性増悪は急性心不全と考えられる．急性増悪のイベントの傷を浅くすませ，今後の心不全イベントの発症の予防と自然経過を緩徐にすることが大切である．

◆ 心不全の診断基準としては，40年前のFramingham研究で提唱されたうっ血性心不全の診断基準が有名である(表15-1)．これは，症状だけでなく身体所見を組み合わせて「うっ血性心不全」の診断を行う基準であるが，「症状と身体所見の組み合わせが不可欠である」

表15-1 うっ血性心不全の診断基準(Framingham criteria)

大症状2つか，大症状1つおよび小症状2つ以上を心不全と診断する

【大症状】
・発作性夜間呼吸困難または起座呼吸
・頸静脈怒張
・肺ラ音
・心拡大
・急性肺水腫
・拡張早期性ギャロップ(Ⅲ音)
・静脈圧上昇(16 cmH₂O以上)
・循環時間延長(25秒以上)
・肝頸静脈逆流

【小症状】
・下腿浮腫
・夜間咳嗽
・労作性呼吸困難
・肝腫大
・胸水貯留
・肺活量減少(最大量の1/3以下)
・頻脈(120/分以上)

【大症状あるいは小症状】
・5日間の治療に反応して4.5 kg以上の体重減少があった場合，それが心不全治療による効果ならば大症状1つ，それ以外の治療ならば小症状1つとみなす

出典：日本循環器学会：急性心不全治療ガイドライン(2011年改訂版)，p.11, 2013.

表15-2 心不全症状と身体所見の感度と特異度

症状・身体所見	メタ解析 感度[%]	特異度[%]	高齢者(平均82歳) 感度[%]	特異度[%]
発作時夜間呼吸困難	41	84	37	75
労作時呼吸困難	84	34	93	8
下腿浮腫	50	78	68	65
全身倦怠感	31	70	84	13
Ⅲ音	13	99	10	97
頸静脈怒張	39	92	16	94

出典：Wang CS, et al.: JAMA, 294: 1944-1956, 2005; Oudejans I, et al.: Eur J Heart Fail, 13: 518-527, 2011; Devroey D, et al.: Vasc Health Risk Manag, 7: 591-596, 2011; 上田剛士: 高齢者診療で身体診察を強力な武器にするためのエビデンス, p.66, シーニュ, 2014.

ことを示している．このなかで，大基準に入るのは典型的な症状や特異的な徴候，小基準はやや典型的でない症状や特異的でない徴候と考えられる．メタ解析の結果は表15-2のようになっており，高齢者のみの解析も同様である[1,2]．さて，最も頻度が高いのは，呼吸困難と浮腫であり，もっとも緊急を要するものが起座呼吸である．

A 起座呼吸 ── Time is muscle in acute heart failure ──

早く対処を

- 起座呼吸もしくは発作性夜間呼吸困難は，「寝ていられない，座らないといけない」呼吸困難である．救急室でストレッチャーにギャッジアップされた状態で息苦しそうに「ゼーゼー」しているイメージである．このような状態は，主要臓器への血流を維持するために末梢血管を収縮させるという代償機構が過剰に起こった結果，血流が身体の中心部位にシフトする（volume central shift/central redistribution）ために起こった急性肺水腫，すなわち，"肺のうっ血"である．血圧に応じて血管拡張薬による降圧，および非侵襲的陽圧換気法 non-invasive positive pressure ventilation（NIPPV）による機械的喚起サポートが有効である．病態ではクリニカルシナリオ1（CS1）に相当する[3]（表15-3）．

表15-3　クリニカルシナリオ（CS）

CS1	収縮期血圧＞140 mmHg．主病態はびまん性肺水腫
CS2	収縮期血圧100〜140 mmHg．主病態は全身性浮腫
CS3	収縮期血圧＜100 mmHg．主病態は低灌流．心原性ショックを認める場合あり
CS4	急性冠症候群による心不全
CS5	右心不全

- 急性心筋梗塞では一刻も早く治療することが重要で，"Time is muscle"といわれている．急性心不全，とくに入院を要する場合も同様である．急性期の治療が予後に影響を与えることが提唱され，"Time is muscle in acute heart failure"として欧州心臓病学会からプレスリリースされている[4]．

鑑別と機序

- さて，患者に座位をとらせると，右心系への静脈還流が減少し，これによる肺血流の低下から楽になっていく．足をベッドサイドに垂らさせると，さらに効果的である．ただし，起座呼吸は左心不全に特異的なものではなく，気管支喘息や肺炎，気管支炎などでもみられる．これは，気道分泌物の喀出が臥位では困難となることが原因である．この発作性夜間呼吸困難の感度は41％で，特異度は84％といわれている（表15-2）．

- 起座呼吸と喘鳴がセットになっている状態に，起座呼吸の一亜型「心臓喘息」があり，気管支喘息の発作や慢性閉塞性肺疾患（COPD）の急性増悪と鑑別に苦慮することがある．突然，夜中に息苦しくて目覚める．そして座って20〜30分すると収まってくる．ひどい場合にはチアノーゼをきたし，冷や汗をかきながら救急外来にやってくる．心臓喘息は急性の「肺うっ血」なので，末梢の浮腫や体重増加をかならずしも伴うわけではない．

- 喘鳴が起こる機序は，末梢気道粘膜の浮腫や気道過敏性亢進による気道収縮が原因であり，

病歴（心疾患や喘息の既往），Ⅲ音や頸静脈怒張，胸部レントゲンでの心陰影や肺静脈の拡大，butterfly shadow，Kerley line や peribronchial cuffing などを参考にしながら鑑別する．喀痰排出が多い，発熱などの症状が気管支喘息や COPD の急性増悪でみられるが，実際はかならずしも鑑別が容易ではないことがある．感度は低いもののⅢ音を聴取すると心不全の可能性が高くなるので，心尖部にベル型聴診器をおいてⅢ音を聞き逃さないようにする．また，BNP 値，NT-proBNP 値やエコー所見も参考にする．

B 呼吸困難感　症状の強さと変化が大切

🔍 NYHA 分類は有名

- 心不全の呼吸困難については，NYHA（New York Heart Association）心機能分類が従来よく用いられてきた．健常人と同じ症状の NYHA Ⅰ度から，安静での症状発現である NYHA Ⅳ度に分類され，予後と相関する．しかしこれは，「状態」の分類であり，程度がよくなったり（例：NYHA Ⅳ→Ⅲ），悪くなったり（例：NYHA Ⅰ→Ⅲ）する．

- 労作時呼吸困難は，早期に出現するため感度が高く，進行すると就寝後数時間経って苦しくなる発作性夜間呼吸困難，最後に起座呼吸と悪化する．階段や坂道を上っても大丈夫であれば，非代償性の心不全の可能性は低くなる．呼吸困難は，需要と供給のミスマッチなので，貧血や肺疾患，神経筋疾患でも労作時に悪化する．労作時に呼吸困難がなく，安静時のみに呼吸困難があれば，その時点で心不全は否定的である．

- 診察上は，座位で両側肺底部を超えた crackle を聴取する．とくに 1 呼吸 2 回以上の crackle を聴取すると異常を疑う[5]．高齢者でもシャツの上からしっかり圧をかけて聴取すると聴こえ方に差はないとされているが[6]，上で述べたⅢ音は見逃すことになり，このやり方はおすすめではない．筆者の経験則であるが，右肺のほうが下に拡がっており，右肺底部にまず coarse crackle がないか聴くことを心がけている．高齢者でも呼吸困難が心不全の主症状であるが，急性心筋梗塞の症状が非典型的であるように，ほかに全身脱力などが前面に出る場合がある[7]．

🔍 症状の改善は患者の満足につながる

- 呼吸困難感の推移が近年，重要視されてきている．患者にとっては，息が苦しいことは日常生活動作（ADL）の低下，ひいては入院につながる要因であるし，呼吸困難がよくなることは，非常にうれしいことである．そして，薬剤の主要評価項目として多くの臨床試験でも取り入れられている．たとえば，Likert スケールを用いて数値化し，薬剤の効果をみる（表15-4）．背景として，急性心不全の試験に完全な評価項目がないことがあげられる．短

表15-4 Likertスケール

治療開始直前の呼吸困難の程度と比べて現在の呼吸は？			
1	著明に改善	5	軽度悪化
2	中等度改善	6	中等度悪化
3	軽度改善	7	著明に悪化
4	不変		

出典：Mebazaa A, et al.: Eur Heart J, 31：832-841, 2010．

期的な項目(自覚症状や血行動態の改善),中期的な項目(院内死亡や入院日数の減少),長期的な項目(生存率改善)などがあり,どこを最大のターゲットにした薬剤かによって評価項目が異なる.レニン-アンジオテンシン(RA)系阻害薬やβ遮断薬が用いられる現在の標準治療では,新しい薬物治療による生命予後改善を示すためには,多数の症例と長期の観察を必要とするとされている[8].どのような背景にしろ,呼吸困難の悪化は治療すべきターゲットであり,ループ利尿薬をはじめとする利尿薬を用いて,すみやかに,確実に,軽減をはかることが重要である.

◆呼吸困難感は,患者の自己管理にも重要である.自己管理には,心不全の状態を良好に保つセルフケア・メンテナンスと,悪化を認識・判断し対処行動をとるセルフケア・マネジメントが大切といわれている[9].両者とも重要だが,慢性期の急性増悪を早く察知し傷を軽くすませるには,呼吸困難の出現(悪化)とともに起こりうる咳,浮腫(むくみ),体重増加,起座呼吸を「心不全悪化」と認識・判断し,「連絡」や「利尿薬頓服」などの行動に移すようにセットで指導することが必要である.また,高血圧手帳や糖尿病手帳のように心不全手帳がつくられている.そこには症状の有無やあとで述べる体重を記載する欄が設けてあり,自己管理や外来での管理に利用しやすくなっている.

C 浮腫と体重増加

🔍 うっ血の評価

◆浮腫や体重増加は,体うっ血を主体とする右心負荷所見と理解される.急激な右心系の負荷は,肝胆道系酵素の上昇をともない,うっ血肝をきたすこともあり,さらに食欲低下,腹部膨満感,肝腫大を伴う場合がある.もちろん,左心系のうっ血に続発するので,すでに述べた呼吸困難の症状をともなう.さらに頸静脈の怒張もみられることがある.

◆急性心不全において重要なのは,どれぐらいのうっ血をどこまで引くかである.ここでも症状と症候を組み合わせて評価する.血管内か間質か,または細胞内の水分か,意識しながら症状や身体所見を観察する.体重の60%が水分で,そのうち細胞内液が40%,細胞間質が15%,血管内が5%といわれている.下腿浮腫は間質の水分を表している.心不全のフォローアップには適しているが,心不全の診断特性は高くない.

◆血管内のvolumeの評価は,内頸静脈を観察する.頸静脈怒張は,45度の半座位で内頸静脈波が胸骨柄の4.5 cm上に達するかどうかで判断するが,簡単に診断するには座位で胸鎖乳突筋の上縁を超えて常に張っているかどうかを診る.すなわち,血管内のvolumeをみていることになり,呼吸性変動があるかないかは,心エコーで下大静脈の呼吸性変動をみているのと同じ意味合いである.これは,急性期,慢性期ともに重要な指標となる.さらに,ひどい口渇や口腔内の乾燥は,細胞内水分の不足を示唆し,過度な脱水がないか他の指標をチェックする.これらは,入院・外来診療ともに有用である.

🔍 「見える化した指標」体重

◆体重は,大まかにいうと水分量を「見える化」した指標と考えられる.したがって,体重増加は重要である.心不全が悪化する場合,30日前から体重が増加し始め,入院1週間前より増加が顕著になる[10].数日間で2 kg以上の体重増加は,セルフケア・マネジメントで

Ⅲ．急性心不全

は病院の受診や利尿薬頓服のサインとなるであろう．血圧・脈拍とともに，普段から患者に記録するように指導する．これは，いったん入院した急性心不全患者のマネジメントにも重要である．なぜなら，血管内・血管外を含めた身体の水分の指標になるからである．尿量・酸素必要量もともに必ず毎日チェックする．数年越しに徐々に体重が増える場合もあり，ほかの指標と合わせて水分の貯留か(悪い体重増加)，状態がよくなったことによる栄養状態の改善か(よい体重増加)を判断する．

◆ 一方で，食欲低下・体重減少は臓器非特異的な所見だが，とくに高齢者において臨床的意義をもつ器質的疾患の可能性を高くする所見として重要である．心不全も例外ではなく，予後の悪い心不全患者では体重減少と低栄養がみられる[11]．これは，腸管のうっ血や炎症性サイトカインの関与などが原因とされるが，6カ月以内に6％以上の体重減少がみられた場合，悪液質(カヘキシー cachexia)を疑う．

D 低心拍出の症状　生命にかかわる状態

さまざまな臓器の機能不全

◆ 急性心不全時の低心拍出の症状は，血圧低下と交感神経の活性化による末梢循環の切り捨て，つまり，冷感，チアノーゼ，じっとりと湿潤な皮膚症状などが，その所見として現れる．

症状：意識障害，不穏，記銘力低下，身の置きどころのない様相
所見：四肢の冷感，冷や汗，チアノーゼ，低血圧，乏尿

ポケットに手を突っ込んで話を聞くだけ，院内電話で対応するだけ，レントゲン写真やPCのモニターを見つめるだけの評価では不十分で，急性心不全の患者にも touch する(触れる)診療が非常に大切になる[12,13]．

時間との戦いに勝つために

◆ うっ血の所見に，低灌流の所見を加えて，ちょうど Forrester 分類のように並べたものが Nohria-Stevenson 分類で，簡単にリスク評価および治療薬がイメージできるようになって

	うっ血所見(−)	うっ血所見(+)
低灌流所見(−)	dry & warm	wet & warm
低灌流所見(+)	dry & cold	wet & cold

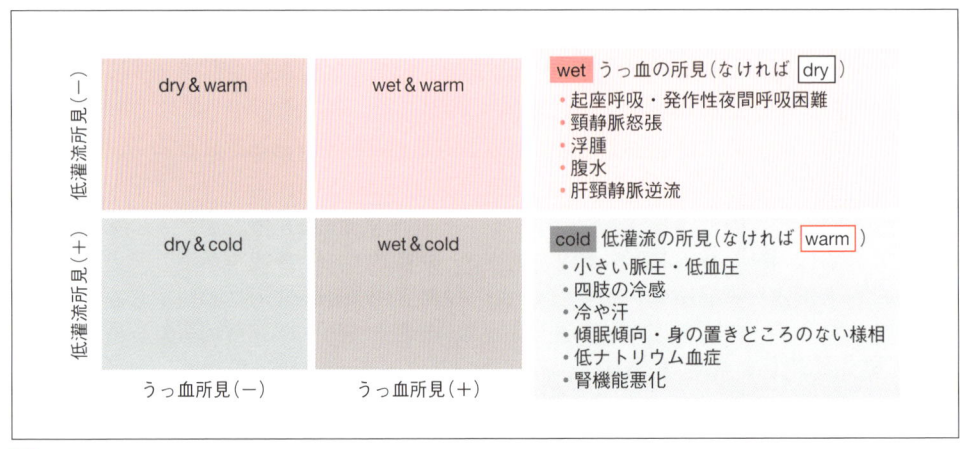

wet うっ血の所見(なければ dry)
- 起座呼吸・発作性夜間呼吸困難
- 頸静脈怒張
- 浮腫
- 腹水
- 肝頸静脈逆流

cold 低灌流の所見(なければ warm)
- 小さい脈圧・低血圧
- 四肢の冷感
- 冷や汗
- 傾眠傾向・身の置きどころのない様相
- 低ナトリウム血症
- 腎機能悪化

図15-1　Nohria-Stevenson分類

[Nohria A, et al.: JAMA, 287：628-640, 2002 を一部改変]

いる[14]．これらの症状や他覚所見は，それぞれが予後予測因子であり，図15-1はそれらを整理したものである．dry & warm の状態は一番予後がよく，続いて wet & warm，一番悪いのが wet & cold の状態の患者である．dry & cold の状態，つまり，うっ血所見は明らかでなく低灌流所見のみも重症心不全の終末期で認められることが多く，過度の血管内脱水の有無などを判定し症状改善につながる要素があれば是正する．低灌流の症状は，比較的落ち着いた状態だと，倦怠感や意欲低下，立ちくらみ程度の場合もある．

◆ 身の置きどころのない様相，こん睡も低心拍出の症状である．実際に経験すると，非常に印象に残る．低血圧だけでなく，脈圧の低下（収縮期血圧の25％以下＝心係数2.2L/分/m^{2}の可能性）や交互脈も低心拍出のサインである．組織の低灌流は臓器障害をきたし，時間とともに非可逆的変化が起こる．症状や症候をすぐに「見て」「聴いて」「触れて」「感じて」診察を開始することが，時間との勝負の急性心不全治療で大切である．

私のとっておきの極意

- 起座呼吸と低心拍出症状は，早めの対処が必要で評価を急ぐ．
- 迷うときは，症状だけでなく身体所見や，ほかの検査所見も組み合わせる．
- とくにⅢ音と頸静脈怒張は気をつける．
- 労作時呼吸困難感や体重は，変化が大切で，自己管理や悪化の早期発見に使う．

（加藤貴雄）

文献

1) Wang CS, et al.: JAMA, 294: 1944-1956, 2005.
2) Oudejans I, et al.: Eur J Heart Fail, 13: 518-527, 2011.
3) Mebazaa A, et al.: Crit Care Med, 36: S129-S139, 2008.
4) European Society of Cardiology: press release, 22, May, 2015. http://www.escardio.org/The-ESC/Press-Office/Press-releases/Last-5-years/Time-is-muscle-in-acute-heart-failure（2016年2月現在）
5) Murphy RL: Respir Care, 53: 355-369, 2008.
6) Kraman SS: Respiration, 75: 85-88, 2008.
7) Saczynski JS, et al.: J Am Geriatr Soc, 57: 1587-1594, 2009.
8) Allen LA, et al.: J Am Coll Cardiol, 53: 2248-2258, 2009.
9) Riegel B, et al.: Circulation, 120: 1141-1163, 2009.
10) Chaudhry SI, et al.: Circulation, 116: 1549-1554, 2007.
11) Anker SD, et al.: Lancet, 361: 1077-1083, 2003.
12) Bruhn JG: South Med J, 71: 1469-1473, 1978.
13) Abraham Verghese: A doctor's touch エイブラハム・バルギーズ「医師の手のもつ力」．https://www.ted.com/talks/abraham_verghese_a_doctor_s_touch（2016年2月現在）
14) Nohria A, et al.: JAMA, 287: 628-640, 2002.

16 BNP・NT-proBNP，どう使う？

はじめに

◆ 心不全の患者を診るにあたり，患者の体内で起こっている変化をより正確に把握できれば，診断や治療の重要な手がかりとなる．血液バイオマーカーはそれを助けてくれる最も有力なツールのひとつである．優れたバイオマーカーに必要な要件は，①そのバイオマーカーの上昇または低下の背景にあるメカニズムや病態生理が明らかである，②臓器特異性，疾患特異性が高い，③そのバイオマーカーの情報が臨床現場に加わることで，疾患の診断，治療，予後予測が改善することである．脳性ナトリウム利尿ペプチド brain natriuretic peptide（BNP）および N 末端 proBNP（NT-proBNP）は，循環器領域において，こうした要件を満たす数少ないバイオマーカーのひとつである．

A 上昇または低下の背景にあるメカニズム

◆ 心筋細胞において BNP 遺伝子の発現は，機械的ストレッチ，虚血・低酸素状態，肥大刺激（エンドセリン-1，アンジオテンシンⅡ，α・βアドレナリンアゴニスト）によって誘導され，BNP/NT-proBNP の前駆体である pro-BNP が生成される（図16-1）．pro-BNP はタン

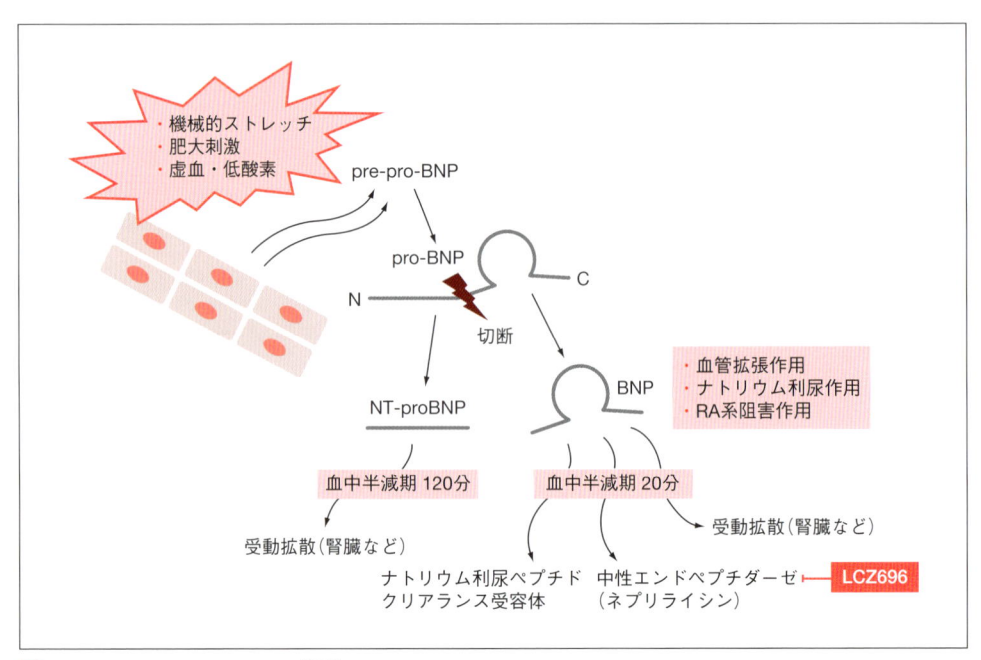

図16-1 BNP/NT-proBNPの代謝

パク質分解酵素の働きによってBNPとNT-proBNPに切断される．BNPは血管拡張作用やナトリウム利尿作用，レニン-アンジオテンシン(RA)系抑制作用などの生理活性を有し，一方，NT-proBNPにはそのような生理活性はない．血中BNP/NT-proBNP濃度は，心不全重症度を表すNYHA(New York Heart Association)心機能分類，左室壁への圧ストレス(左室拡張末期圧)と相関する．

◆ 血液中のBNP/NT-proBNPの濃度は，そのクリアランスによっても影響される．NT-proBNPはおもに腎臓などの血流の多い組織において，受動拡散により血液中から消失する．一方，BNPのクリアランスには受動拡散以外に，肝臓，肺，腎臓，血管内皮などに存在するナトリウム利尿ペプチドクリアランス受容体を介した経路，および中性エンドペプチダーゼ neutral endopeptidase(NEP)というタンパク質分解酵素によって代謝される経路が関与する．このクリアランス様式の違いにより，BNPとNT-proBNPの血液中半減期に違いが生じる(BNP：20分，NT-proBNP：120分)．NT-proBNP濃度が腎機能の影響を受けやすいのも，このクリアランス様式の違いによる．また近年，慢性心不全における有効性が示されたLCZ696は，NEPのひとつであるネプリライシンの阻害薬とアンジオテンシンⅡ受容体拮抗薬の合剤である[1]．このNEP阻害薬の働きにより，BNPを含むナトリウム利尿ペプチドの分解が抑制され，上で述べたようなBNPの生理作用が維持されることが薬理作用メカニズムである．この薬剤を用いるとBNPの濃度は上昇する一方，ネプリライシンの基質ではないNT-proBNPは，左室負荷を反映し続け，薬剤の心負荷軽減作用を反映して低下する．

B 特異性(臓器ならびに疾患)

臓器特異性

◆ BNPは心臓において，心房，心室の両方に発現しており，心臓以外では中枢神経系，肺，甲状腺，腎臓，副腎などにも発現している．心臓以外の臓器における発現量はきわめて少なく，心室由来のものが占める割合は，定常状態では70％程度であるが，病的状態になると90％程度まで増加する．このため，BNPは心臓特異性の高いマーカーといえる．

疾患特異性

◆ BNP/NT-proBNPが臨床現場で最も役に立つのは，心不全に対する診断能である．患者が呼吸苦を訴えて受診した場合，それが心臓によるものなのか，あるいは呼吸器系など心臓以外の原因によるものなのかをすぐに見きわめることはしばしば困難である．左室収縮能が保たれた心不全 HFpEF(heart failure with preserved ejection fraction)などの患者の場合には，心臓の関与は見過ごされてしまうことも起こりうる．こうした状況においてBNPの上昇は，主治医の目を心臓に向けさせてくれる重要な手がかりとなる．逆にBNPが100 pg/mL以下(NT-proBNP 400 pg/mL以下)であれば，心不全の可能性は低い．心不全と診断する際のBNPの基準値に関して，日本心不全学会によるステートメントでは図16-2のように記載されている．

◆ いくら診断能が高いとはいえ，BNP/NT-proBNPの値は，年齢，性別，体重といった患者の特性に影響を受け，敗血症や腹水を伴う肝硬変など心不全以外の疾患でも上昇する．また，安定した同じ患者において，とくに心負荷が変動しなくても，30％までの生理的変動を認め

Ⅲ．急性心不全

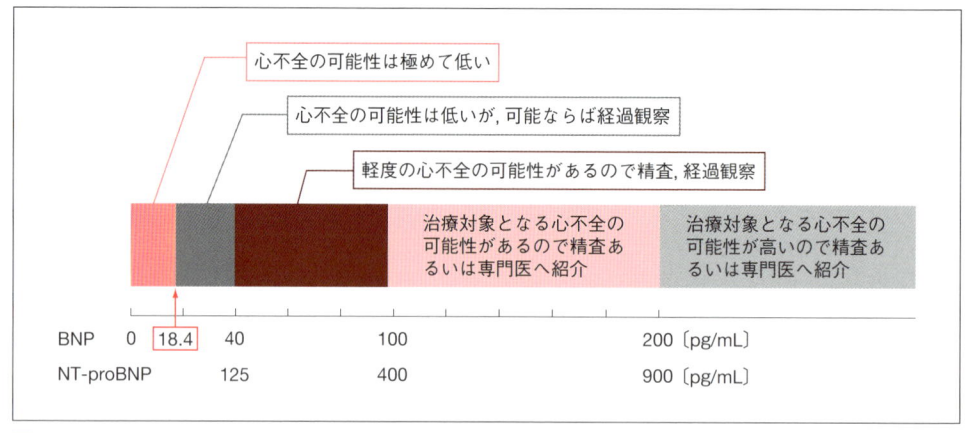

図16-2 BNP, NT-proBNP値の心不全診断へのカットオフ値

| | 心不全の可能性は極めて低い | 心不全の可能性は低いが，可能ならば経過観察 | 軽度の心不全の可能性があるので精査，経過観察 | 治療対象となる心不全の可能性があるので精査あるいは専門医へ紹介 | 治療対象となる心不全の可能性が高いので精査あるいは専門医へ紹介 |

BNP　　　　　0　18.4　40　　　　100　　　　　　　　200〔pg/mL〕
NT-proBNP　　　　　　125　　　　400　　　　　　　　900〔pg/mL〕

〔日本心不全学会ステートメント：血中 BNP や NT-proBNP 値を用いた心不全診療の留意点について．http://www.asas.or.jp/jhfs/topics/bnp201300403.html（2016年2月現在）〕

表16-1　BNPが上昇または低下する病態

BNPが上昇する病態		BNPが低下する病態
・加齢	・急性肺障害	・肥満
・女性	・クモ膜下出血	・収縮性心膜炎*
・貧血	・脳虚血	・僧帽弁狭窄症*
・腎障害	・肝硬変	
・敗血症	・肺高血圧	
・熱傷	・肺塞栓症	

＊：臨床所見に比して相対的に低値に出る病態．
出典：Januzzi JL Jr: J Investig Med, 61: 950-955, 2013.

る[2]．したがって，BNPを測定する場合，個々の患者のなかでその生理的要素を考慮に入れて検討する必要がある（表16-1）．

C 臨床現場での使いかた

◆ BNP/NT-proBNP は心不全患者の予後予測にも有用である．入院中，とくに退院時に BNP/NT-proBNP が高値であれば，その後の心不全再入院や死亡率が高まる．また，経時的に BNP/NT-proBNP 濃度を測定した場合，持続高値を示す患者や上昇傾向を示す患者の予後は不良である．

◆ BNP/NT-proBNP を治療の指針とすることも考えられる．慢性心不全で治療中の患者の BNP/NT-proBNP が高値で，それを下げようとした場合，表16-2のような治療方法が考えられる．これらのうち，どの方法が最も適しているかはそのときの患者の状況によるが，BNP/NT-proBNP が高値であるという情報は，主治医に表16-2のようなアクションを起こさせる動機づけになると考えられる．表16-2にあげた薬物のうち，利尿薬以外はすべて慢性心不全患者の予後を改善することが確立されており，ガイドラインなどで推奨されている治療薬である．すなわち，BNP/NT-proBNP は，こうした治療が患者に十分なされているかどうかを再確認するきっかけになるともいえる．β遮断薬の場合，その開始や増量により一過性に BNP/NT-proBNP が上昇する場合があるが，長期的には低下する．

表16-2 BNPを低下させうる治療

- 利尿薬
- ACE阻害薬
- ARB
- β遮断薬（ただし開始初期には一過性の上昇を認める）
- アルドステロン拮抗薬
- 心房細動の洞調律化，心拍数コントロール
- 心臓再同期療法（CRT）
- 運動療法

出典：Januzzi JL Jr: J Investig Med, 61: 950-955, 2013．

したがって，心機能や予後の改善につながることが期待されるため，初期の BNP/NT-proBNP の上昇については，ある程度の寛容さが必要である．

◆ BNP/NT-proBNP の目標値を設定し，その値に基づいて BNP/NT-proBNP の低下を目標に治療を行う BNP guided therapy の有用性に関し，これまで複数の大規模臨床試験が行われた．それらの結果を複合して検討したメタ解析では，BNP/NT-proBNP を指標に心不全患者を治療した場合，BNP/NT-proBNP の情報がない場合に比べ，死亡や心不全再入院の減少につながるとされている[3]．一方で，実臨床で多くの割合を占める高齢者では，その有効性は示されていない．さらに，BNP/NT-proBNP は，すでに述べたように心臓以外の患者個人の要素にも影響を受けるため，すべての心不全患者に共通して当てはまるような具体的な治療目標値を設定することは不可能である．それでも，個々の心不全患者の管理において BNP/NT-proBNP を経時的にフォローすることは，心不全悪化の早期発見や治療内容の改善につながるため，意義があると考えられる．

私のとっておきの極意

BNP/NT-proBNP を継時的にフォローすることで，心不全治療がうまくいっているか，十分な薬物治療がなされているかを確認する手助けとなる．過去の値と比べ2倍を超えるような高値を示す場合は，心不全悪化の兆候ととらえて，原因の検索や心不全治療の強化を検討する．

（長央和也）

文献

1) McMurray JJ, et al.: N Engl J Med, 371: 993-1004, 2014.
2) Schou M, et al.: Eur Heart J, 28: 177-182, 2007.
3) Troughton RW, et al.: Eur Heart J, 35: 1559-1567, 2014.

17 点滴強心薬は急性心不全患者の予後を悪化させるか？

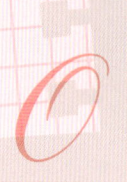

はじめに

◆ 急性心不全患者において，心筋収縮力を増強し心拍出量を増加させる点滴強心薬を用いることは，一見，理にかなっているようにみえる．しかし，その期待に反して，強心薬治療が予後の悪化と関連することが近年の臨床研究で明らかとなってきた．また，逆説的であるが，神経体液性因子の刺激を抑制するβ遮断薬など，少なくとも一過性には心筋収縮力を抑制する薬剤が予後を改善させることがわかっている．一方で，実臨床では点滴強心薬を用いずには救命することができない患者が多数存在する．では，点滴強心薬は，どのような患者に使用すればよいのか．本章では，現在の知見をふまえて概説する．

A 点滴強心薬と予後に関するエビデンス

◆ 点滴強心薬は，心原性ショックあるいは低心拍出による臓器低灌流を認める急性心不全患者における必須の薬剤である．ガイドラインでもクラスIとして推奨されているが，予後改善効果について示した大規模臨床試験はなく，エビデンスレベルCとされている（日本循環器学会「急性心不全治療ガイドライン（2011年改訂版）」）．一方で，観察研究の結果から，点滴強心薬を使用された急性心不全患者では，使用されなかった患者よりも予後が不良であったことが報告されている（表17-1）．

◆ 重症の症候性心不全患者471人を対象に，肺血管拡張薬であるフローランの持続点滴の効果を検証することを目的に実施されたFIRST試験では，試験開始時点でドブタミンが持続投与されていた患者は80人であり，投与されていなかった患者が391人であった．6カ月間の観察期間において，心不全悪化・心停止・心筋梗塞のいずれかを認めた患者がドブタミン非投与群・ドブタミン投与群でそれぞれ64.5％，85.3％であり，ドブタミン投与群で有意に高かった．また，死亡率についても，ドブタミン非投与群・投与群でそれぞれ37.1％，70.5％であり，ドブタミン投与群で2倍以上高かった[1]．さらに，急性心不全の

表17-1 急性心不全患者における点滴強心薬と予後に関するエビデンス

薬剤名	研究名	研究デザイン	発表年	結果
ドブタミン	FIRST[1]	観察研究	1999	6カ月間の死亡率増加
ドブタミン，ミルリノン	ADHERE[2]	観察研究	2005	院内死亡率増加
ドブタミン，ミルリノン，ドパミン，アムリノン	ESCAPE[3]	観察研究	2007	6カ月間の死亡率増加
ミルリノン	OPTIME-CHF[4]	プラセボ薬とのランダム化比較試験	2006	2カ月間の再入院または死亡率の増加

大規模レジストリーである ADHERE 研究[2]や，左室駆出率が30％未満の重症心不全における右心カテーテル検査ガイド治療の意義を検証した ESCAPE 試験のサブ解析においても[3]，やはり血管拡張薬を使用した患者群に比べて，強心薬を使用した患者群では死亡率が高かったことが報告されている．しかし，これらの研究では，強心薬の投与はあくまで現場の医師の判断に委ねられており，強心薬を投与された患者は投与されなかった患者より，そもそも臨床的に重症度が高く，統計解析では調整しきれなかった患者背景の違いがあった可能性がある．

◆急性心不全患者における PDE Ⅲ 阻害薬（phosphodiesterase inhibitor Ⅲ）の短期予後をランダム化比較により検証した OPTIME-CHF 試験では，慢性心不全の急性増悪をきたした患者949人（虚血性心不全患者485人，非虚血性心不全患者464人）に対して，48〜72時間のミルリノンまたはプラセボ薬の点滴投与がランダムに割り付けられ，60日間の心血管疾患悪化による再入院または死亡率が検証された[4]．その結果，両群で心血管疾患悪化による再入院率に有意差は認められなかったが，ミルリノン群では治療を有する血圧低下や，新規の心房性不整脈といった有害事象が多かった．また，病因別の解析では，虚血性心不全患者における60日間の再入院率または死亡率が，ミルリノン群で42％，プラセボ群で36％と，ミルリノン群で心血管イベントが有意に高かったのに対して，非虚血性心不全患者ではミルリノン群で28％，プラセボ群で35％と，ミルリノン群で有意に低かった．

◆OPTIME-CHF 試験の結果より，ミルリノン使用にあたっては血圧低下や不整脈に要注意であること，とくに虚血性心不全患者に対して強心薬やミルリノンを用いることには十分な注意が必要であると結論づけられている．しかし，この試験は，対象患者の選択基準として臓器低灌流所見は設定されておらず，臨床上，本当に強心薬が必要となる患者にしぼりこんで実施された試験ではなかったことに注目したい．点滴強心薬の必要性が乏しい患者では，効果よりも副作用が前面に出てしまっても不思議ではない．

◆強心薬によって予後が悪化する機序として，催不整脈作用，心筋酸素消費量の増加のほかに，強心薬によって直接，心筋細胞障害が生じる可能性が報告されている．培養心筋細胞を用いた実験では，ノルアドレナリンを培養液に添加しただけで心筋細胞の変性が生じることが報告されている[5]．ノルアドレナリンは心筋のβ_1受容体を介して細胞内の cAMP 濃度を増加させる結果，細胞内カルシウム濃度の上昇をもたらし，陽性変力作用を示す．しかし，心筋細胞内の cAMP 増加は，催不整脈作用，心筋酸素消費量の増加をきたし，心筋バイアビリティの低下をもたらすことが示されている．

◆以上のように，点滴強心薬と予後に関するエビデンスは不十分であるが，現状において，本当に点滴強心薬が必須となるような臓器低灌流所見のある患者に対して，点滴強心薬とプラセボ薬を用いてランダム化比較試験を実施することは，倫理的に不可能である．しかし，臓器灌流が維持できない急性心不全患者では，血行動態，症状の改善，そして救命のために点滴強心薬は不可欠である．現状では点滴強心薬の効果を最大限に引き出し，悪影響を最小限に抑えるためには，適切な種類の薬剤を選び，適切な量を用いること，そして必要がなくなれば，すみやかに中止することが大切と考えられる．急性心不全患者における点滴強心薬は，まさに「諸刃の剣」となりうる薬剤であることを忘れないようにしたい．

B 急性心不全患者における強心薬の使いかた

低心拍出を見きわめる

◆ 急性心不全患者の大部分において，主徴候はうっ血であり，低心拍出によって臓器灌流が維持できない患者は，急性心不全全体の1〜2割とされる．実際，わが国の急性心不全患者の登録研究である ATTEND 研究では，20.7%の患者で強心薬が投与されていた[6]．収縮期血圧が100 mmHg 未満で臓器低灌流所見のある患者では，臓器灌流を維持するために点滴強心薬が不可欠である．いわゆる CS (Clinical Scenario, クリニカルシナリオ)の3, Nohria-Stevenson 分類の L (dry-cold)，右心カテーテルを実施した場合には Forrester 分類のⅣに相当する場合である(図17-1)．このとき，収縮期血圧低下の原因として，血管内脱水を除外診断しておくことも重要である．病態に即した治療を行うために，救急の場であっても，心臓超音波検査を行い左室駆出率と下大静脈径だけは確認しておきたい．

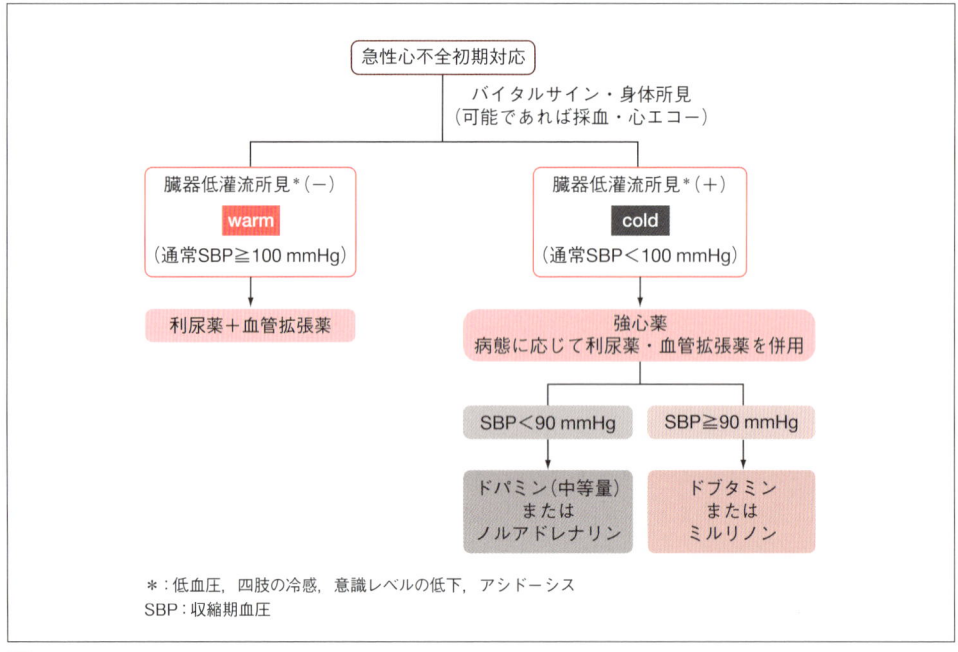

図17-1 急性心不全患者における点滴強心薬の選択

C 強心薬の種類の選択と量の決定

◆ 点滴強心薬が必要な患者であると診断したら，次に病態に応じた薬剤の選択と投与量の決定が重要である．本章では，急性心不全に対して現在，わが国で用いられている代表的な強心薬として，カテコラミン，PDEⅢ阻害薬，ジゴキシンについて述べる．

カテコラミン―ドパミン，ノルアドレナリン，ドブタミン―
[ドパミン]

◆ 収縮期血圧が90 mmHg 未満の患者では，ドパミンまたはノルアドレナリンが第一選択薬

表17-2 点滴強心薬の種類・用量とその作用

薬剤名	用量	おもな作用部位	おもな効果
ドパミン	1～3μg/kg/分	DA₁受容体刺激	腎動脈拡張作用と腎尿細管への直接作用による利尿作用*1
	3～5μg/kg/分	β₁受容体・α₁受容体刺激	陽性変力作用, 心拍数増加作用, 血管収縮作用*2
	5～10μg/kg/分	α₁受容体刺激	血管収縮作用*3
ノルアドレナリン	0.01～1.0μg/kg/分	β₁受容体・α₁受容体刺激	陽性変力作用, 心拍数増加作用, 血管収縮作用*4
ドブタミン	0.5～15μg/kg/分	β₁, β₂, α₁受容体刺激	陽性変力作用*5
ミルリノン	0.125～0.5μg/kg/分	PDE Ⅲ受容体阻害	陽性変力作用, 血管拡張作用*6
ジゴキシン	0.125～0.25mg	Na⁺, K⁺-ATPaseの抑制, 迷走神経刺激作用	陽性変力作用, 迷走神経刺激作用による徐拍化*7

*1：低心拍出を認める場合に単独で用いることはない．
*2：低心拍出を認める場合の強心作用目的にドパミンを使用するなら，中等量で開始する．
*3：すみやかな昇圧が必要な場合はノルアドレナリンのほうが．
*4：ドパミンよりもすみやかに血圧を上昇させ，臓器低灌流を改善させる．
*5：昇圧効果は弱い．
*6：β₁受容体を介さずに強心作用を発揮するため，β遮断薬を導入されている慢性心不全患者の急性増悪例によい適応．不整脈に要注意．腎機能低下患者では減量する．
*7：頻脈性心房細動を有する急性心不全患者では使いやすい．

と考えられる（表17-2）．ドパミンはノルアドレナリンの前駆体であり，低用量（約3μg/kg/分）でDA₁受容体を刺激し，腎動脈拡張作用と腎尿細管への直接作用により利尿効果をもたらすことが，健常人および動物実験のデータで示されている．しかし，ICUにて入院加療となった全身性炎症反応症候群 systemic inflammatory response syndrome（SIRS）により腎機能低下のリスクを有する患者328人に対して2μg/kg/分の低用量のドパミンまたはプラセボ薬をランダムに割り付けたANZICS研究では，低用量のドパミン投与による腎機能，院内死亡，在院日数などの臨床指標の改善は認められなかった[7]．経験的には，うっ血を主徴候とする急性心不全患者のなかには，3～5μg/kg/分の中等量のドパミンを併用することですみやかに利尿が得られ，うっ血が改善する場合があり，ANZICS研究で使用された2μg/kg/分の低用量のドパミンでは効果が乏しい印象がある．低用量ドパミンの効果については，今後さらに検討が必要と考えられる．中等量（3～5μg/kg/分）のドパミンは，β₁受容体の刺激作用，心臓および末梢血管からのノルアドレナリン放出増加をもたらし，陽性変力作用，心拍数増加作用に加えてα₁受容体刺激による血管収縮作用をもたらす．高用量（5μg/kg/分以上）のドパミンは，α₁受容体刺激作用が優位となり，血圧および血管抵抗を上昇させる．急性心不全患者に対して強心作用を目的にドパミンを投与する場合は，中等量で用いることが妥当である．

[ノルアドレナリン]

♦ノルアドレナリンは，β₁受容体刺激作用による陽性変力作用，心拍数増加作用およびα₁受容体刺激作用による強力な末梢血管収縮作用がある．ショック患者では，ドパミンよりもノルアドレナリンのほうがすみやかに血圧および尿量を回復させる．ショック患者をドパミン群とノルアドレナリン群にランダムに割り付けたSOAP Ⅱ試験において，心原性ショックではノルアドレナリン群のほうが28日後の死亡率が低いことが報告されている[8]．6μg/kg/分以上の高用量のドパミンでも収縮期血圧が90mmHg以上に維持できない場合には，ドパミンの増量よりもノルアドレナリンを併用すること，または変更することをす

みやかに検討すべきである．ノルアドレナリンの初期投与量は0.01〜0.05μg/kg/分，最大投与量は0.5〜1.0μg/kg/分である．

[ドブタミン]
- ドブタミンは合成カテコラミン薬であり，β_1, β_2, α_1 受容体刺激作用を有する．ドブタミンの強心作用はβ_1受容体刺激作用が主であり，用量依存的に陽性変力作用を発揮する．5μg/kg/分以下の低用量では，β_2受容体刺激作用により全身末梢血管および肺毛細管圧の低下をもたらすため，昇圧効果はきわめて弱い．このため収縮期血圧が90mmHg以上の低心拍出の患者がよい適応となる．初期投与量は0.5〜2.0μg/kg/分で開始し，5〜6μg/kg/分に増量しても血行動態の改善が不十分な場合は，ドブタミンの増量に固執せずに，PDEIII阻害薬の併用などを考慮すべきである．また，カルベジロール服用中にドブタミンを投与すると循環動態の悪化をきたすという報告があり，すでにβ遮断薬を導入されている慢性心不全患者の急性増悪例では，ドブタミンよりもPDEIII阻害薬を用いる[9]．

PDEIII阻害薬―ミルリノン―

- PDEIII阻害薬はcAMP加水分解酵素であるPDEIII受容体を阻害することにより，cAMPを介して強心作用を惹起する．β_1受容体を介さずに強心作用を発揮するため，カテコラミン抵抗状態にも有効であり，すでにβ遮断薬を導入されている慢性心不全患者の急性増悪例に対する有効性が高い．ADHERE研究では，ミルリノンが投与された心不全患者の院内予後は，ドブタミンが投与された患者よりも良好であった[10]．PDEIII阻害薬は，血管拡張作用を有しており，心筋O_2消費量の増加がカテコラミンに比して軽度であり，耐性も生じにくい．ミルリノンの維持量は0.125〜0.5μg/kg/分であり，血圧低下や不整脈に注意しながら持続静注にて開始する．添付文書にある開始時のボーラス投与は，急激な血圧低下をきたしやすいため避けたほうが無難である．ミルリノンは腎排泄型の薬剤であり，腎機能低下患者では重篤な不整脈などの副作用が生じやすいので，最大でも0.25μg/kg/分までにとどめておくほうが安全である．また，血清クレアチニン値が3.0mg/dL以上の患者では使用を避ける．

ジギタリス―ジゴキシン―

- ジゴキシンは，心筋の収縮力を高める強心薬としての作用，交感神経抑制および迷走神経刺激作用による房室伝導の抑制作用を有する．ジゴキシンはNa^+, K^+-ATPaseの抑制を介して，細胞内Ca^{2+}濃度を増加させることで心筋収縮力を高めるが，陽性変力作用は濃度依存性である．1990年代以前は，ジゴキシンはその強心薬としての作用が重要と考えられており，陽性変力作用が十分発現する1.0〜2.0ng/mLを目標に投与されてきた歴史がある．しかし，この濃度でジゴキシンを投与した場合，ジゴキシン中毒が問題となりやすい．また，心房細動患者に対するリズムコントロールとレートコントロールの長期予後効果を検証したAFFIRM試験では，全患者4,060人中2,538人において，血中濃度を1.0ng/mL以上を目標にジゴキシンが投与されたところ，投与された患者では心不全の有無にかかわらず総死亡率が有意に高いという結果が出ている[11]．このため，ジゴキシンを使用する場合は，0.125〜0.25mgを緩徐に静注，もしくは30分間程度で点滴投与し，血中濃度をモニタリングして0.8ng/mL未満の低濃度でコントロールすることが重要と考えられる．ジゴキシンは，神経体液性因子の異常の改善作用を有しており，洞調律の慢性心不全患者ではジゴキシン服用により心不全悪化による入院の予防が期待できる[12]．

◆今日の急性心不全治療では，ジゴキシンを「強心薬」として点滴投与することはほとんどないであろうが，頻脈性心房細動など頻脈誘発性の急性心不全患者に対して，心拍数コントロール目的に少量用いることはよい適応とされる．ジゴキシンの心拍数低下作用はおもに迷走神経刺激作用によるものであり，安静時の心拍数を低下させるが，運動時の心拍数はあまり抑制しない．ジゴキシンを使用する場合には，ジギタリス中毒の発生に十分な注意が必要である．とくに腎機能低下患者や高齢者では，血中濃度が低い範囲であってもジギタリス中毒が生じることがあるため，症状や徴候を十分に観察する必要がある．

私のとっておきの極意

　急性心不全における治療では，まず迅速に主病態を把握し，次に病態に応じた薬剤およびその量を選択し，すみやかに対応することが重要である．収縮期血圧が保たれている患者における治療の基本は，酸素化と血管拡張薬であり，うっ血には利尿薬を用いる．点滴強心薬の使用はあくまで臓器低灌流所見のある患者に限定され，種類，用量，投与期間を考慮して慎重に使用することが必要であり，漫然とした使用は避けなければならない．

（小笹寧子）

文献

1) O'Connor CM, et al.: Am Heart J, 138: 78-86, 1999.
2) Abraham WT, et al.: J Am Coll Cardiol, 46: 57-64, 2005.
3) Elkayam U, et al.: Am Heart J, 153: 98-104, 2007.
4) Gheorghiade M, et al.: JAMA, 296: 2217-2226, 2006.
5) Mann DL, et al.: Circulation, 85: 790-804, 1992.
6) Sato N, et al.: Am Heart J, 159: 949-955, 2010.
7) Bellomo R, et al.: Lancet, 356: 2139-2143, 2000.
8) De Backer D, et al.: N Engl J Med, 362: 779-789, 2010.
9) Metra M, et al.: J Am Coll Cardiol, 40: 1248-1258, 2002.
10) Abraham WT, et al.: J Am Coll Cardiol, 46: 57-64, 2005.
11) AFFIRM Investigators: N Engl J Med, 347: 1825-1833, 2002.
12) Rathore SS, et al.: JAMA, 289: 871-878, 2003.

18 本当にカルペリチドが必要か？それとも硝酸薬で十分か？

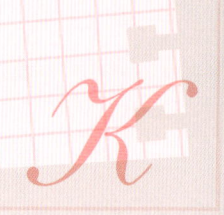

はじめに：急性心不全とその治療のゴール

◆ 急性心不全とは，その名のとおり「急速に(acutely)」血行動態が破綻した病態を指す．どれくらい急速かというと，数時間から数週間である．数週間が急速かどうかは議論の余地があるが，この場合の「急速」とは，あくまで心不全の「慢性的な悪化」に対する対義語として表現されている．慢性心不全とは，何らかの基礎心疾患により，その程度はどうであれ，機能障害を有する心臓が，数年間という長い時間のなかで，おもに神経体液性因子の亢進によりさらなる機能不全をきたしてしまう，いわゆるリモデリングによる悪化をその病態とする慢性疾患である．加えて，慢性心不全の概念には，その時間軸のなかで，リモデリングによる悪化のスピードとは異なり，さらに「急速」に悪化をきたす「発作(attack)」としての急性心不全を含む(図18-1)．

◆ 急性心不全の症状・兆候は，その病態ごとに整理することができる(表18-1)．急性心不全

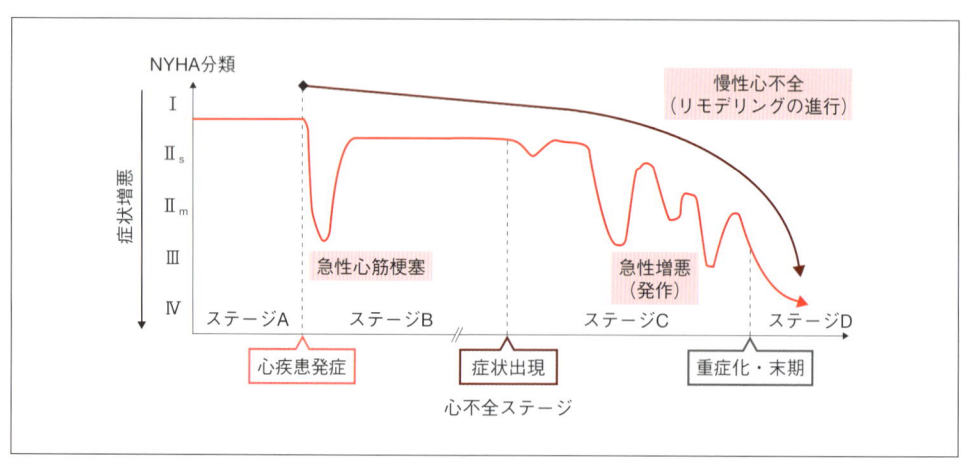

図18-1 慢性心不全の概念と発作：attackとしての急性心不全
慢性心不全のクロニクル図でも示されるように，急性心不全は慢性心不全という慢性疾患に含まれる発作として位置づけられる．

表18-1 急性心不全における病態ごとの症状・徴候

		症　状	徴　候
うっ血（後方障害）	右心系	腹部膨満感, 心窩部不快感, 食思不振	頸動脈怒張, 肝腫大, 下腿浮腫
	左心系	起座呼吸, 頻呼吸	湿性ラ音, 喘鳴, ピンク色泡沫状痰, Ⅲ音
低心拍出（前方障害）		性格変容, 記銘力低下, 不穏, 意識障害	身の置きどころのない様子, チアノーゼ, 四肢冷感, 乏尿

急性心不全患者の症状・徴候は，それぞれの病態を表現している．

の病態は，病理学的には，うっ血（後方障害）congestion と低心拍出（前方障害）low cardiac output に大別される．

A 急性心不全の病態ごとの治療

◆ 急性心不全の治療のゴールは「短期予後の改善」である．つまり，生命を継続させることが第一のゴールであり，次に症状・兆候の改善である．生命を継続させることに関しては，その多くが救急救命の仕事となり，なされる処置・治療に関しては，一次救命処置 basic life support（BLS）→二次心肺蘇生法 advanced cardiopulmonary life support（ACLS）となる．その後に必要なことは，急性心不全による症状・兆候の改善である．したがって，急性心不全による症状・兆候がどういった機序によって生じているのかは，治療を施すうえで非常に重要である．次に，それぞれの病態ごとに，その発症機序および治療について考察してみる．

左心系のうっ血

◆ まず，左心系のうっ血の症状は肺うっ血・肺水腫によって生じている．その機序は左房圧の過剰かつ急激な上昇であり，その原因は，急性僧帽弁機能不全を除いて，ほとんどが左室拡張末期圧 left ventricular end-diastolic pressure（LVEDP）の上昇にある．LVEDP は，大別して pre-load（前負荷）と左心室の拡張能によって規定される．つまり左室拡張能異常を認める左心室に急激な volume（負荷）がかかると，LVEDP そして左房圧が急激に上昇し，肺うっ血・肺水腫をきたすのである．

◆ その volume はどこからくるのか？ 体液量の増加からくるのか，もしくは手足から移動することで生じるのかは，議論の余地がある．実臨床では，ほとんどがその両方である．急激な肺うっ血・肺水腫をきたす症例のほとんどは，血圧の上昇，脈拍数の上昇をともなっており，明らかに交感神経の亢進が認められる．交感神経の亢進は，手足の末梢血管を急激に収縮させることで主要臓器に血流を集めようとする．末梢血管の過剰な収縮は左心室に対する after-load（後負荷）を過剰に亢進させ，左室の収縮を阻害する．その結果，心拍出量を維持するために左室の仕事量は上昇する．左室がそれに見合った仕事をできなくなったとき，血行動態は破綻する．このことを after-load mismatch とよぶ．さらに交感神経の亢進は，pre-load を動員するために静脈系を収縮させる方向にも作用し，静脈還流量を上昇させる．つまり，交感神経の亢進によって，それまで手足にあった体液が急激に胸腔内へ動員されることとなる．この現象を fluid central-shift とよぶ（図18-2）．

◆ この病態において最初に何が生じているのかという疑問はさておき，交感神経の過剰な亢進は，肺うっ血・肺水腫という病態を急激に悪化させる．したがって，fluid central-shift に対しては，すみやかに after-load および静脈還流を軽減しなければならない．治療の選択は，血管拡張による after-load の軽減と，胸腔内圧を上昇させることによる静脈還流のブロックが first touch となる．

右心系のうっ血

◆ 次に，右心系のうっ血は，肺高血圧症や収縮性心膜炎などの特殊な病態を除いて，そのほとんどが体重の増加を伴う systemic congestion による症状・兆候であり，fluid overload

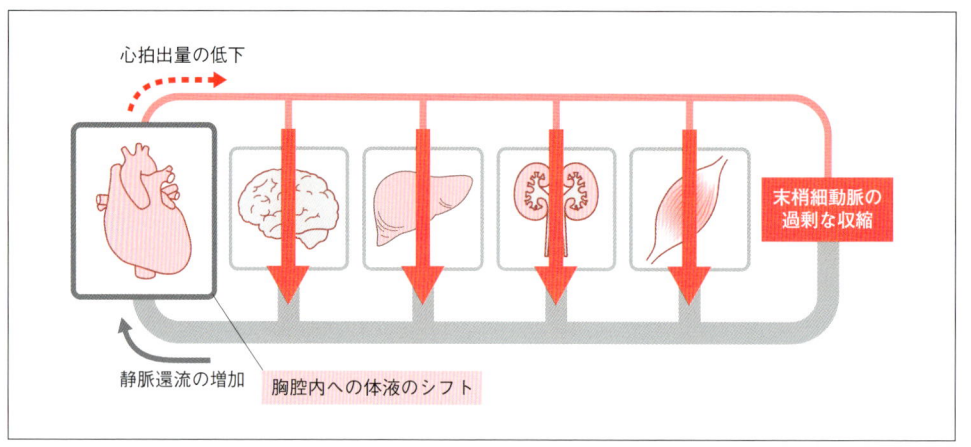

図18-2 fluid central-shiftの発症機序
急性心不全においては過剰な交感神経の亢進がみられ，末梢血管抵抗が急激かつ過剰に上昇する．そのため after-load mismatch が生じ，胸腔内から血流が出ていかなくなる．同時に静脈の収縮により静脈還流量が増加し，それまで手足にあった血液 (fluid) が胸腔内 (central) へシフト (shift) することにより，電撃的な肺うっ血・肺水腫が生じる．

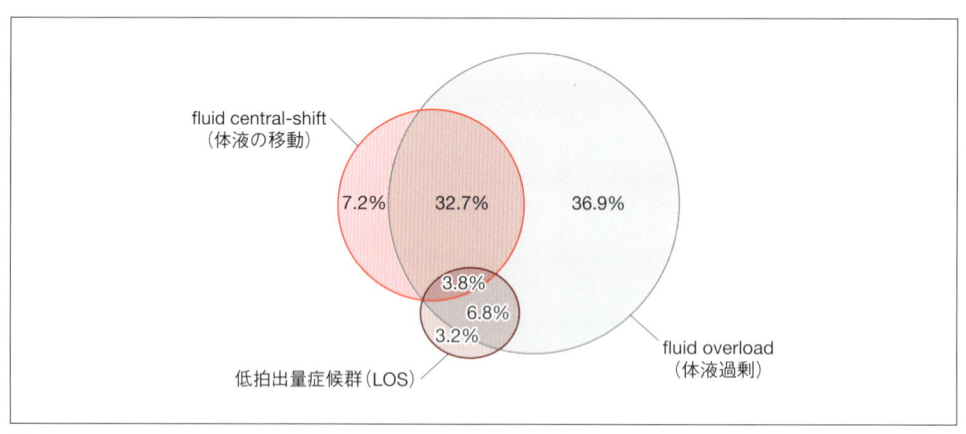

図18-3 急性心不全の病態とその頻度（SAKURA AHFSレジストリー）
急性心不全には，fluid central-shift（体液の移動），fluid overload（体液過剰）そして低拍出量症候群（LOS）という3つの病態があり，それぞれ複雑に overlap することで多彩な臨床病型を形成している．

（体液過剰）がその原因である．したがって，利尿薬投与などによる除水が必要となる．もちろん，利尿薬がすぐに効いてくれれば困ることはないのだが，worsening renal function や腎機能が低下している症例では薬剤抵抗性が認められ，臨床的に工夫が必要な場面が多い．この volume overload の解除は，心不全治療においては「イロハのイ」であるのだが，かなり奥が深い．

低心拍出

◆ さらに，低心拍出 low cardiac output に関しては，まずは適正な pre-load がかかっているかの確認をしたうえで，強心薬が適応となる．問題は，いかにして低心拍出を診断するのかである．多くの場合，収縮期血圧の低下もしくは低血圧をもって低拍出量症候群（LOS）を疑い，低灌流による臓器障害が出現した時点で診断となる．図18-3は筆者の施設で行っている心不全の SAKURA AHFS レジストリーで収集したデータで，fluid central-shift， fluid overload，そして LOS の頻度を記したものである．このデータによると，血圧が維持されている低灌流症例が5％弱存在し，それらの症例は入院直後には強心薬の適応がないと判断されているが，その後，強心薬が不可欠な状態となっている．このような「仮面LOS」ともいうべき症例は少なからず存在するのも事実である．

急性心不全の3つの病態の関係性

◆ 図18-3をみると，fluid central-shift，fluid overload，そして LOS の3つの病態は，それぞれが完全に独立したものではなく，多くの場合，overlap していることがわかる．つまり，急性心不全の治療は，各々の病態に対し，非侵襲的陽圧換気法 non-invasive positive pressure ventilation（NIPPV），血管拡張薬，利尿薬，強心薬のなかから適切な治療法を選択する必要があり，どれかひとつの方法だけでよい場合は少ない．とくに fluid overload は急性心不全の80％以上に存在するため，利尿薬は，ほとんど不可欠な治療薬であるといってもよい．実際，欧州心臓病学会 European Society of Cardiology（ESC）による心不全のガイドラインには，まず利尿薬の投与をするべきと記されている[1]．

B 血管拡張薬の種類と使い分け

◆ 急性心不全治療薬は，大別して3つしかない．すなわち，血管拡張薬，利尿薬，強心薬である．そのなかでもっとも選択の幅が広い薬物は血管拡張薬である．すでに述べたとおり，急性心不全における血管拡張薬の作用は fluid central-shift の解除である．血管拡張薬は，硝酸薬（ニトログリセリン，硝酸イソソルビド），カルペリチド，ニコランジルに急性心不全の適応がある．それぞれ作用機序や臨床的効果，また使用目的が異なっている．数年前までは急性心不全の治療にニコランジル（K^+-ATP チャネル開口薬）が試みられたことがあったが，最近，臨床の現場では硝酸薬あるいはカルペリチドが主流である．また，PDE Ⅲ阻害薬（ミルリノン，オルプリノン）にも血管拡張作用があるが，これらは強心薬として分類されるため（第17章 参照），本章では硝酸薬とカルペリチドについて述べる．

硝酸薬（ニトログリセリン，硝酸イソソルビド）

［作用機序と効果］

◆ 硝酸薬は，1879年に初めて臨床応用されて以来，各種の製剤が開発され，現在，急性心不全のみならず狭心症の治療薬として広く使用されている．硝酸薬による血管平滑筋弛緩作用は，血管内に取り込まれた硝酸薬が一酸化窒素（NO）に変換され，これが平滑筋細胞内のグアニル酸シクラーゼを活性化し，サイクリック GMP の産生を増加させる．その結果，細胞内の Ca^{2+} が細胞外に汲み出されることにより，血管拡張作用が生じると考えられている．さらに内因性調節因子でもある NO は，血管内皮由来弛緩因子を介して血中に放出され，その結果，血管拡張作用が発現する．硝酸薬はおもに静脈系の血管を拡張させ，また，冠動脈を拡張させる効果も併せもつ．現在，わが国ではニトログリセリン（NTG．ミリスロール®）・硝酸イソソルビド（ISDN．ニトロール®）が臨床使用できる．

［適応となる急性心不全：虚血性心疾患］

◆ 急性心不全症候群において fluid central-shift が認められた場合，血管拡張薬がその適応となる（クラスⅠ，レベル B．「急性心不全ガイドライン（2011年改訂版）」）が，そのなかでも硝酸薬は冠動脈拡張作用を有するため，そのよい適応は基礎心疾患が虚血性心疾患であ

III. 急性心不全

る場合である．たとえば，陳旧性心筋梗塞があり低心機能であった症例や，現存する心筋虚血の存在が疑われる急性心不全症例である．また，硝酸薬にはバッグ製剤も開発されており，きわめて使い勝手がよく，とくに一刻を争う心不全治療の現場では非常に有益である．そのほか，硝酸薬にはスプレー製剤もあり，血管を確保する前に舌下投与することですみやかに治療を開始することができる．

[硝酸薬の「うまい」使用方法：スプレー製剤の有効利用]

◆ fluid central-shift をきたした急性心不全患者は起座呼吸で来院することがほとんどであり，肺水腫による低酸素血症をともなうことが多い．末梢血管を確保するのに時間を要しすぎるとみるみる肺水腫が悪くなり，場合によっては挿管のうえ，人工呼吸器管理を余儀なくされる可能性がある．したがって，fluid central-shift をきたした急性心不全患者は，来院から分単位での初期治療開始が必要となる．そのため，末梢血管を確保する前に硝酸薬のスプレー製剤にて少しでも早く末梢血管を拡張し，肺水腫の進展を予防する必要がある．ひとたび末梢血管が確保された場合には，静注薬をすみやかに投与する必要があるが，調剤を必要としないため使い勝手の点では硝酸薬のバッグ製剤が有益である．筆者らの施設では，ニトロール® のバッグ製剤を5.0 mL/時で開始し，収縮期血圧をみながら増減している．繰り返すが大切なのは治療開始のスピードである．搬送直後からスプレー製剤により血管拡張を行い，末梢血管の確保ができたら，すみやかにバッグ製剤を投与する．この硝酸薬の継ぎ目のないリレーにて，fluid central-shift がさらに燃えあがっていくことを阻害する．

[臨床上の問題点：薬剤耐性の出現]

◆ 硝酸薬の一番の問題点は薬剤耐性である．硝酸薬の耐性は数時間から発現すると考えられており，ニトログリセリンのほうが硝酸イソソルビドよりも早期に血圧のリバウンド上昇が認められる．理想的には48時間以内に降圧薬の服用に移行する．しかし，服用薬の投与が困難であり，血圧のコントロールが不良になった場合には，カルペリチドなど，ほかの血管拡張薬に変更する必要がある．そのほか，副作用としては頭痛がよく認められる．

🔍 カルペリチド

[作用機序と効果]

◆ カルペリチドは，ヒト心房性ナトリウム利尿ホルモン human atrial natriuretic peptide（hANP）と表記され，「ハンプ」ともよばれており，その名のとおり生体から分泌されるホルモンである．カルペリチドの起源は，1956年にモルモットの心房に内分泌顆粒様細胞が発見され，1981年にラットの心房抽出物の中に血管拡張作用とナトリウム利尿作用をもつ生理活性物質があることが報告されたことである．このホルモンを，1983年に宮崎医科大学の研究グループが単離に成功し，さらには同大学と生物医学研究所の共同研究チームが ANP の遺伝子クローニングを成功させた．そして1995年，世界に先駆けて，わが国で急性心不全治療薬として発売された．これが hANP 誕生の歴史である．

◆ その臨床効果は大きく2つに分けて考えるとすっきりする．「目に見える効果」，すなわち①血行動態を改善する効果としての利尿作用，血管拡張作用と，「目に見えない効果」，すなわち②神経体液性因子を抑制する効果としての RAA 系（renin angiotensin aldosterone system）阻害作用および交感神経系抑制作用，③免疫修飾効果である（図18-4）．

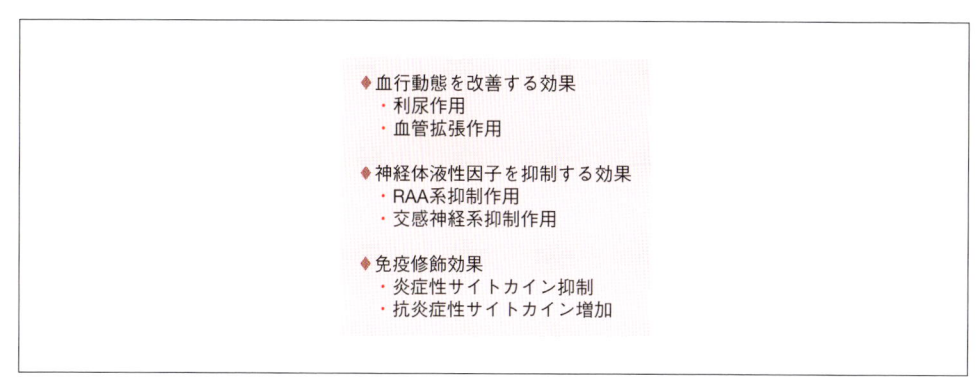

- 血行動態を改善する効果
  - 利尿作用
  - 血管拡張作用
- 神経体液性因子を抑制する効果
  - RAA系抑制作用
  - 交感神経系抑制作用
- 免疫修飾効果
  - 炎症性サイトカイン抑制
  - 抗炎症性サイトカイン増加

図18-4 カルペリチドの効果
カリペリチドの効果は大きく「目に見える効果」と「目に見えない効果」の2つに分けて考える．ただしカルペリチドの「目に見えない効果」については，十分なエビデンスがなく，現時点では「おまじない効果」である．

硝酸薬　カルペリチド　ニコランジル　PDEⅢ阻害薬　Ca拮抗薬

動脈系血管

静脈系血管

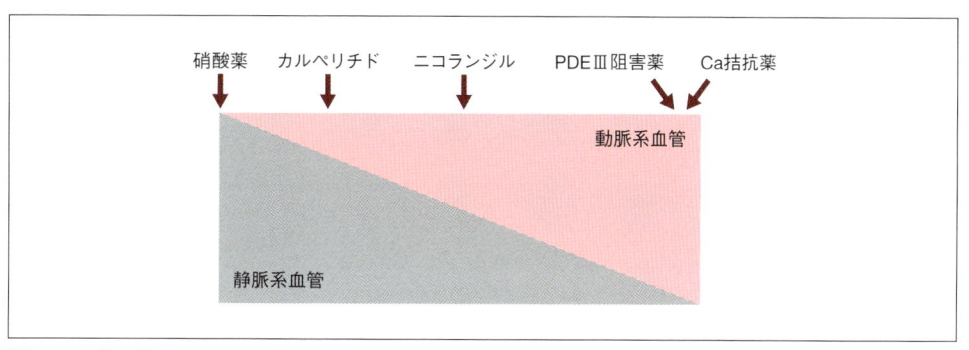

図18-5 血管拡張薬と作用血管
血管拡張薬はそれぞれ動脈および静脈を拡張する作用をもつが，それぞれのバランスが各薬物によって異なっている．急性心不全においては，容量血管である静脈系血管を拡張し，血液をプールすることで静脈還流量を減らすことができる．

◆ 急性心不全治療薬としては，血行動態の改善を目的として目に見える効果を期待して使用する．今では信じられないかもしれないが，本剤使用の黎明期には，「カルペリチドが利尿薬＋血管拡張薬と同じならば，フロセミドと硝酸薬の併用のほうが安上がりでいいじゃないか！」という抵抗があったと聞く．そのような意見へ本剤の「目に見えない効果」の部分で対抗してきたわけである．一方，2005年の ESC による「急性心不全治療ガイドライン」の改訂から，「長期予後を意識した急性期治療」という合言葉が唱えられるようになった．カルペリチドは，その神経体液性因子を抑制するという「目に見えない効果」をもつことから，急性心不全治療の現場で第一線に躍り出た(と思われる)．

◆ 個々にその効果を比較すると，利尿作用はフロセミドのほうが強力である．ただし，慢性心不全症例においてはすでにフロセミドを服用している場合が多く，その急性増悪の治療においてはフロセミド静脈内投与に重ねてカルペリチドの投与が効果をもつ場合がある．また，カルペリチドにはフロセミド投与によって認められる RAA 系の亢進がないとされている．さらに，血管拡張作用については，カルペリチドは静脈系優位な血管拡張作用を有し(図18-5)，硝酸薬で問題になる耐性が出にくいといわれている．一方，血管拡張作用の発現までの即効性では硝酸薬に分がある．また，カルペリチドは冠動脈拡張作用をもつといわれているが，硝酸薬のほうが強力である．

III. 急性心不全

- カルペリチドの魅力は，その「おまじない効果」にあると思われる．つまり，「目に見えない効果」としての神経体液性因子抑制作用を指し，これについてはいくつか報告がなされている．実際，その利尿効果・血管拡張作用による血圧降下が出現しても，心拍数の上昇は認めないことが多く，交感神経系も抑制されている．もちろんACE阻害薬やARBまたはβ遮断薬と，その効果を比較したデータはないが，慢性心不全の予後を劇的に改善する効果をもつRAA系阻害薬やβ遮断薬と同等の効果をもつといわれているカルペリチドは，「急性期治療薬でありながら長期効果が期待されている薬物」となり，これが最大の魅力といえる．ただし，それを証明したエビデンスはなかなか出てこない．むしろ，最近の報告では，カルペリチドを使用した群で院内予後が悪化しているとの後ろ向き調査によるものもある[2]．エビデンスが少なく，カルペリチドの「目に見えない効果」は今のところ「おまじない効果」にとどまっている．

[適応となる急性心不全：wetをともなう非虚血性心疾患]

- 硝酸薬と同様，カルペリチドがよい適応となる急性心不全の病態は，基本的にはfluid central-shiftの存在する症例である．また，カルペリチドの利尿効果を信じるならば，Nohria-Stevenson分類の「wet and warm」である．基本的には強心薬を必要としないすべての急性左心不全に使用できるが，それだけに「漫然」と投与され，いつ中止したらよいか判断に困っている症例もよくみかける．急性心不全治療におけるカルペリチドの役割は，「目に見える効果」であるfluid central-shiftの改善である．カルペリチドに期待する効果がpre-loadを取り除くことによる肺うっ血の改善であるので，効果判定は，症状の改善，SpO_2の改善であるが，心エコーがあれば三尖弁逆流による圧格差の変化が鋭敏な指標となる．これらの症状・兆候が改善された時点でカルペリチドは中止するべきである．

[「うまい」使用方法：「おまじない効果」に期待する]

- カルペリチドの投与量について添付文書には，「注射用水10 mLに溶解し，必要に応じて生理食塩液または5％ブドウ糖注射液で希釈し，カルペリチドとして0.1γを持続静脈内投与する．なお，投与量は血行動態をモニターしながら適宜調節するが，患者の病態に応じて0.2γまで増量できる」とある．しかし，この用量では高濃度すぎるため血管拡張作用が強く出現し，著明な血圧低下をきたす可能性がある．来院時の収縮期血圧が140 mmHgを超えていたら，0.025γから開始する．それ以下であれば0.0125γから開始し，30分後に血圧のチェックを行い，0.025γまで増量する．最大投与量は血管拡張作用を期待するなら0.05γまでと考えて，それでも効果が得られないときには，ほかの血管拡張薬を併用する必要がある．

- また，急性期の利尿効果を期待するならばカルペリチドの増量よりもフロセミドのボーラス投与を併用したほうがよい．利尿作用が出現するまでカルペリチドを増量すると，血管拡張作用が前面に出て過剰な血圧低下をきたし，むしろ腎灌流圧の減少によって利尿効果が低下することが懸念されるためである．フロセミドとカルペリチドの併用は，カルペリチドのもつ「おまじない効果」で，フロセミドによるRAA系の亢進や腎障害を抑制できる可能性がある．

[臨床上の問題点：即効性の欠如]

- 脱水，右室梗塞による右室不全など，左心室にpre-loadがかかりにくい症例に対するカ

ルペリチドの使用は，著明な血圧低下をきたすおそれがあり，使用は十分に注意するか，控えたほうがよいと思われる．また，カルペリチドは調剤が煩雑であり，ほかの点滴とルートを一緒にできないため，ただちに血管拡張薬を使用したいときには即効性に欠ける．この点で硝酸薬に利点があるため，まずは硝酸薬で開始し，病態を評価し，必要であればカルペリチドに移行するのが臨床的には望ましい．

C どちらの血管拡張薬を選択するのか？ カルペリチドか，硝酸薬か，それとも…？

- 硝酸薬とカルペリチドは，ともに血管拡張薬であるために，両者の比較を検討した研究が報告されている[3]が，その急性期の血管拡張効果はほとんど同じであると思われる．また，カルペリチドに期待された長期予後改善効果に関する検討でも，硝酸薬とのあいだに効果の差は出ていない[3]．fluid central-shift をきたした症例に対して治療を行う場合，初期治療開始までの時間が短ければそれだけ，心臓はもとより全身の臓器・器官に対するダメージは少ない．適切な初期治療がすみやかに行われなければ，サイトカインの激しい上昇や，神経体液性因子の過剰な亢進，低酸素血症，低灌流など，初療室に搬送されたのちも激しく燃え上がり，病態は刻一刻と悪化する．そして最終的には呼吸管理ができなくなり気管内挿管に至ってしまう．このことが患者の予後を悪化させていることは疑いがない事実であろう．したがって，fluid central-shift をきたした症例に関しては，まずは，すみやかに硝酸薬のスプレー製剤によって血管を拡張しつつ，静脈ルートが確保できれば即効性の高い硝酸薬のバッグ製剤を投与する．そこで少なくとも数時間の時間的余裕が生まれるため，そのあいだに基礎心疾患の検索を行い，カルペリチドが必要と判断すれば変更する，という戦略が最も効率的であろう．

D 新しい血管拡張薬：Serelaxin

- 入院中にどれだけ素晴らしい治療を行っても，退院後の管理によって，その患者の予後は大きく左右される．たとえ退院時，予後に違いを与えるだけの「臨床的な差」が存在したとしても，その差は外来での管理の良し悪しによって大きく修飾されてしまうことは，すでに示されている[4]．つまり，「長期予後を改善できるような急性期治療」は，急性心不全治療において残されている大きな臨床的課題のひとつである．

- 近年登場した Serelaxin は，その期待に応える可能性のもっとも高い血管拡張薬である．遺伝子組換え型ヒト relaxin-2 タンパク質である Serelaxin は，妊婦の胎盤から分泌されるホルモンであり，妊娠中に生じる体液の大きな変化に対して心血管を保護する働きを有することが知られている．その薬理作用はおもに血管拡張作用であり[5,6]，これを急性心不全治療薬として利用できる．また，Serelaxin は，RAA 系抑制作用，腎保護作用，抗炎症作用なども有するとされており（図18-6），急性期治療薬でありながら慢性心不全の長期的な進展をも予防することが期待された薬物である．

- 急性心不全患者に対する Serelaxin の臨床的効果を検討した Relax-AHF 試験は，2012年の米国心臓病学会（AHA）でリリースされ，その翌年2013年に Lancet 誌に公表された[7]．対象は呼吸困難を訴える収縮期血圧が125mmHg 以上の急性心不全患者であり，Serelaxin 群と

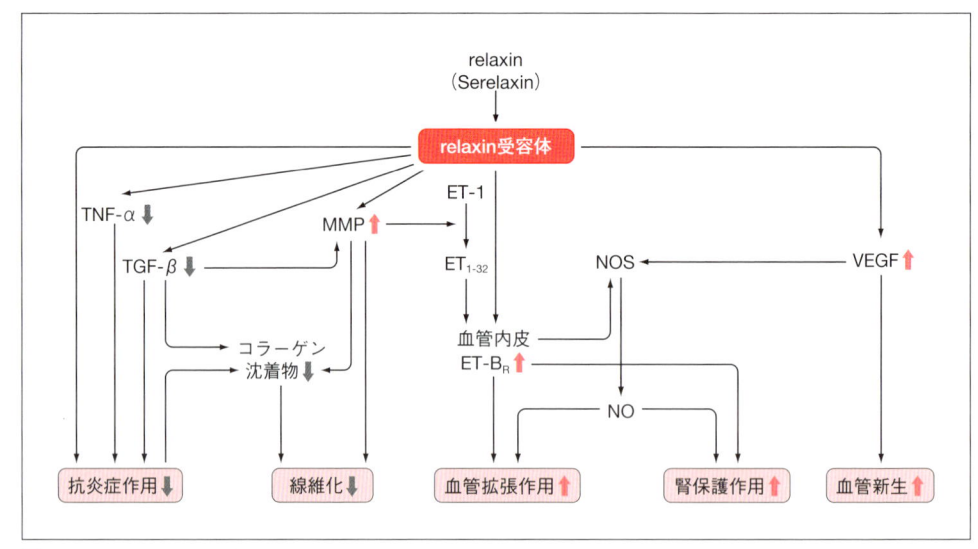

図18-6 Serelaxinの効果

[Teichman SL, et al.: Curr Heart Fail Rep, 7: 75-82, 2010 を一部改変]

プラセボ群で比較したランダム化比較試験で，結果は，Serelaxin群で心不全による症状・兆候を有意に低下させた．一次エンドポイントである呼吸困難の改善で，VAS (visual analogue scale) を用いた評価では，Serelaxin群でより改善を認めたものの，Likertスケールによる評価の場合，呼吸困難が改善した患者の割合は差がつかなかった（図18-7）.

◆ また，二次エンドポイントである心血管死亡，心不全・腎不全再入院では有意な効果が得られず，さらに30日間，60日間では両群間で有意な差は認められなかったが，180日間での心血管死亡，および全死亡に関してはSerelaxin群で有意に減少していた（図18-8）.

◆ Relax-AHF試験の結果は，たった48時間のSerelaxin投与によって急性期の治療効果のみならず180日後の予後まで改善するという驚くべきものであり，これが事実なら画期的な急性心不全治療薬といえる．2015年現在，欧米での追試験とアジアでの臨床試験が進行している.

おわりに

◆ 本章では，急性心不全の病態のなかで最も緊急性を要するfluid central-shiftに対する血管拡張薬の役割と，その種類，選択について述べた．急性心不全に関しては，その疾患の特性からランダム化された臨床試験が難しく，その少ない臨床試験においてさえも，発症から薬物投与までの時間が検討されている試験はさらに少ない．急性心不全治療の大きなテーマである「長期予後を改善する急性期治療」を実現するためには，これまでの「どの薬剤か？」ではなく「どれだけ早く初期治療を開始したか？」を検証する必要がある．今後は，その点を考慮した臨床試験のデザインと実施が期待される.

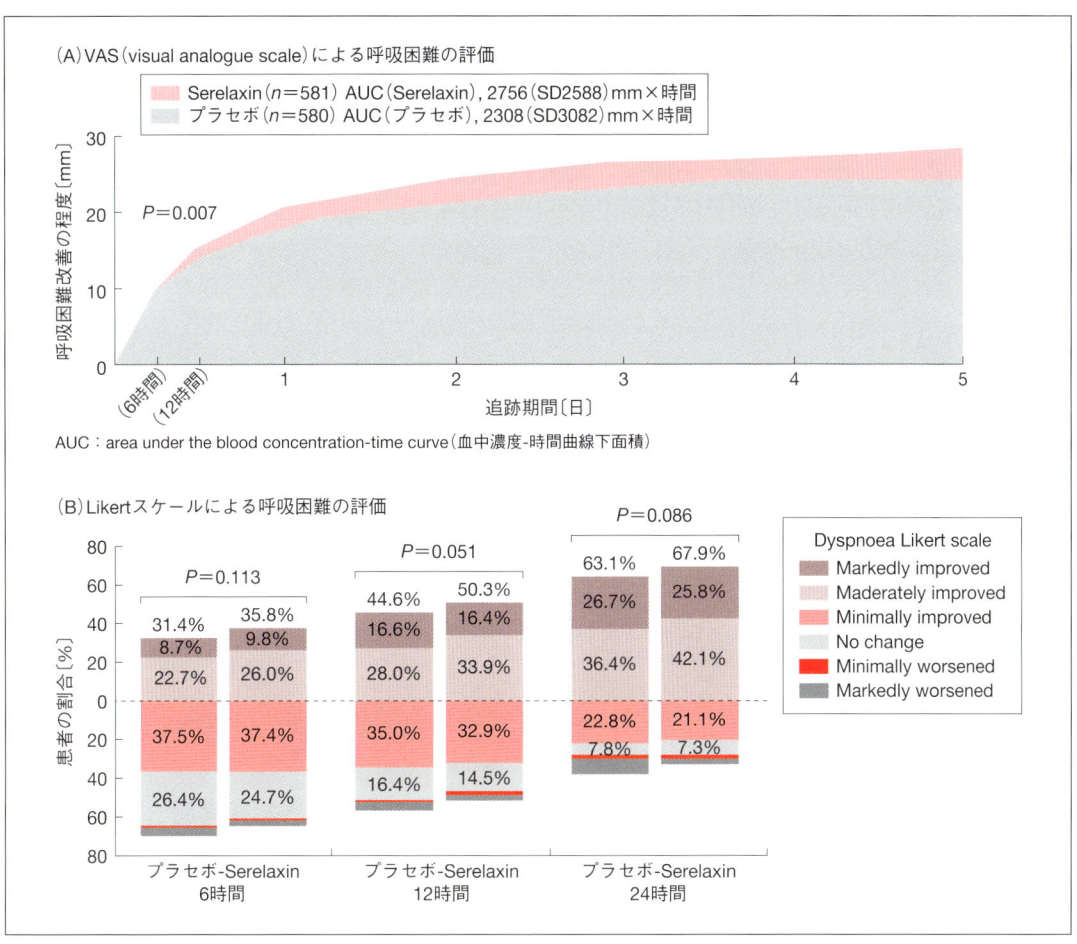

図18-7 Serelaxinの急性期効果

［Teerlink JR, et al.: Lancet, 381: 29-39, 2013を一部改変］

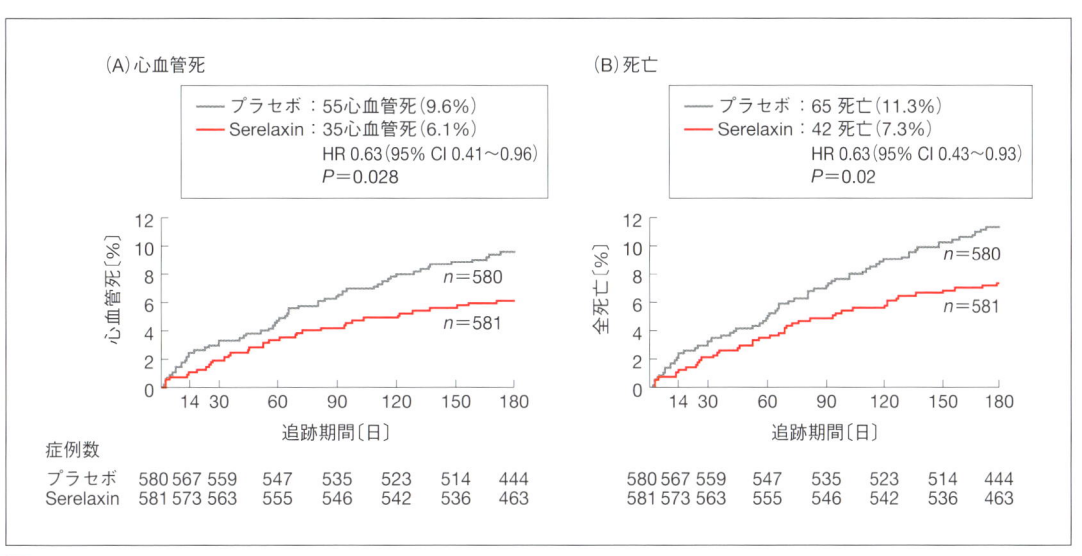

図18-8 Serelaxinの慢性期効果

［Teerlink JR, et al.: Lancet, 381: 29-39, 2013を一部改変］

私のとっておきの極意

・急性心不全治療は，まず，すみやかな病態の見きわめが重要．
・起座呼吸をともなう肺うっ血の改善には，まず PEEP (positive end-expiratory pressure) および血管拡張薬で対応し，利尿薬は少し待つ．
・血管拡張薬の選択は「スピード」「使いやすさ」から硝酸薬のスプレー製剤やバッグ製剤が望ましい．
・カルペリチドの「おまじない効果」に期待するより確実な降圧を心がける．
・とはいえ「長期予後を改善する急性期治療」は重要で，Serelaxin に期待が集まる．

（加藤真帆人）

文献

1) ESC Committee for Practice Guidelines, et al.: Eur Heart J, 33: 1787-1847, 2012.
2) Matsue Y, et al.: J Card Fail, 21: 859-864, 2015.
3) Mizutani T, et al.: Int Heart J, 52: 114-118, 2011.
4) Binanay C, et al.: JAMA, 294: 1625-1633, 2005.
5) Teichman SL, et al.: Heart Fail Rev, 14: 321-329, 2009.
6) Teichman SL, et al.: Curr Heart Fail Rep, 7: 75-82, 2010.
7) Teerlink JR, et al.: Lancet, 381: 29-39, 2013.

19 急性心不全におけるNIPPV：テーラーメイド療法は必要か？

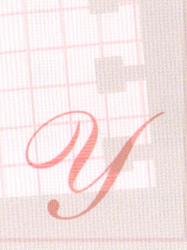

はじめに

◆ 急性心不全患者では，呼吸状態が急激に悪化し低酸素血症が出現することにより，徐脈，血圧低下，心原性ショックなど重篤な状態に陥るために，致死的心室性不整脈を合併し，心肺停止に至ることがある[1]．そのため，呼吸状態を適切に評価し，循環動態が破綻しないように的確に呼吸管理を行うことが重要である．

◆ 急性心不全の症状発現から6〜12時間以内の超急性期治療におけるエビデンスに基づいた治療法は確立していない[2]．著しい呼吸困難を訴える急性心不全患者を対象にした無作為化比較試験を実施することは困難であり，十分なエビデンスの集積がないことが，理由である．そのため，急性心不全に対する非侵襲的陽圧換気法 non-invasive positive pressure ventilation（NIPPV または NPPV）治療では，変化する病態を総合的に評価し，症例に合わせたテーラーメイドの適切な呼吸管理が必要である．

A 急性心不全治療における呼吸管理の手順

◆ 急性心不全治療において呼吸状態を評価するためには，呼吸困難などの自覚症状の聴取と並行して，呼吸回数，起座呼吸などの呼吸様式，酸素飽和度（SpO_2値）を観察する．酸素分圧（PaO_2）が60 mmHg 未満で呼吸不全と定義されるが，SpO_2が90%以下になると PaO_2 は急激に60 mmHg 以下に低下する．最近の急性心不全や急性心筋梗塞の治療に関するガイドラインでは，心拍出量低下により酸素運搬能と組織酸素供給が低下することを考慮し，SpO_2を95%以上に維持する呼吸管理が推奨されている[2,3]．

◆ 吸入酸素濃度100%の酸素を投与するにはリザーバ付酸素マスクを使用するが，吸入酸素濃度100%の酸素を投与しても酸素化が不十分な場合や，二酸化炭素分圧（$PaCO_2$）が蓄積する場合には躊躇せず NIPPV を緊急外来で開始するべきである．

B 急性心不全治療における NIPPV の適応

◆ 日本循環器学会の「急性心不全治療ガイドライン（2011年改訂版）」[3]では，急性心不全の管理目標は，血中 $SpO_2 > 95%$ もしくは血中 $PaO_2 > 80$ mmHg であり，鼻カニューレまたはフェイス・マスクによる酸素投与で改善されない頻呼吸，努力呼吸，低酸素血症に対しては，密着型マスクの NIPPV を即座に開始することがクラスⅠで推奨されている．また，急性心不全の初期治療では最初から NIPPV による呼吸管理を適応してもよいこと，使用する換気モードは原則的に持続気道陽圧 continuous positive airway pressure（CPAP）呼吸

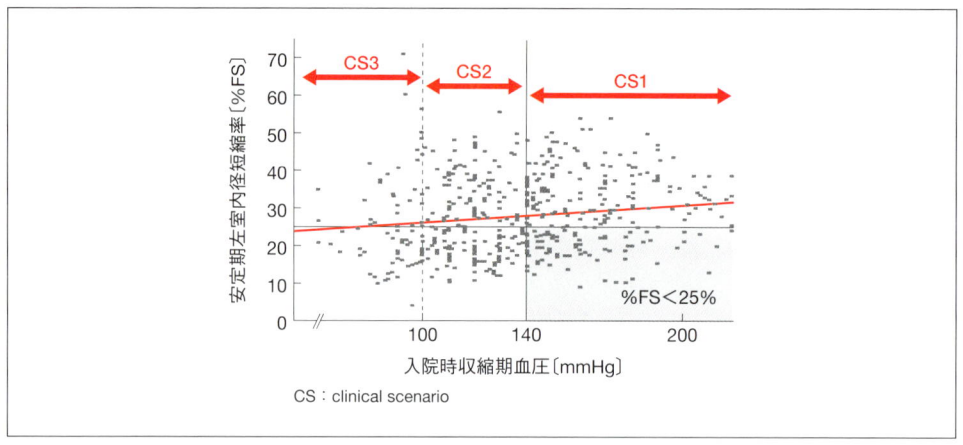

図19-1　入院時収縮期血圧と安定期左室内径短縮率

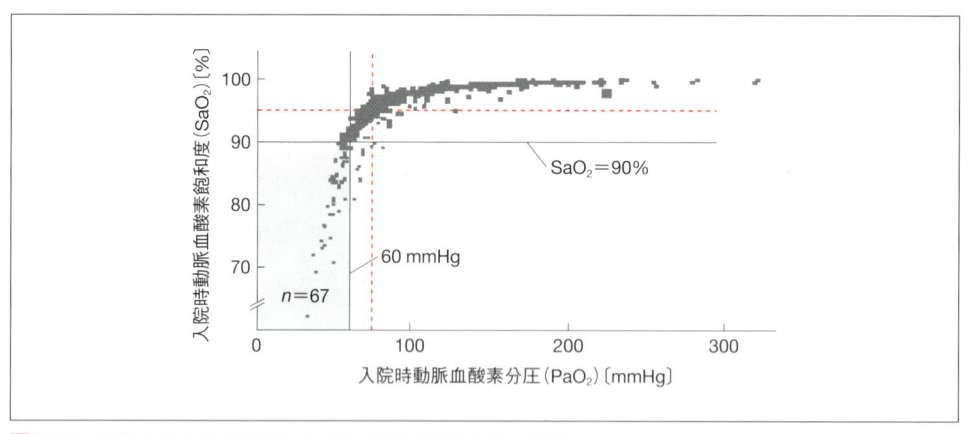

図19-2　急性心不全患者578人における初回動脈血ガス分析

モードを優先させることも明記されている．欧州心臓病学会の「ESC ガイドライン 2012」[2]では，肺水腫に伴う呼吸困難に対する NIPPV はクラスⅡa（レベル B）で推奨されているが，一方で NIPPV は血圧低下を生じることがあるため，収縮期血圧＜85mmHg では基本的に使用しないように注意が促されている．緊急外来における急性非代償性心不全症例の，初回収縮期血圧と慢性期心臓超音波検査による心機能の指標である左室内径短縮率 fractional shortening（%FS）をプロットし，クリニカルシナリオ1〜3（CS1〜3）で層別化した場合，収縮期血圧≧140mmHg の CS1 においても，%FS＜25%の左室収縮障害例を認めることから（図19-1），初回収縮期血圧が上昇していても NIPPV と血管拡張薬で治療することにより，急激な血圧低下を生じることがあるため注意が必要である．

◆日本循環器学会の「急性心不全治療ガイドライン（2011年改訂版）」[3]では，急性心不全において，「最近では患者の呼吸に同調して陽圧をかけ，患者の換気量により自動的に適正サポートする順応性自動制御換気 adaptive servo-ventilator（ASV）が汎用されだした」と紹介されている．しかし，現時点で利用可能な ASV 機種における酸素供給システムでは，投与可能な最大酸素濃度は60%未満であり，酸素治療としては限界があることを十分に理解しておくことが必要である．緊急外来における急性非代償性心不全患者578人の酸素投

与下での初回動脈血ガス分析の PaO_2 をプロットすると，酸素を投与していても11.6％の症例は $PaO_2 < 60 mmHg$ の著しい低酸素血症を呈していた（図19-2）．このような低酸素血症をともなう症例では，NIPPV療法において100％酸素を投与することが必要である．

C NIPPVの初期設定

◆ 急性非代償性心不全に対するNIPPVの初期設定は，高炭酸ガス血症がなければ投与酸素濃度は FiO_2 100％，換気モードはCPAPモードが一般的である．ESCガイドライン[2]では，呼気終末陽圧 positive end-expiratory pressure（PEEP）設定値を5mmHgの低圧から開始し，PEEP設定値を漸増し，適宜調整する方法が推奨されている．近年，高濃度酸素の長時間投与による酸素中毒が問題となっているが，酸素中毒の基本病態は，抗酸化防御機構の処理能力を上まわる活性酸素の産生と，肺へ集積して活性化された炎症細胞からの炎症性メディエーターなどの放出による肺傷害であることが，日本呼吸器学会「酸素療法ガイドライン」に記載されている[4]．SpO_2 値を100％に近づけるための過剰な高濃度酸素投与は好ましくないが，酸素中毒に吸入気の酸素濃度は関与せず，PaO_2 と吸入時間に影響を受けるが，その閾値は明らかでない．このことから，急性心不全治療でNIPPVを使用する際には，不要な高濃度酸素を漫然と投与しないよう心がけ，SpO_2 が98〜99％を維持するように酸素量を調整することが必要である．

◆ 心不全患者では，肺動脈楔入圧 pulmonary capillary wedge pressure（PCWP）が12mmHg以上の場合は，PEEPにより静脈還流と左室後負荷は減少し，心拍出量が増加するため，血圧は低下しない．一方，PCWPが12mmHg未満の症例では，PEEPによる静脈還流低下により，体血圧が低下する可能性が報告されている[5]．そのため，急性心不全症例においてNIPPVを開始する場合は，必ず肺うっ血の存在を確認しておくことが重要である．Nohria-Stevenson分類[6]による組織うっ血の評価方法は，簡便で有効である．起座呼吸，頸静脈怒張，S3聴取，S2増強，浮腫，腹水，肺湿性ラ音などの所見があれば，組織うっ血が存在するため，PEEPを用いても血圧低下が生じる可能性は低い．一方，脈圧低下，交互脈，四肢冷感，傾眠傾向など，組織低灌流所見がある場合は，低心拍出量症候群あるいはプレショック状態であり，PEEPによる静脈還流低下は血圧低下を惹起する危険性があるため十分な注意が必要である．

D NIPPVの効果判定

◆ NIPPVの効果は，自覚症状改善，PaO_2/FiO_2 上昇，呼吸数減少，血行動態改善（心拍数減少，低血圧の改善）により評価するため，NIPPV装着中は心電図モニター，血圧モニター，パルスオキシメータを連続モニタリングする．図19-3に，急性心不全による起座呼吸で救急搬送された症例の緊急外来到着後40分間のモニター画像を示す．救急隊からの情報により，低酸素血症を呈し起座呼吸であることが事前に判明していたため，搬入直後に肺野全域の湿性ラ音を確認し，ただちにNIPPVを装着した．初期設定は投与酸素濃度 FiO_2 100％，換気モードはPEEP 8mmHgのCPAPモードとした．NIPPV装着後10分間で呼吸回数は44回/分から20回/分に低下，心拍数は164bpmから106bpmに低下した．本症例では末梢循環不全が著明なため，パルスオキシメータ装着から15分間は SpO_2 は測定できなかった．

III. 急性心不全

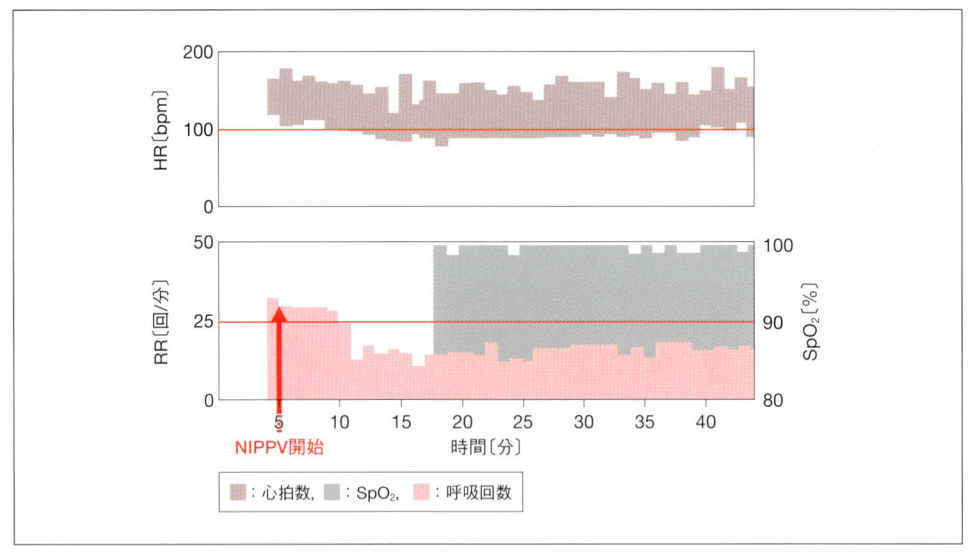

図19-3 緊急外来におけるNIPPV開始直後のモニター

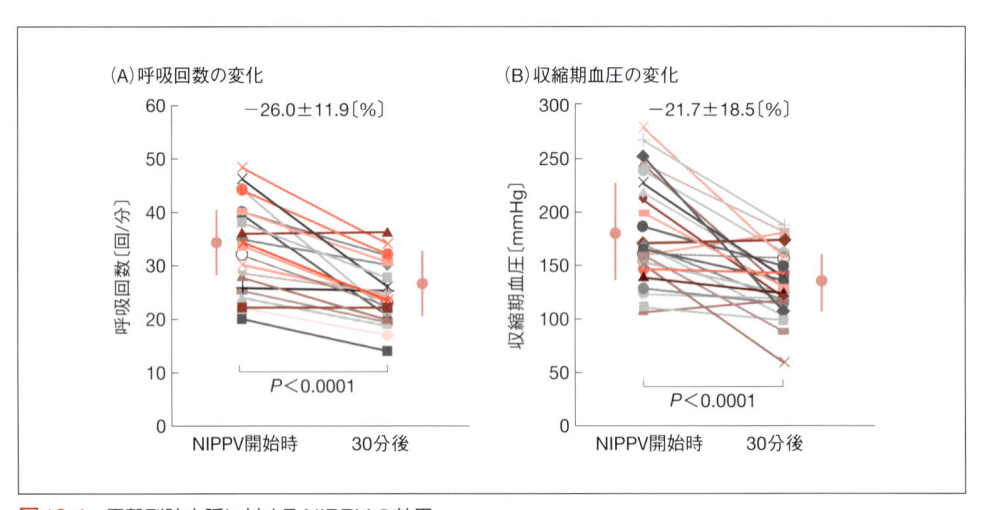

図19-4 電撃型肺水腫に対するNIPPVの効果

◆ 吸入酸素濃度100％の酸素を投与しても SpO$_2$ が95％未満で，呼吸困難が改善しないため NIPPV を使用した連続96人の急性非代償性心不全患者において，NIPPVの効果を検討した[7]．心不全症状出現から6時間以内に救急隊を要請し，NIPPVを開始した患者43人を電撃型肺水腫群と定義し，NIPPVを使用したが心不全症状発現から救急隊要請までの時間が6時間以上，もしくは症状発症時刻が明確ではない患者53人を対照群とした．電撃型肺水腫は急激に発症する重症うっ血性心不全であり，肺動脈圧上昇と体血管抵抗上昇により体内水分の再分布異常を生じ，著明な肺うっ血のため急激に呼吸困難が出現し，場合によっては致死的結果に至る重篤な病態である．電撃型肺水腫群は対照群に比べ，緊急外来到着時の低酸素血症はより重症であり，著明なアシドーシスと高炭酸ガス血症を呈していたが，図19-4に示すように，NIPPV装着後30分間で呼吸回数は平均35回から26回，収縮期血圧は平均182 mmHgから148 mmHgにすみやかに改善した．すなわち，電撃型肺水腫は重

篤な急性心不全であるが，意識障害がなく，吸入酸素濃度100％で NIPPV を開始すれば，緊急外来の治療により症状軽減と血行動態安定化を図ることができる．

E NIPPVの離脱方法

◆急性心不全治療における NIPPV の離脱基準は確立されていないが，H. Momii ら[8]が報告したように，SpO_2をモニタリングしながら，はじめに FiO_2を40〜50％まで下げ，次に PEEP 設定値を2mmHg ごと下げ，呼吸回数と心拍数を確認し，NIPPV の設定条件が FiO_2 0.5％以下，PEEP 設定値5mmHg 以下になり，呼吸回数が20/分以下で呼吸困難の自覚症状が消失した状態で NIPPV 離脱を試みるべきである．

おわりに

◆急性心不全の初期治療における目標は症状を改善することであり，適切に呼吸管理を行い，低酸素血症に起因する血行動態の破綻を抑制することは非常に重要なことである．急性心不全の急性期管理に携わる医療従事者は，患者の状態に合致したテーラーメイドの NIPPV 療法を習得することが必要である．

私のとっておきの極意

・100％酸素を投与しても酸素化が不十分な場合，$PaCO_2$が蓄積する場合には，緊急外来で躊躇せず，すみやかに NIPPV を開始する．
・急性心不全治療で NIPPV を使用するときには，不要な高濃度酸素を漫然と投与しないよう心がけ，SpO_2が98〜99％を維持するように酸素量を調整する．
・電撃型肺水腫は重篤な急性心不全であり，吸入酸素濃度100％で適切に NIPPV を開始することにより，症状軽減と血行動態安定化を図る．
・急性心不全において NIPPV を用いた治療を行うには，変化する病態を総合的に評価し，個々の患者に合わせたテーラーメイドでの呼吸管理が必要である．

（横山広行）

文 献

1) Peacock WF, et al.: J Am Coll Cardiol, 56: 343-351, 2010.
2) McMurray JJ, et al.: Eur J Heart Fail, 14: 803-869, 2012.
3) 日本循環器学会 編: 循環器病の診断と治療に関するガイドライン（2010年度合同研究班報告）. 急性心不全治療ガイドライン（2011年改訂版）. http://www.j-circ.or.jp/guideline/pdf/JCS2011_izumi_h.pdf（2016年2月現在）
4) 日本呼吸器学会, 日本呼吸管理学会 編: 酸素療法ガイドライン, メディカルレビュー社, 2011.
5) Bradley TD, et al.: Am Rev Respir Dis, 145: 377-382, 1992.
6) Nohria A, et al.: JAMA. 287: 628-640, 2002.
7) Yokoyama H, et al.: Patients with flash pulmonary edema showed fluid redistribution, and rapidly improved of condition by initial treatment with NIPPV, ESC Congress 2010. http://spo.escardio.org/SessionDetails.aspx?eevtid=40&sessId=6315&subSessId=0#（2016年2月現在）
8) Momii H, et al.: Eur J Emerg Med, 19: 267-270, 2012.

20 重症心不全患者に栄養療法は必要か？

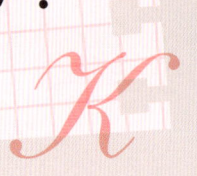

はじめに

◆ 身体に何らかの侵襲が加わると，経口摂取などで得られる外因性エネルギー以外に内因性エネルギーの供給が増加する．これは「異化反応」といわれ，生体が侵襲から生き抜くための生理的反応である．集中治療を必要とする重症患者は，このようなエネルギー代謝の状態にあり，さらにエネルギー摂取を医療従事者により完全にコントロールされた状態となっている．つまり，われわれが日常診療で接する患者は，特殊なエネルギー摂取・代謝の状態にあり，これらに介入していくことが急性期栄養療法の基本となる．

A 循環器救急における急性期栄養療法

◆ 慢性心不全患者は，食欲低下に加え，筋肉量の低下・萎縮などを合併する頻度も高いとされている．ACCF/AHA Guideline for the Management of Heart Failure 2013[1]でも健康不良状態を示す悪液質（カヘキシー）の概念が提唱されており，予後不良因子として考えられている．さらに，慢性心不全に対しては，栄養療法の有効性が少なからず報告されている．

◆ 一方，急性心不全に対する栄養療法に関しては，一定の見解は得られていないのが現状である．このような背景のなかで，急性心不全に対する急性期栄養療法を検討していく必要がある．ここでヒントになるのが集中治療分野での栄養療法である．集中治療分野では，敗血症，熱傷，急性膵炎，外傷などの分野で急性期栄養療法の有用性が数多く報告されて

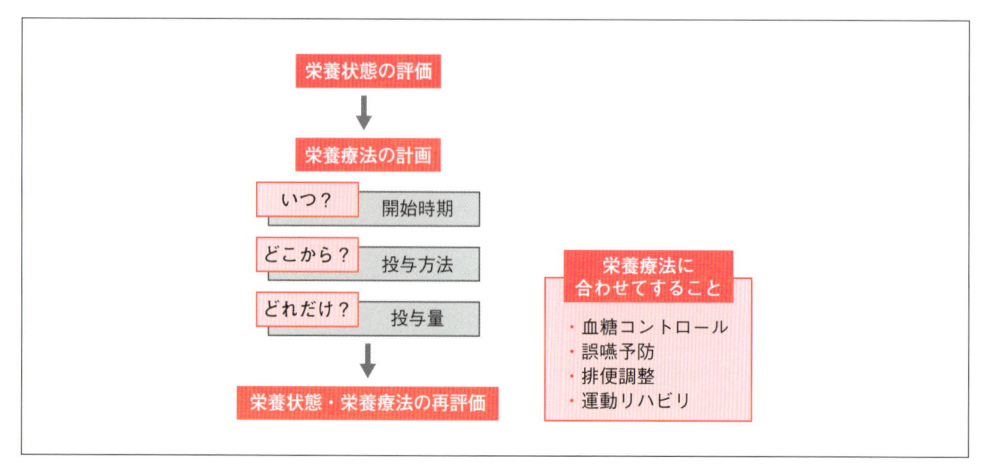

図20-1　急性期栄養療法の手順

いる．そして，急性期における栄養療法のガイドラインは各学会や機関より報告されており，集中治療分野では日常診療に利用されている．図20-1に沿って，急性心不全患者などに対する急性期栄養療法の介入方法について解説する．

B 栄養状態の評価

- 栄養療法のファーストステップは，入院時の栄養状態を評価することである．一般的な評価方法としては，主観的包括的栄養評価 subjective global assessment（SGA），客観的栄養評価 objective data assessment（ODA）などが用いられている．SGA は非常に簡便で使いやすい指標であるが，患者背景が把握できない場合などでは評価が困難となることも多い．ODA は検査所見などを用いて栄養状態を評価する方法であるが，検査所見は病状に合わせて複雑に変化するため，単純に評価できないことがある．実際にアルブミン値を例にあげると，敗血症性ショックの症例では低アルブミン血症を認めるが，これは全身の炎症反応の結果として起きている変化であり，入院前の低栄養を表したものではない．

- また，ほかにも栄養アセスメントツールは報告されているが，いずれも急性期の病態において完璧な指標とはいえない．そのため，身体所見，血液検査，患者背景などから総合的に患者の栄養状態を評価することが重要である．

C 栄養療法の計画

- 栄養状態の評価ができれば，具体的な栄養投与の計画を立てる．「いつ」，「どこから」，「どれくらい」を基本として栄養投与プランを考える．このときに重要なことは，患者の病状把握と予想される経過を加味し，栄養投与の最終ゴールも見越して投与方法を考えることである．

開始時期（いつ）

- 腸管を使うことが可能であれば，できる限り早期に経腸栄養を開始すべきである．一般的には 24～48 時間以内の開始が推奨されており，早期経腸栄養により腸管粘膜の維持，バクテリアルトランスロケーション bacterial translocation の回避が期待されている．

- 経腸栄養が不可能な場合は，静脈栄養の適応となるが，その開始時期は急性期である必要はない．入院後1週間は，経腸栄養が開始できない症例においても，積極的な静脈栄養を行う必要はなく，ビタミンや微量元素の補充のみを行えばよい．

栄養投与方法（どこから）

- 栄養投与の第一選択は腸管を使った栄養投与（経腸栄養）となる．もちろん経口摂取が可能であれば，通常どおり食事より開始する．人工呼吸管理などで経口摂取が不可能な状態であれば，経鼻胃管などを用いて経腸栄養を行う．

- 「静脈栄養 vs. 経腸栄養」に関しては，集中治療領域で多数の報告があるが，経腸栄養が静脈栄養と比べて最終的な予後を改善させるとはいえないのが現状である．しかし，経腸栄養は，感染症の抑制，入院期間，医療費などで静脈栄養より優位性があるとされており，静脈経

腸栄養ガイドライン(日本静脈経腸栄養学会 JSPEN)[2]や国際的なガイドライン(米国 ASPEN,欧州 ESPEN,カナダ CCPG)[3〜5]では,すべて経腸栄養が第一選択として記載されている.

🔍 投与量(どれくらい)

◆ 投与エネルギー量は,侵襲時の消費エネルギーと内因性エネルギーを考慮した量を投与できれば最適となるはずであるが,ある瞬間の正確な消費エネルギーや内因性エネルギーを知る手段はない.現在,間接熱量計を用いて消費エネルギー量を測定し,目標投与エネルギー量を設定する方法がよいと考えられているが,間接熱量計による測定はどの施設でも簡単にできるものではない.また,推算式(Harris-Benedict の式や Canadian Nutritional Guideline の推算式)による計算や,20〜25 kcal/kg/日の簡易式に当てはめてもよいと考えられる.

◆ 開始時の投与エネルギー量としては,急性期1週間は設定された目標投与エネルギー量の60%までに抑えて投与する.これは侵襲時には内因性エネルギーが産生されるため,身体への供給エネルギーは,点滴,経腸から得られる外因性エネルギーと内因性エネルギーの和になるからである(図20-2).つまり,計算された目標投与エネルギーを全量投与すると,過剰栄養(overfeeding)になる可能性が非常に高い.過剰栄養が有害であることは,これまでの検討からコンセンサスが得られており,この過剰栄養を回避することが非常に重要である.このことが急性期栄養療法において,許容される低栄養(permissive underfeeding)が基本となる理由である.

◆ 実際の投与方法としては,経腸栄養であれば10 mL/時の持続投与で開始する.栄養投与を緩徐に開始することで,過剰栄養はもちろんのこと,嘔吐,下痢,急速な栄養投与によるリフィーディング症候群 refeeding syndrome といったトラブルも少なくなる.1〜2日ごとに10 mL/時,20 mL/時,30 mL/時と増量していき,40 mL/時まで増量できれば,間欠投与に変更するプランを筆者はよく使用している.静脈栄養であれば,開始時は400 kcal/日前後に設定し,急性期1週間は400〜800 kcal/日程度の栄養投与でとどめている.そして,栄養開始1〜2週間後に目標投与エネルギー量となるように徐々にエネルギー量を増量している.

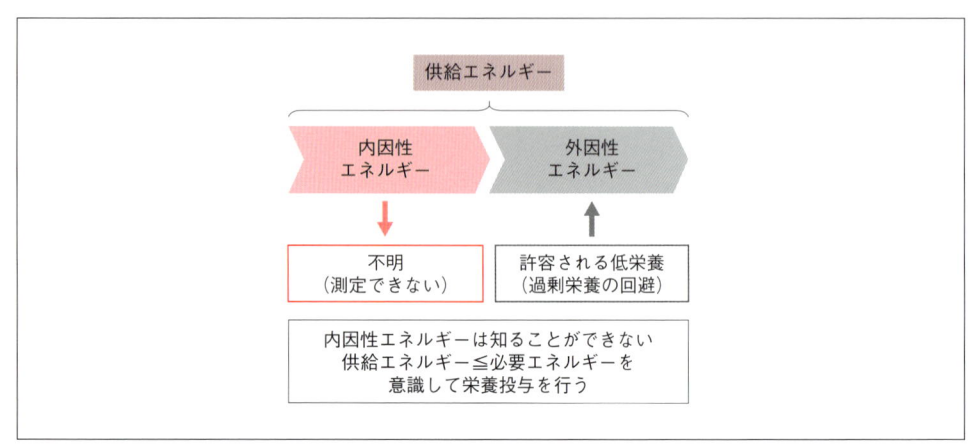

図20-2 供給エネルギーと必要エネルギー

D 急性心不全ならではの栄養療法の妨げ

カテコラミン使用中の栄養療法

- ◆「カテコラミン使用中の患者に経腸栄養は可能か？」との議論がよくされているが，筆者の経験では可能と考える．カテコラミンに限らず，大動脈内バルーンパンピング，経皮的心肺補助装置などを使用している症例に対しても，輸液負荷や昇圧剤を増量せずに循環動態が保たれる状態となれば，経腸栄養を開始している．この場合は，栄養療法開始時に血圧の低下がないか，腸管虚血をきたしていないかなどの評価を継続して行う必要がある．

非侵襲的陽圧換気法（NIPPV）

- ◆非侵襲的陽圧換気法（NIPPV）を使用すると，当然マスクを装着するため，経口摂取が困難となる．胃管を使用し経腸栄養を行うことも可能であるが，NIPPV は胃内に空気がたまるリスクがあり，その結果として嘔吐を誘発する可能性がある．マスク装着時に嘔吐をすると誤嚥，窒息に至る可能性があり，NIPPV 導入時の経管栄養の適応は慎重に考えなければならない．NIPPV を早期に離脱できない症例では，そもそも気管挿管での人工呼吸管理を行うことや，静脈栄養の導入を検討するのも，ひとつの方法と考える．

食思不振

- ◆栄養療法でいちばんよく遭遇するトラブルであり，対処が難しいのが食思不振である．とくに心不全があると腸管浮腫などの影響で食欲低下が起こる．さらに，心不全が重症であればあるほど，この傾向は強いと考えられる．逆に，心不全コントロールができれば自然と食事摂取量が増加する症例はよく経験する．

- ◆食思不振の症例に遭遇したとき，最初に考えるべきことは，経口摂取が進まない原因の検索である．消化管や嚥下の問題などがないことを確認し，心不全のコントロールに加え，栄養剤の追加や六君子湯などの薬物投与を考慮する．また，病院食が口に合わないなど，嗜好の問題もよくあるトラブルである．このような症例で摂取エネルギー量が明らかに不足しているときは，過剰な水分制限・持ち込み食の禁止などの指示は控えるべきである．むしろ，ある程度のエネルギー摂取が可能となるまでは，経口摂取量を増加させることだけに取り組むべきと考える．

E 一般的な栄養療法の注意点

血糖コントロール

- ◆高血糖，低血糖はいずれも予後不良となるため，急性期栄養療法では血糖コントロールが必須となる．集中治療を受けている状態であれば，目標血糖は180 mg/dL 以下として，低血糖を起こさないように調整が必要である．

運動リハビリテーション

- ◆栄養療法に加えて，集中治療を受けている患者には運動リハビリを導入すべきである．早期栄養療法，早期運動リハビリを行い，早期離床を目指していくことが早期退院への近道である．栄養療法をより効果的にするためにも運動リハビリを導入し，多職種で治療に介入することは急性期医療には必須と考える．

誤嚥

◆ 嚥下障害がある場合は，嚥下リハビリや食事形態の工夫を行い，誤嚥の予防に努める．胃管による経腸栄養を行っている症例であれば，栄養投与時はヘッドアップ（30〜45度以上）を行う．経鼻胃管の先端を幽門側より遠位（十二指腸内）に留置することで，誤嚥のリスクは軽減する可能性があるが，この場合は下痢のリスクは上昇することに注意が必要である．

下痢，嘔吐

◆ 集中治療中の患者の場合は，下痢より便秘が問題となることが多い．急性期は腸管蠕動も低下しており，栄養開始時に下剤を併用することが多い．胃蠕動を促進させるためにメトクロプラミドの投与を行い，便秘防止として大建中湯，酸化マグネシウムなどを投与する．急性期であれば，1日1〜2回程度の下痢であれば許容し，下剤や栄養製剤の調整を行い，排便コントロールを行う．

おわりに

◆ 急性心不全における急性期栄養療法は未解決の問題もあるが，早期離床を目標とする集中治療においては必須事項である．この栄養療法は，すでに述べた手順に沿って，多職種連携を用いて導入することが，成功の秘訣と考える．

私のとっておきの極意

急性期栄養療法の基本
- まずは栄養状態の評価
- 「いつ」「どこから」「どれだけ」を考える
- 早期経腸栄養が目標
- 許容される低栄養（permissive underfeeding）が原則
- 経管栄養は10 mL/時で開始
- 下剤を使用し排便調整
- ビタミン，微量元素の補充を行う
- 筋力維持にはリハビリも必要（早期離床を目指す）
- 栄養療法をチームで行う（チーム医療）

（黒住祐磨）

文献

1) 2013 ACCF/AHA Guideline for the Management of Heart Failure: A Report of the American College of Cardiology Foundation/American Heart Association Task Force on Practice Guidelines.
2) 日本静脈経腸栄養学会 編：静脈経腸栄養ガイドライン 第3版, 2013.
3) McClave SA, et al.: JPEN J Parenter Enteral Nutr, 33: 277-316, 2009.
4) Kreymann KG, et al.: Clin Nutr, 25: 210-223, 2006.
5) Critical Care Nutrition: 2015 Canadian Clinical Practice Guidelines. http://www.criticalcarenutrition.com/index.php?option=com_content&view=category&layout=blog&id=25&Itemid=109（2016年2月現在）

21 急性心不全患者の痛み・不穏・せん妄をどう管理するか？

はじめに

◆ 急性心不全で緊急入院となる場合，CCU (coronary care unit) に入院することも多く，重症の患者では挿管・人工呼吸器管理となることもある．CCU は循環器集中治療室であり，基本的には ICU (intensive care unit) と同様に「PAD ガイドライン」に則って痛み・不穏・せん妄 (pain, agitation, and delirium) の治療をすべきであると考える．PAD ガイドラインとは，急性期集中治療室での痛み・不穏・せん妄の管理に関して，2013 年に米国集中治療学会により改訂されたもので，わが国では 2014 年に，日本集中治療医学会により J-PAD ガイドラインとして作成された．これらのガイドラインに共通することは，いかにうまく鎮痛剤や鎮静剤を使用するかという従来の薬物治療を中心とした考え方ではなく，重症患者の痛み・不穏・せん妄を，より総合的かつ包括的に管理すること，つまり患者中心の考え方に沿って作成されていることである．

◆ 痛み・不穏・せん妄の管理を行うにあたって重要なことは，これらを正確に評価することであり，薬物治療よりも非薬物治療が優先される．正確な評価により介入が始まるのであり，そのためのさまざまな評価ツールの有用性が示されてきた．ただし，これらの評価のルーチン化はまだまだ達成されていない施設も多く，とくに一般的な ICU 領域よりも CCU 領域において少ないと思われる．今後は，一般的な ICU と同様に，CCU 領域でもコメディカルと協力し，疼痛・不穏・せん妄を正確に評価し介入していくことが必要であると考える．

A 急性心不全の CCU での疼痛管理

◆ 疼痛・不穏・せん妄管理のなかで，まず疼痛管理から開始する．CCU での疼痛の評価方法は，患者が自己申告可能な場合，NRS (numerical rating scale)，VAS (visual analogue scale) で，患者が自己申告不可能な場合，CPOT (Critical-Care Pain Observation Tool)，BPS (Behavioral Pain Scale) で評価を行う．当院では NRS (無痛を 0 点として 10 点満点で自己評価) と CPOT (図 21-1) を使用し，看護師がベッドサイドによる評価を行っている．NRS が 3 より大または CPOT が 2 以上の場合は痛みへの介入，つまり鎮痛薬の開始・増量を行う．

◆ 鎮痛薬としては，麻薬ではフェンタニル，麻薬拮抗性ではペンタゾシン (ペンタジン®, ソセゴン®) やブプレノルフィン (レペタン®)，非麻薬性では非ステロイド系抗炎症薬 (NSAIDs) やアセトアミノフェンなどが使用される．心不全患者では，その副作用の問題から NSAIDs を使用しづらく，経口投与不可能な非挿管患者での疼痛管理が難しかったが，2013 年から経静脈投与用のアセトアミノフェンとしてアセリオ®静注液が使用可能となり，比較的副作用の少ないアセトアミノフェンによる疼痛管理が可能となった (**Case1** 参照)．

表情			人工呼吸器への反応		
リラックス	………………	0	受け入れ	………………	0
		1			1
緊張	………………	2	抵抗	………………	2

身体活動			発声		
不動	………………	0	無音	………………	0
		1			1
不穏	………………	2	泣き叫ぶ	………………	2

筋緊張		
リラックス	………………	0
		1
硬直	………………	2

合計　　　　　点

＊合計2点以上に対して鎮痛介入

図21-1 CPOT (Critical-Care Pain Observation Tool)の概要

[Gélinas C, et al.: Clin J Pain, 23：497-505, 2007 を一部改変]

Case 1　CCU 疼痛時の鎮痛薬など使用例

- フェンタニル
    - 用法：フェンタニル(0.02 mg/1 mL) 5 mL＋生理食塩水 43 mL，2 mL/時から開始，適宜増減
    - 注意すべき副作用：呼吸抑制，血圧低下，ショック，不整脈，興奮など
- ペンタゾシン(ペンタジン®，ソセゴン®)
    - 用法：7.5～30 mg，静脈注射または筋肉注射，適宜増減
    - 注意すべき副作用：ショック，呼吸抑制，傾眠，悪心，嘔吐など
- ブプレノルフィン(レペタン®)
    - 用法：ブプレノルフィン(0.6 mg/3 mL)＋生理食塩水 45 mL，2 mL/時から開始，適宜増減
    - 注意すべき副作用：呼吸抑制，悪心，嘔吐，ショックなど
- アセトアミノフェン(アセリオ®注，カロナール®)
    - 用法：500 mg/回，点滴静注あるいは服用，6時間ごと
    - 注意すべき副作用：肝障害，ショック，中毒性表皮壊死融解症，腎不全など
- フルルビプロフェン(ロピオン®)
    - 用法：15～30 mg，点滴投与，6時間ごと
    - 注意すべき副作用：胃潰瘍，腎障害，血小板凝集抑制，ショックなど

B　急性心不全のCCUでの不穏管理

◆ 不穏管理に関しては，まずその原因を考えるべきであり，低拍出症候群や肺うっ血が増悪

していないか，感染症が合併していないか，十分な鎮痛が図られているかなど再評価を行う必要がある．CCU での不穏の評価に関しては，RASS（Richmond Agitation-Sedation Scale）や SAS（Sedation-Agitation Scale）などがあり，筆者の施設ではベッドサイドにてRASS（図21-2）を用いて行っている．鎮静深度に関しては，常に過鎮静とならないように

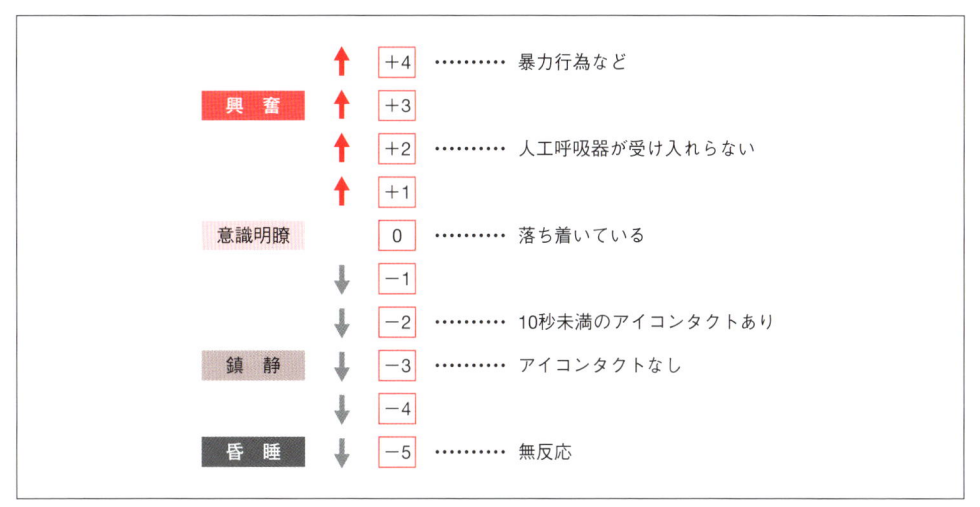

興奮	↑	+4	……… 暴力行為など
	↑	+3	
	↑	+2	……… 人工呼吸器が受け入れらない
	↑	+1	
意識明瞭		0	……… 落ち着いている
	↓	−1	
	↓	−2	……… 10秒未満のアイコンタクトあり
鎮静	↓	−3	……… アイコンタクトなし
	↓	−4	
昏睡	↓	−5	……… 無反応

図21-2 RASS（Richmond Agitation-Sedation Scale）の概要
目標とする鎮静度を設定し，介入する．
[Sessler CN, et al.: Am J Respir Crit Care Med, 166: 1338-1344, 2002; Ely EW, et al.: JAMA, 289: 2983-2991, 2003 を一部改変]

Case 2 CCU 不穏時の鎮静薬など使用例

- デクスメデトミジン（プレセデックス®）
    用法：デクスメデトミジン1A（200μg/2 mL）＋生理食塩水48 mL，2 mL/時から開始，0〜0.7μg/kg/時
    注意すべき副作用：低血圧，高血圧，徐脈，心停止，心室細動，呼吸抑制，肝障害など

- プロポフォール
    用法：2 mL/時から開始，0〜3 mg/kg/時
    注意すべき副作用：血圧低下，呼吸抑制，不整脈，プロポフォールインフュージョン症候群（PRIS）*，横紋筋融解，肝障害，膵炎など

- ミダゾラム（ドルミカム®）
    用法：ミダゾラム（2 mg/1 mL）10 mL＋生理食塩水38 mL，2 mL/時から開始，0〜0.18 mg/kg/時
    注意すべき副作用：呼吸抑制，不整脈，悪性症候群，せん妄，肝障害など

＊：PRIS（propofol infusion syndrome）
まれではあるが，プロポフォール投与後に代謝性アシドーシス，横紋筋融解，不整脈，心不全などを生じる致死的合併症のことをいう．発症率は用量に依存し，48時間以上の大量投与（4.2 mL/kg/時以上）は控える．

III．急性心不全

注意し，可能であれば個々の患者に合わせて鎮静休止 sedation vacation を行い，浅鎮静を心がけている[3]．現在のところ，浅鎮静と心筋虚血とのあいだに明確な関係は認められておらず，深鎮静は抜管の遅れ，死亡率の増加との関係がいわれており，循環器集中治療でも特別な理由がない場合は浅鎮静を心がけるべきである．

◆ 鎮静薬としてはプロポフォール，デクスメデトミジン（プレセデックス®），ミダゾラムなどが症例に応じて使われる．デクスメデトミジンは呼吸抑制の副作用が少なく，非挿管患者での使用が可能であり，徐脈化の副作用は，逆に頻拍性の心不全患者の不穏治療に有効な場合がある．クリニカルシナリオ1（CS1）の非侵襲的陽圧換気法（NIPPV）が必要な患者や頻拍性心房細動による心不全患者らの不穏時には，よい適応と考える．挿管患者の鎮静薬には基本的には非ベンゾジアゼピン系の鎮静薬の使用が推奨されているが，これはベンゾジアゼピン系が非ベンゾジアゼピン系の鎮静薬に比べ不穏の発生率が高く，抜管の遅れにつながる可能性を指摘されているためである（**Case2** 参照）．

C 急性心不全のCCUでのせん妄管理

◆ せん妄とは，原因となる疾患があり，急性発症の失見当識，集中力低下，認知機能の低下，幻覚などの症状を認め，その症状に日内変動を伴うものをいう．認知症と異なる点は，その症状がほとんどの場合は可逆性という点である．せん妄には活発型，不活発型，混合型の3つの分類があり，一般的な不穏興奮を呈するものは活発型のことをいうが，これはせん妄の一部に過ぎない．不活発型のせん妄の症状は無気力，記銘力低下，傾眠，無表情などであり，せん妄であることがわかりづらく，発見が遅れる傾向にある．せん妄は脳という臓器の急性障害であり，CCUに入室し人工呼吸管理となった患者の最大80％に生じるともいわれている．せん妄を迅速に検知し，介入するためには，スケールによる評価が有効であると考える．

◆ せん妄の管理に関しても不穏と同様に，まずその原因を考えることから始まる．せん妄の評価には，CAM-ICU（Confusion Assessment Method for the Intensive Care Unit）やICDSC（Intensive Care Delirium Screening Checklist）などがある．筆者の施設ではCAM-ICU（図21-3）を使用し，痛みや不穏と同様に看護師による評価を行っている．ただし，これらのスケールは感度が高くないことを理解しておくこと必要があり，スケールが陰性であっても，せん妄が疑われた場合は多職種によるアプローチを開始すべきである．

◆ せん妄の発症は，死亡率の上昇，CCU入室期間および在院日数の長期化，長期的な認知機能の低下，医療費増大などに関連するが，せん妄が生じてしまってからの加療による予後改善は示されていない．したがって，せん妄管理に関して大切なのは予防することであると考える．予防方法としては，原疾患の治療と早期離床が重要となる．理学療法士，看護師らと協力し，入院後早期から安全に心不全リハビリの介入を行うことにより，早期離床を図る．

◆ せん妄が生じてしまった場合，二次的な有害事象（転倒，点滴・気管内チューブの自己抜去など）を予防するためにも，せん妄に対する治療が必要となる．早期離床は治療としても効果があり，ほかには家族の付き添い，ラジオや音楽鑑賞などの環境調整が非薬物療法

として有効である．それでもコントロールが困難である場合は，薬物療法を考慮する．薬物療法としては，定型抗精神病薬であるハロペリドール（セレネース®，リントン®）や非定型抗精神病薬であるリスペリドン（リスパダール®）が使用される．また，CCUでは呼吸抑制が少なく，持続投与での管理が可能なデクスメデトミジン（プレセデックス®）も有用である．ただし，副作用としての徐脈化・血圧低下には注意が必要であり，モニター管理がしっかりと可能な環境での投与とすべきである．ベンゾジアゼピン系はせん妄を誘発するおそれがあるため，せん妄の管理目的にはあまり使用されない（**Case3** 参照）．

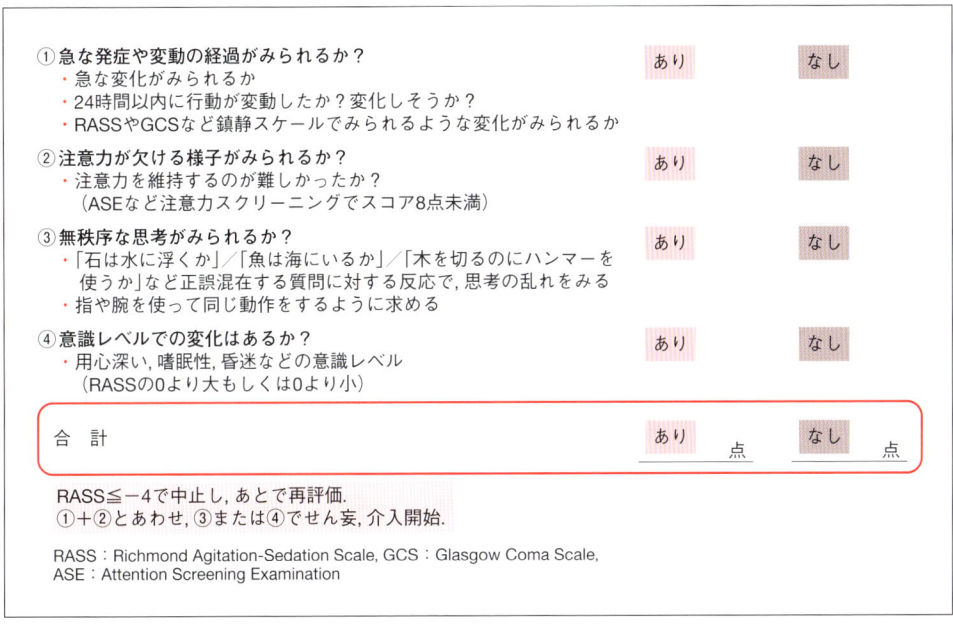

① 急な発症や変動の経過がみられるか？ ・急な変化がみられるか ・24時間以内に行動が変動したか？変化しそうか？ ・RASSやGCSなど鎮静スケールでみられるような変化がみられるか	あり	なし
② 注意力が欠ける様子がみられるか？ ・注意力を維持するのが難しかったか？ 　（ASEなど注意力スクリーニングでスコア8点未満）	あり	なし
③ 無秩序な思考がみられるか？ ・「石は水に浮くか」／「魚は海にいるか」／「木を切るのにハンマーを使うか」など正誤混在する質問に対する反応で，思考の乱れをみる ・指や腕を使って同じ動作をするように求める	あり	なし
④ 意識レベルでの変化はあるか？ ・用心深い，嗜眠性，昏迷などの意識レベル 　（RASSの0より大もしくは0より小）	あり	なし
合　計	あり　　点	なし　　点

RASS≦−4で中止し，あとで再評価．
①＋②とあわせ，③または④でせん妄，介入開始．

RASS：Richmond Agitation-Sedation Scale, GCS：Glasgow Coma Scale,
ASE：Attention Screening Examination

図21-3 CAM-ICU (Confusion Assessment Method for the Intensive Care Unit)の概要
[Ely EW, et al.: Crit Care Med, 29: 1370-1379, 2001を一部改変]

Case 3　CCU せん妄時の抗精神病薬など使用例

・ハロペリドール（セレネース®，リントン®）
　　用法：2.5〜5 mg/回，点滴投与
　　副作用：悪性症候群，薬剤性パーキンソン症候群，QT延長症候群，麻痺性イレウス，
　　　　　　肝機能異常，深部静脈血栓症，無顆粒球症，横紋筋融解，SIADH など

・リスペリドン内用液（リスパダール®）
　　用法：0.5〜1 mg/回，服用
　　副作用：悪性症候群，薬剤性パーキンソン症候群，QT延長症候群，麻痺性イレウス，
　　　　　　肝機能異常，深部静脈血栓症，無顆粒球症，横紋筋融解，SIADH など

・デクスメデトミジン（プレセデックス®）
　　用法：デクスメデトミジン1A（200μg/2 mL）＋生理食塩水48 mL，2 mL/時から
　　　　　開始，0〜8.5 mL/時の範囲で適宜増減（体重50 kg 計算で0〜0.7μg/kg/時）
　　副作用：低血圧，高血圧，徐脈，心停止，心室細動，呼吸抑制など

おわりに

◆ CCU での不穏・せん妄管理は，まず非薬物療法から開始すべきだが，鎮静剤なしに安全な管理を行えない場合も多々ある．したがって，鎮静剤を有効にかつ安全に使用するためには，それぞれの薬剤の長所・短所を理解する必要がある．

◆ また，CCU での痛み・不穏・せん妄の基本的な考え方は，軽症から中等度症の心不全入院患者にも適用できると考える．つまり，患者中心の考え方に基づき，早期リハビリや環境調整を行い，もともとの人間らしい生活に，迅速に近づける努力をする．

◆ さらに，適切な痛み・不穏・せん妄管理は，入院期間の短縮にもつながる．日常生活動作（ADL）低下予防や認知症の進行を防ぐという点，また，今後ますます高齢社会が進み，高齢心不全患者が増加するという点からも早期退院が重要となる．こういった入院から退院までの総合的なケアを行うには医師だけでは当然不可能であり，看護師，理学療法士，言語聴覚士，薬剤師などの多職種による協力が必要不可欠である．今後は，痛み・不穏・せん妄管理も心不全チーム医療の役割のひとつであると考える．

私のとっておきの極意

・多職種により，痛み・不穏・せん妄に対して非薬物療法を中心に取り組む．
・さまざまなスケールを用いて客観的かつ安全な管理を行う．

（中山寛之）

文献

1) Barr J, et al.: Crit Care Med, 41: 263-306, 2013.
2) 日本集中治療医学会J-PADガイドライン作成委員会: 日本集中医学会雑誌, 21: 539-579, 2014.
3) Shehabi Y, et al.: Intensive Care Med, 39: 910-918, 2013.
4) Riker RR, et al.: JAMA, 301: 489-499, 2009.
5) Hall RI, et al.: Chest, 119: 1151-1159, 2001.
6) Salluh JI, et al.: BMJ, 350: h2538, 2015.
7) Strøm T, et al.: Lancet, 375: 475-480, 2010.

IV

重症心不全と臓器管理

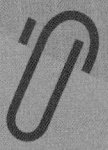

22 重症心不全患者における腎予備能をどう評価し，体液量の調節を行うか？

A 重症心不全患者の腎機能をいかに守り評価するか

◆ 重症心不全患者の診療において，腎臓に着眼点を置いた際の課題は以下の2点に集約される．

① まだ心臓移植や補助人工心臓 ventricular assist device（VAD）の適応を考えるほどではない外来通院可能なレベルの患者（しかし心機能は相当に悪い）に対して，いかに腎機能を保持しながら薬剤治療を行うか．
② 移植や VAD が必要となった患者が腎機能障害をきたしていた場合に，はたして，その腎機能障害は可逆性か否か．

◆ ①については，重症度にかかわらず心不全患者の診療で日常的に遭遇する課題である．②については，心不全に伴う腎機能低下が生じている患者が徐々に，あるいは急性に増悪したとき，次の段階（いわゆる「一歩すすんだ治療 advanced therapy」）に進むかどうかの判断にかかわる．わが国では，心臓移植適応は心臓以外の臓器機能が保たれている（あるいは可逆性の）場合に限られ，VAD の適応も2015年11月の時点では移植までのつなぎ（bridge）としてしか認められていない．血清クレアチニン値がもともと高め，あるいは急性増悪で無尿となった患者の腎機能が，VAD や心移植により十分な血流が提供されれば，はたして改善しうるのか，事前に判断することが求められる．

B 腎機能に配慮した心不全治療（安定期）

◆ ループ利尿薬は心不全患者の生存率を用量依存的に悪化させ，予後予測モデルとして汎用される SHFM（Seattle Heart Failure Model）にもその必要量が因子に組み込まれている[1,2]．ゆえに，急性期に相当量の利尿薬が必要だったり，重症心不全で増悪時に利尿薬の増量を要したりした患者に対して，漫然とその投与量を継続することは避けたい．

◆ 心不全のときに是正すべき Volume のターゲットは，「血管内」と「血管外（組織）」の両者である．急性期は「血行動態に影響する血管内 Volume」を意識すればよいが，慢性期は「組織のうっ血」の是正も意識する．急性期にループ利尿薬に頼ることは，血管内からナトリウムと水を同時に排泄させ，早く「血管内 Volume」を是正できるので，理にかなっている．

◆ 一方，ナトリウム利尿薬は，血管外から血管内に水を引き込んで組織の浮腫を軽減させる効果は乏しいため，組織の水も引こうと漫然とナトリウム利尿薬を投与しつづけると，低血圧や低灌流障害が増悪する（図22-1）．また，バソプレシン V₂ 受容体拮抗薬のトルバプタ

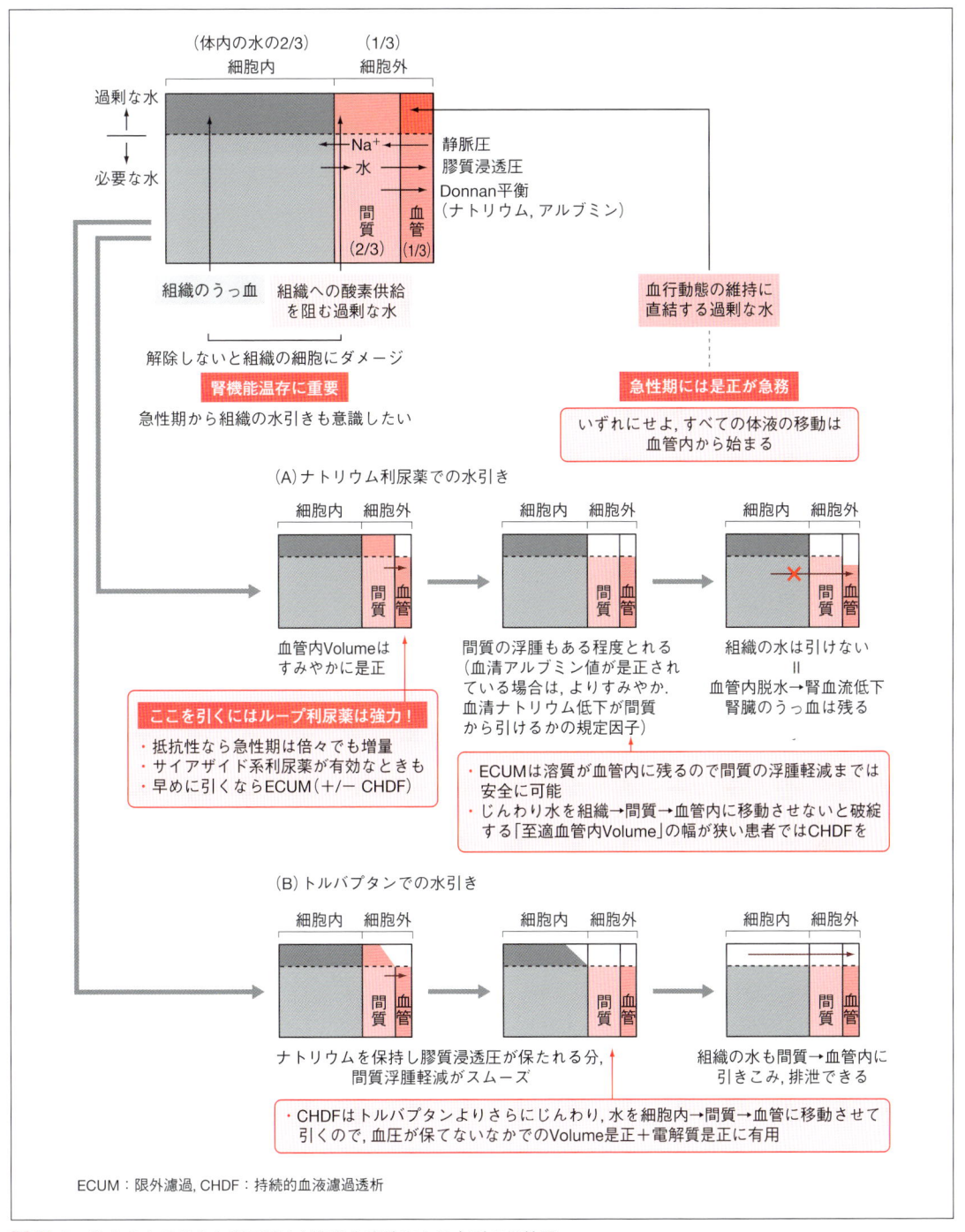

22. 重症心不全患者における腎予備能をどう評価し，体液量の調節を行うか？

図22-1 体内の水の分布と利尿薬/血液浄化療法による水引きの効果

[Finley JJ, et al.: Circulation, 118: 410-421, 2008 を一部改変]

ンは，血液浸透圧を上昇させ，組織の水を血液中に引きこみ，利尿をもたらす効果がある．さらに，トルバプタンにより，静脈圧の低下，腎うっ血の低下も期待できる．外来通院可能なレベルであった心不全患者なら，急性増悪時に生じた腎障害の主体は，低灌流障害よりむしろ腎うっ血にある場合が多く，「組織からの水引き」で少ない腎予備能を温存できる．

Ⅳ．重症心不全と臓器管理

　　ループ利尿薬の効果が現れはじめたタイミングでトルバプタンを併用すると，ループ利尿薬の増量を行わずとも安定した利尿作用が持続し，耐性や腎機能低下の発生を回避しうる．

◆ critical（危機的）な状況を脱した後は，結局はトライアンドエラーであるが，β遮断薬やACE 阻害薬を漸増した結果，多少なりとも左室リバースリモデリングが生じたり，tethering MR が改善したりして，forward flow が増えたと考えられる症例では，少量でも利尿薬を減らしては自覚症状や他覚所見に変化がないかを観察し，適正量まで減量する．

◆ なお，心不全患者の予後を守るうえでβ遮断薬とともに両輪のひとつである，ACE 阻害薬やアンジオテンシンⅡ受容体拮抗薬（ARB）は，腎臓の輸出細動脈を拡張し，糸球体内圧を下げることにより腎保護作用が期待できる薬剤で，腎臓の予後も守る．しかし，糸球体内圧は推算糸球体濾過量（eGFR）の規定因子（低下すると eGFR も低下）であり，心機能の改善にともない血圧が安定したからと薬剤の漸増を試みたタイミングなどで，急激な血清クレアチニン値の上昇をみる場合がある．ACE 阻害薬や ARB 投与開始時もしくは増量時のクレアチニン上昇（経験上 20〜30％程度まで）は，薬剤の作用（効果）としての糸球体内圧低下＝eGFR 低下によるもので，長期的には心不全がもたらす腎実質への形態学的変化を抑制することがわかっており，あわてて中止する必要はない．いずれにせよ少量から慎重に投与する必要があり，カリウム値などを慎重にモニタリングする．

C　腎機能に配慮した心不全治療（急性期）

◆ まず，その心臓にとっての Volume における，最適値（sweet spot：予備能の少ない心臓が効率よく前方血流を送り出すことのできる至適な循環血液量）を探す．当然ではあるが，不全心筋では Frank-Starling 曲線は下方にシフトする．かなり乱暴ではあるが，Forrester 分類と Nohria-Stevenson 分類を重ね，そこに左室と右室の Frank-Starling 曲線を投影した（図22-2）．両心では圧のオーダーも拡張末期容量も異なり，図は拡張能・弛緩能については無視したものであるが，考え方として心収縮予備能が低下すればするほど許容できる（forward flow に反映することができる）前負荷は低下する．Frank-Starling 曲線の上行脚に収まる範囲がそれぞれの患者の心筋にとっての Volume の「sweet spot」であり，ここを目指して Volume の是正を行う．なお，許容範囲が少ないということは，引き過ぎるとすぐに Forrester 分類のⅢおよび Nohria-Stevenson 分類の dry-cold の範疇に入ってしまうということであり，少し引いては心拍出量が下がっていないか，臓器灌流が保たれているかを確認しながら調整する．CV ラインが入っていれば，簡易的にライン採血で SvO_2 の低下がないかを確認したり，ベッドサイドで経時的に心エコーを施行し，心拍出量あるいは左室流出路 velocity-time integral（VTI）をモニタリングしたりする．水引きをすると血清 BNP は低下するが，引き過ぎのレベルに傾くと，最低値からやや上昇に傾き，血清クレアチニン値も微増する．BNP の最低ライン程度まで引いたところが，その心臓が許容できる循環血液量の sweet spot である印象がある．

◆ 個々の患者の左室と右室についても別々に sweet spot を探す．左心不全が長期であればあるほど肺血管抵抗が増大し，右室はその後負荷に負けないように右室→左室への拍出を維持しなければならない状態となっており，仕事量が増え，心収縮および拡張予備能が低下している．右室はもともと後負荷のわずかな変化で前方血流が低下しやすいチャンバー

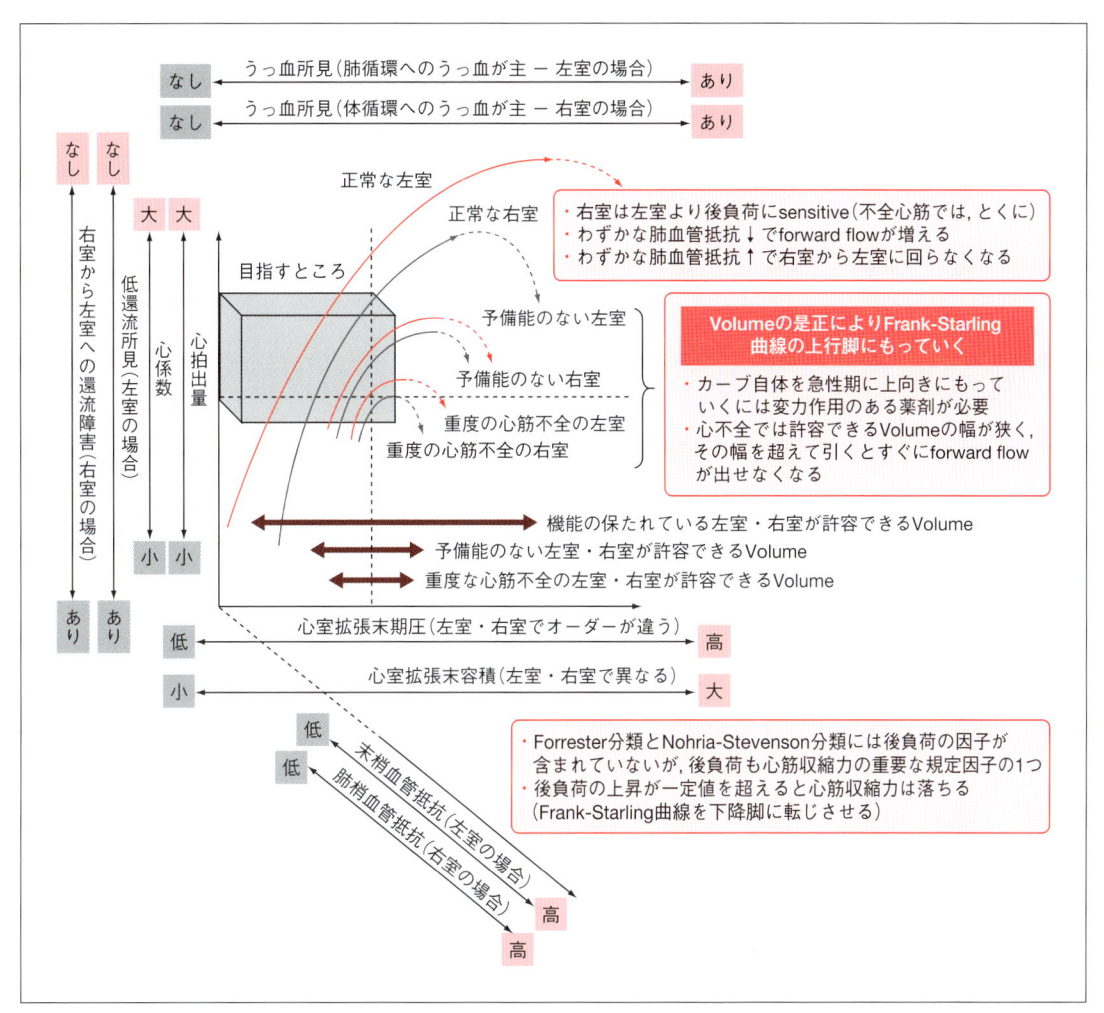

図22-2 Forrester分類とNohria-Stevenson分類を基本に，Frank-Starling曲線を投影して左室と右室の至適前負荷を考える

圧や容積のスケールは無視し，概念としての左室および右室心筋収縮力の前負荷に応じた変化を Forrester 分類と Nohria-Stevenson 分類に投影．後負荷が一定の閾値を超えると収縮力は一気に低下することを表現するために，Z 軸方向にそれぞれの心室にとっての後負荷指標を挿入した．

で，左心不全がさらに進行ないしは急性増悪した場合，つまり急激な肺血管抵抗の増大が生じた場合には，予備能が少ない分だけ容易にポンプ機能が破綻しやすく，右室→左室への駆出を維持できない状況となる．

◆ 少量の肺血管拡張薬や PDE Ⅲ 阻害薬は右室の破綻を救い，Frank-Starling 曲線の上行脚の部分（右室が許容できる前負荷つまり，右室拡張末期容量ならびに圧）の幅を広げてくれる．なお，PDE Ⅲ 阻害薬のなかでは，ミルリノンは，用量依存的に陽性変力作用から血管拡張作用を増大させていき，塩酸オルプリノンは，低用量から血管拡張作用を認め，用量依存的に陽性変力作用を増大させる．腎臓を含めた腹部臓器の血管拡張作用は，塩酸オルプリノンがやや勝る．経時的な心エコーをとる際には，収縮期における三尖弁輪移動距離 tricuspid annular plane systolic excursion（TAPSE）や下大静脈 inferior vena cava（IVC）径の変化のモニタリングも行うが，右室は前負荷に対しては許容が大きいチャンバーなので，

IVC 径が 8 mm でも 25 mm でも急性期には低灌流所見がなければ(つまり, 右室→左室に血流が維持され, 左室からの心拍出が保たれていれば)それでよい.

◆ 適切な Volume を見つけ, それを維持することで forward flow が増えれば, おのずと腎機能は個々の患者にとっての定常状態に落ち着く. 心拍出量が保たれ, 適度な利尿が維持できれば, 腎うっ血も徐々に解除が期待できる. Frank-Starling 曲線がかなり右下方にシフトしており, Volume の是正だけでは自己心からのアウトプット増加が期待できない場合や, 早急な血行動態の立て直しが必要な場合は, 強心薬を使用し腎血流の維持を図る.

D 重症心不全患者への利尿薬選択と投与量, 腎代替療法

ループ利尿薬

◆ 急性期は静脈投与を行う. 経口に切り替える際は静注投与量の2倍の量を必要とする. 腎機能障害があれば効果を期待できる投与量は増大するが, 心不全患者では慢性的な腎血流低下と腎うっ血に加え, すでに耐性も生じており, 急性期にはかなりの投与量が必要となる. 高用量のループ利尿薬が腎機能悪化・死亡などに関係するのは, それを漫然と投与した場合であり, 急性期には躊躇せず増量する. 欧州心臓病学会 European Society of Cardiology (ESC)の「急性心不全ガイドライン」では, 「ループ利尿薬を倍量で投与, 最大量としてフロセミド 500 mg を投与しても反応がないときに初めて」強心薬や血液浄化療法を考慮する, とされる[3]. 尿細管腔への排泄閾値を超えてこその効果なので, 単回投与した量で利尿が得られなければ, 同用量を複数回投与しても意味がない. 急性期に 240〜400 mg/日が必要でもその心臓にとって適切な前負荷に落ち着けば, 腎を含めた全身への forward flow が増え, 投与量をすみやかに減量できる.

◆ ボーラスと比較した持続投与の予後や腎機能温存効果への優位性は証明できていない. しかし, 経験的に持続投与のほうが安定して薬剤の効果が得られ, 電解質や血圧の変動のモニタリングもボーラスを繰り返す場合より容易な印象がある. まず「反応するかどうか」をチェックした後に, 1日必要量と同等量をシリンジポンプで投与するのが安全な印象である.

サイアザイド系利尿薬

◆ 相当量のループ利尿薬が投与され, 代償性に遠位尿細管でのナトリウム再吸収が増加している患者では, 急性期でも少量のサイアザイド系利尿薬(フルイトラン® など)の追加が著効することがある.

抗アルドステロン薬

◆ レニン-アンジオテンシン-アルドステロン(RAA)系を抑制し, 低カリウム血症を予防する意味でも併用する意義が大きい. 急性期でも利尿薬抵抗性の症例に対し, スピロノラクトン 50〜100 mg が有効な場合もある. 心不全の重症度にかかわらず予後改善効果が認められており, 慢性期にはぜひ加えておきたい.

バソプレシンV₂受容体拮抗薬

◆ トルバプタンについて, すでに述べたとおりである(図22-1).

血液浄化療法/腎代替療法 renal replacement therapy (RRT)

◆ 重症心不全症例では許容可能な血管内 Volume の幅がせまく，利尿薬抵抗性が高度であったり，腎機能障害も相当に進んでいたりする症例もある．この場合は，すみやかに限外濾過 extracorporeal ultrafiltration method (ECUM) あるいは持続的血液濾過透析 continuous hemodiafiltration (CHDF) を考慮し，血行動態を立て直して，その後に薬剤マネジメントを熟考するほうが，予備能が少ない腎臓にも優しい印象がある．ただし，これまで血液浄化療法が，利尿薬に比して腎機能温存や予後改善につながることの十分なエビデンスが認められない．ECUM と CHDF の選択については，図22-1に付記した．

◆ 筆者の施設では，比較的早い段階で血液浄化療法に踏み切り，施行中は腎ドプラエコーを併用して早期離脱を試みている（図22-3）．施行中も一定量の利尿薬は継続し，自尿の出現を待つ．トルバプタンは，CHDF や ECUM に依存する期間を短くする効果も期待される．ちなみに，「心不全」という病名だけでの血液浄化療法の保険適応はなく，「腎不全」に対しての治療との位置づけをして行う必要がある．

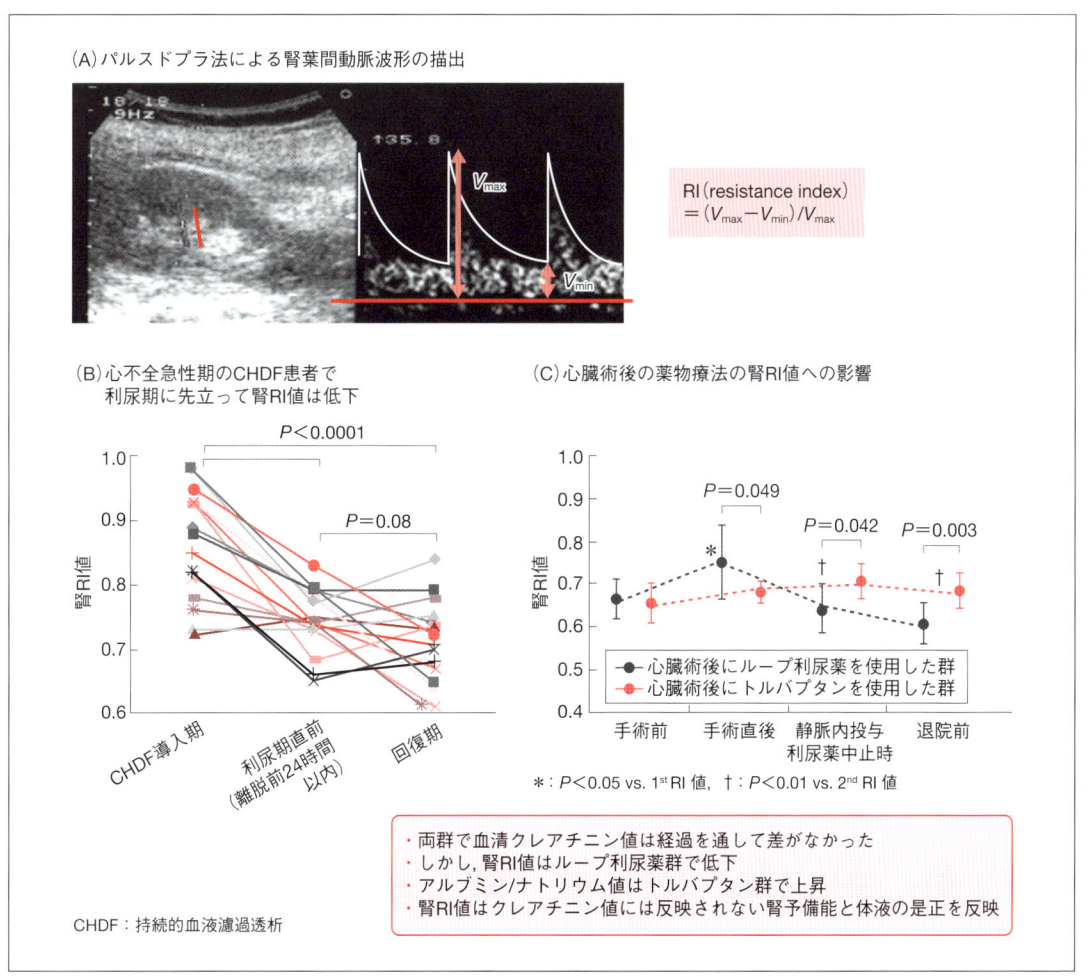

図22-3 腎ドプラによるRI (resistive index) を用いた腎予備能の評価
(A) 腎RI値の計測手法．(B) 自験例における心臓術後急性腎障害症例における CHDF 導入期・利尿期直前・回復期の腎RI値．(C) 自験例における心臓術後にトルバプタンを投与した群とループ利尿薬のみを投与した群での腎RI値の変化．

強心薬とカルペリチドとPDE Ⅲ阻害薬

- 強心薬と PDE Ⅲ阻害薬については，すでに述べたが，腎保護作用を有した血管拡張薬としてカルペリチド(hANP)は効果的である．PDE Ⅲ阻害薬投与時は，利尿期に入ったタイミングで血清カリウム値が低下すると不整脈が起こりやすくなるので，電解質のモニタリングを慎重に行う．

E 腎障害が可逆性かどうかの見きわめ

- 低左心機能(LVEF 30％程度)でも十分な内科的治療のもとで日常生活は問題なく営んでいた患者が，ストレスや感染などを契機に，急激に低心拍出状態となり腎障害が顕性化するケースはよく遭遇する．その際，移植や VAD の適応判断に「腎障害は可逆性か」の見きわめが必要となる．

- 経験上，腎機能は「エコーで腎臓のサイズが縮小しているほどの状態」でないかぎり，強力な循環補助によりほぼ改善が見込める．腎臓の形態学的な変化(サイズ縮小，腎実質の菲薄化，cyst 形成)は機能的な腎障害が年単位で持続して生じる変化で，これらが認められなければ腎障害はまだ機能的なレベルにとどまり，血流が十分となり，うっ血が解除されれば十分に改善が期待できる．

- 自験例で，eGFR = 25 mL/分/1.73 m^2(血清クレアチニン値2 mg/dL 程度)で2年程度経過した後に心不全が急性増悪し，無尿が1カ月ほど持続し，当初は移植適応なしと判断されたが，VAD 装着後はクレアチニン値が0.4 mg/dL 前後に落ち着き，移植に至った後も免疫抑制剤に問題なく耐え得ている症例がある．これは，移植・VAD 施設では多く見受けられるケースと考えられる．実際，心由来の肝障害がある例では，心肝同時移植が必要かの判断に肝生検をする場合がたびたびあるのに対し，心腎同時移植の適応判断のために腎生検を必要とするケースはまれである．これは腎臓が画像診断で可逆性を比較的判断しやすいことと，心不全改善(うっ血と低灌流障害の解除)での回復が期待しやすい臓器であるからである．

- いきなり VAD では周囲のコンセンサスを得られないであろうから，大動脈内バルーンパンピング法(IABP)や経皮的心肺補助装置(PCPS)などの短期的な補助循環で forward flow を確保し，腎機能障害が可逆的であることを証明できればよい．腎臓は脈圧に反応する臓器なので，IABP による脈圧の形成は思わぬ利尿につながることがある．ただし，IABP の最大補助流量はせいぜい0.5～1.0L/分程度で，十分に腎血流を増すほどの効果には至らない．

- このとき有用なのは，腎臓の機能的な障害について可逆性を含めて評価可能な腎ドプラエコーである．RI (resistive index)は，ベッドサイドで簡便に計測できる腎予備能の指標で，腎動脈血流をパルスドプラ法で測定し，収縮期の最高速度と拡張期の最低速度の差を収縮期最高速度で除したものである[4] (図22-3)．

    RI = (PSV − EDV)/PSV

    PSV：peak systolic velocity (収縮期最大血流速度，V_{max})
    EDV：end-diastolic velocity (拡張末期血流速度，V_{min})

RIは比であるため，血流の絶対量やドプラ角度依存がなく，機器の種類に関係なく計測が可能である．

◆ 正常腎機能のRIカットオフ値は0.65〜0.7程度で，腎障害の進行・腎血流低下にともない高値（0.9を超える症例もある）となり，腎血流や腎うっ血の改善にともない低下する．この値は，実際のクレアチニン低下や利尿期に入る前から低下傾向が認められる．強心剤投与やIABPなどでRIの低下傾向が認められ，さらに強力な循環補助があれば，その腎臓は回復する余力がある．筆者の施設ではRIモニタリングを，急性期に増量したループ利尿薬の減量タイミングの見きわめやCHDF離脱の指標に使用している．

私のとっておきの極意

心不全歴が長くてもサイズが保たれている腎臓ならば，強力な循環サポートで機能は改善する．
- 移植やVADの適応で迷ったら，IABPで脈圧をつくる．腎予備能の判断に役立つ．
- 腎ドプラエコーでRIが下がるかをモニタリングする．
- 急性期の血行動態立て直しが，結局は腎臓を守る．
- 急性期は躊躇せずループ利尿薬を，閾値を超えるまで増量（240〜400 mg/日），立て直してから減量する．
- 組織からじわっと水を引くには，ループ利尿薬の効きはじめのタイミングでトルバプタンが効果的．さらに，じわっとなら持続的血液濾過透析（CHDF）も有効である．腎機能低下の主体は腎うっ血である．
- 右室は後負荷の変化に弱く，少しの肺血管抵抗の変化で破綻したり，もち直したりする．右室を正常に機能させることが，腎うっ血の解除と腎機能保全に有効である．

（加藤倫子）

文献

1) Levy WC, et al.: J Heart Lung Transplant, 28: 231-236, 2009.
2) Seattle Heart Failure Model, 2015. http://depts.washington.edu/shfm/about.php（2016年2月現在）
3) McMurray JJ, et al.: Eur Heart J, 33: 1787-1847, 2012.
4) Kato TS, et al.: J Cardiothorac Surg, 10: 143, 2015.

23 重症心不全患者における肝機能評価はどのような意義があるか？

はじめに

◆ 重症心不全では，臓器うっ血や組織低灌流によって，さまざまな臓器障害が認められる．近年，「心腎連関」という概念が提唱され，心不全では腎機能が障害されており，またその腎障害自体も心機能に悪影響を与えることが報告されている．肝臓も同様に心不全によって影響を受けることが知られているが，肝機能障害が心臓に影響を及ぼすことはあまり知られていない．本章では重症心不全における肝機能評価とその意味合いについて概説する．

A 重症心不全における肝臓の役割

◆ 肝臓は，タンパク質の合成や物質の分解などの機能を担う主要臓器のひとつであり，全心拍出量の約4分の1の血液が灌流する．肝臓は，その内部の複雑な血管走行や高い代謝能力のため，血行動態の変化により，とくに影響を受けやすい臓器である．どのような肝障害が生じるか，そして，その肝障害の程度に関してはいずれの血管系が巻き込まれているかであったり，うっ血もしくは臓器灌流の低下がそれぞれどれだけ病態に関与しているかによって決定される．重症心不全患者は，その極度に低下した心機能のため右房圧の上昇と心拍出量の低下をきたし，これらが肝障害を引き起こしている．

B 重症心不全における肝機能障害

◆ 心不全にともなう肝障害としては，大きく「うっ血性肝障害」と「虚血性肝障害(低酸素性肝障害)」とに分けられる．前者は，右心不全においてよくみられ，受動的うっ血による肝臓の障害である．すなわち，下大静脈における圧上昇が肝臓の類洞床に影響を及ぼし，肝細胞への酸素や栄養分の供給を障害する．臨床的には，心不全の管理中や日常診療の血液検査での肝機能異常で初めて指摘されることが多く，肝臓は肉眼的には「ニクズク肝 nutmeg liver」とよばれるように，赤いまだら様所見を呈する．身体所見としては，肝腫大，腹水，下肢浮腫などがあるが，これらは明らかには認めない(とくに若い患者において)こともある．症状としては，嘔気，食欲低下など，肝胆道系や消化管にともなう症状との区別が困難であることも多い．

◆ とくに重度の右心不全をともなう患者では，ときに肝胆道系疾患と間違うくらい右季肋部痛が激烈なことがあるため，重症心不全において，右季肋部痛が出現してきたときには循環動態の増悪の可能性が示唆されるため，注意深い観察が必要となる．また，頸静脈怒張や肝頸静脈逆流などの所見は，ほかの肝疾患やBudd-Chiari症候群との鑑別に有用であるため，診ることができるようにしておくとよい．

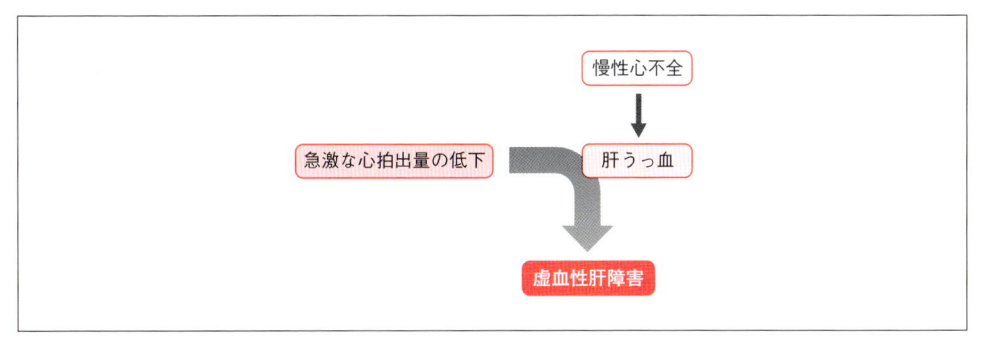

図23-1　虚血性肝障害のメカニズム

- 虚血性肝障害（低酸素性肝障害）は，肝血流低下や動脈血酸素化低下で引き起こされる．虚血性肝障害では肝臓組織は酸素化不全を起こし，肝細胞死に反応して肝臓タンパク質が放出される．症状には，衰弱，無気力，精神的混乱，振戦，肝昏睡，そして黄疸などがある．これらの肝障害に関連した症状は，血行動態改善の2〜24時間後にも出現しうる．組織学的所見は小葉中心壊死 centrilobular necrosis（CLN）とよばれており，小葉中心静脈周囲（ゾーン3）において低酸素のため，同部位の肝実質細胞の壊死が生じる．肝機能異常としては，血行動態破綻の1〜3日後よりLDHが正常値の10〜20倍近くまで上昇し，血行動態の改善が得られた後は7〜10日間で正常値まで改善する．早期かつ迅速なLDHの上昇は虚血性肝障害の特徴的な所見であり，肝障害早期にALT/LDH比が1.5よりも小さいことは肝炎をきたす他疾患と異なる所見である．ASTおよびALTも正常値の10倍程度まで上昇し，総ビリルビン値も上昇，プロトロンビン時間は延長する．

- しかし，近年，これらの病態は肝血流の急激な変化のみによって生じているのではない可能性が考えられている．J. Henrionらが行ったCCUに入院した低心拍出患者の検討では，虚血性肝障害を認めない患者に比べ，虚血性肝障害を認めていた患者では有意に右室充満圧が高値であった．また，虚血性肝障害患者と長時間にわたって致命的低血圧を呈した外傷患者の比較においては，低血圧のみでは急性肝障害はみられなかった[1]．さらに，虚血性肝障害をともなった患者は全員心疾患を有しており，31人中29人が右心不全徴候を認めていた．その他のいくつかの大規模臨床研究では，虚血性肝障害は急性心不全，呼吸不全，敗血症に多くみられたが，これらの研究における対象患者の39〜70%は慢性心不全をともなっていた．

- 以上から，虚血性肝障害は単一の血行動態異常のみからではなく，肝静脈圧上昇による肝うっ血と肝血流障害両方が存在して生じるということが示唆される（図23-1）．ただし，この虚血性肝障害は，血行動態が改善されれば，比較的すみやかに改善を認め，血行動態が改善したのにもかかわらず遷延することはあまりない．ただし，肝機能が改善するまでは肝代謝の薬剤量は調整が必要である．患者は凝固能異常を有することもあり，ワーファリンによる抗凝固作用が強く出現しすぎることがあるため，凝固能のフォローをきちんと行う必要がある．

C 肝硬変性心筋症

- これらとは逆に，肝硬変をきたすほどの肝機能障害により心機能障害をきたすものとして，

Ⅳ．重症心不全と臓器管理

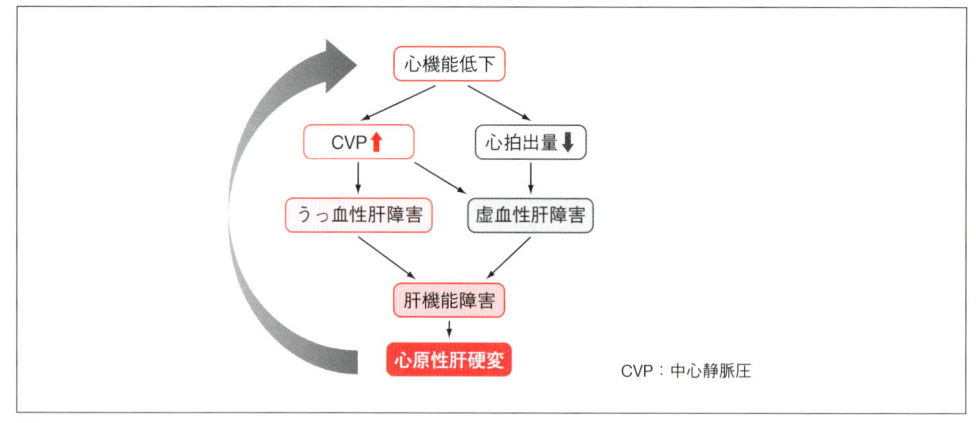

図23-2　心肝連関

肝硬変性心筋症 cirrhotic cardiomyopathy という概念が知られている．古くは，肝硬変は心機能障害と無関係のものであると考えられていた．しかし，1980年代をはじめとして，肝移植，経頸静脈的肝内門脈肝静脈シャント形成術 transjugular intrahepatic portosystemic shunt（TIPS），外科的門脈体循環シャント作成術後に心不全関連死がいくつか報告され，肝硬変に関連した心障害が注目されるようになった．その後，非アルコール性肝硬変の動物モデルにおいて心臓収縮予備能が低下していることが示され，2005年には肝硬変性心筋症の診断基準が提唱されている[2]．肝硬変性心筋障害のおもな病態としては，収縮障害，拡張障害，電気生理学的異常などが報告されているが，不明な点も多く，今後の研究が期待される．重症心不全においては，しばしば肝機能が障害されており，これらの肝機能が心機能へ影響している可能性も考えられる（図23-2）．

D　重症心不全における肝機能指標

◆ 肝機能異常のなかでもっともよくみられる異常検査所見は，胆道系（γ-GTP，ALP，ビリルビン）の肝酵素異常であり，心拍出量の高度な低下をともなわない限り，トランスアミナーゼの上昇は軽度にとどまることが多い．一方，強心薬を必要とするような重症心不全患者が登録された SURVIVE（survival of patients with acute heart failure in need of intravenous inotropic support）試験では，1,134人の患者のうち46％の患者において肝機能異常がみられた．これらの患者のうち，11％は ALP のみが上昇しており，26％はトランスアミナーゼのみが上昇，9％は両方が上昇していた[3]．そして，ALP の上昇は，うっ血による症状や右室充満圧の上昇と関連がみられたのに対し，トランスアミナーゼの上昇は低灌流の臨床所見と関連がみられた．また，180日の観察でトランスアミナーゼが30日，180日の死亡率の両方と関連があったのに対し，ALP は180日の死亡率とは関係がみられたが，30日では，その差は明らかではなかった．これは，ALP が細胞死というよりも胆汁うっ滞を反映しているため，短期生命予後との関係性がなかったものと考えられる．

◆ 肝機能指標は血行動態を把握するうえで，非常に有用なツールとなりうる．γ-GTP や ALP などの胆道系酵素は中心静脈圧（CVP）の上昇を示唆し，AST や ALT などのトランスアミナーゼは低心拍出状態を示唆する．ビリルビンは CVP の上昇と低心拍出状態の両方を示唆するが，なかでも直接ビリルビンは CVP との関連性が深い（図23-3）．したがって，

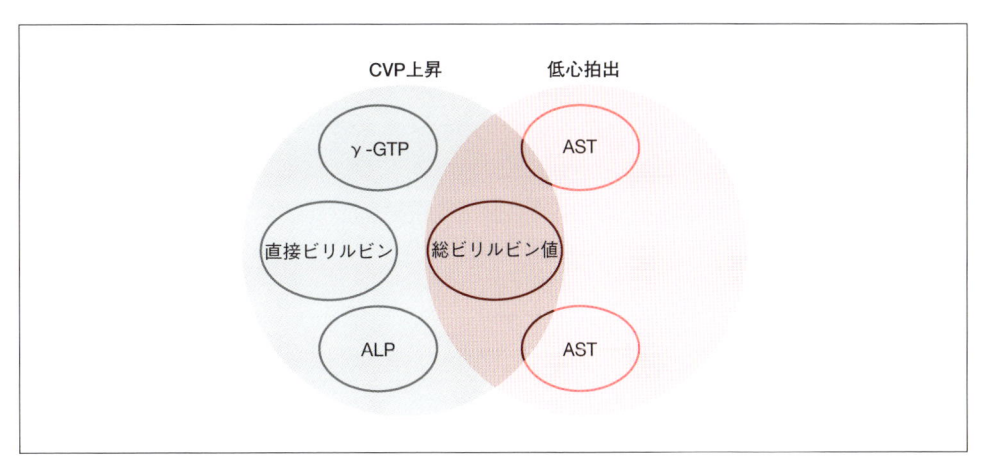

図23-3 血行動態異常と関連する肝機能異常

入院中や外来において，これらの胆酵素などをフォローすることにより，簡易的に血行動態を推察することもできる．

◆ その他にも重症心不全において，米国の移植ネットワークにおける肝臓移植希望患者の重症度評価として使用される MELD スコアや，国際標準化比 international normalized ratio（INR）を除いた MELD-XI スコアが予後予測因子となることが報告されている．

おわりに

◆ 重症心不全における，肝機能障害とその評価の意義について概説した．はたして，心不全における肝機能障害が長期予後に影響を及ぼすか否かについて，結論は出ていない．肝臓は再生能力の非常に高い臓器であり，多少のダメージであれば再生することも考えられる．また，あるポイントオブノーリターン point of no return を超えると不可逆的な変化が起こっていくことも確かである．今後，ほかの臓器と同様に「心肝連関」に関するさらなる研究が必要とされる．

私のとっておきの極意

・重症心不全患者における右季肋部の圧痛は重度の右心不全を示唆する．
・肝機能指標のうち，AST や ALT などのトランスアミナーゼは臓器低灌流と，γ-GTP や ALP などはうっ血と，ビリルビンはその両方と関連がある．
・ビリルビンのうち，直接ビリルビンはうっ血との関係性が比較的強い．

（谷口達典　坂田泰史）

文献

1) Seeto RK, et al.: Am J Med, 109: 109-113, 2000.
2) Møller S and Henriksen JH: Gut, 57: 268-278, 2008.
3) Nikolaou M, et al.: Eur Heart J, 34: 742-749, 2013.

PROFESSIONALS

24 VADを心不全治療のツールとして使うには？

A　LVADとは？

◆ LVAD（left ventricular assist device）とは左室補助人工心臓を意味する医療機器である．重症心不全患者の左室心尖と上行大動脈に管（送血管，脱血管）を装着し，これらをポンプ〔補助人工心臓 ventricular assist device（VAD）〕に接続し駆動することで，左室血液を上行大動脈に駆出し，左室補助を行う．LVADには，ポンプ部分が体外にある体外設置型LVAD（体

(A) 登録患者数の推移（2010年6月〜2015年7月）

2015年8月18日現在
37施設
520例登録
　植込み型 415例，体外設置型 105例

植込み型 LVAD

体外設置型 LVAD

(B) 体外設置型LVAD
- ニプロVAS
- 小児用EXCOR®（ベルリンハート社）
- AB5000

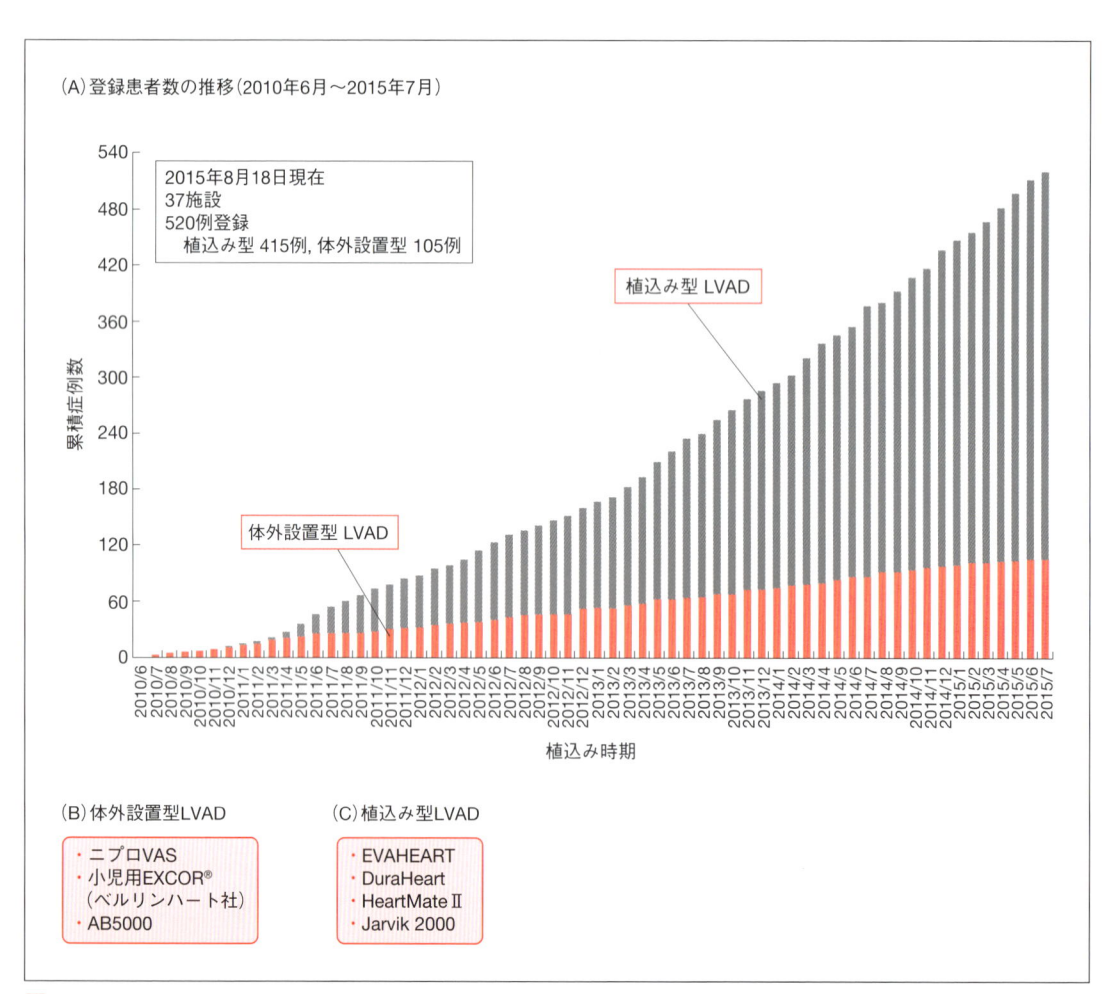

(C) 植込み型LVAD
- EVAHEART
- DuraHeart
- HeartMate II
- Jarvik 2000

図24-1　わが国におけるVAD（補助人工心臓）累積症例数（J-MACSレジストリー）とさまざまなLVAD

外式LVAD）と，ポンプ部分が体内に植え込まれた植込み型LVADがある．歴史的には体外設置型LVADが米国では1960年代半ばに，わが国では1980年代初頭に臨床応用開始された．現在では欧米諸国，わが国ともに，小型植込み型LVADがおもに用いられている．図24-1にわが国におけるVAD累積症例数（J-MACSレジストリー）を示す[1]．

◆ LVADは，流量補助できる点で大動脈内バルーンパンピング法（IABP）よりも優れ，流量補助のみならず直接左室負荷を減ずる点で経皮的心肺補助装置（PCPS）より優れた補助循環装置である．最初に臨床応用され50年が経過し，さまざまなものが開発されているが，用途に応じた使い分けが重要である．

B 体外設置型LVADとは？ その適応は？

◆ 現在，わが国では，体外設置型LVADが3機種，保険診療で認可されている（図24-1B）．比較的短期間の使用が中心で，その適応はおもに開心術後，急性心筋梗塞，劇症型心筋炎などにともなう心原性ショックで，心機能が回復するまでのつなぎbridge to recovery（BTR）として使われたり，全身状態回復を待ち，植込み型LVADに付け替えるまでのつなぎbridge to device（BTD）あるいはbridge to bridge（BTB）として使われたりする．次の項で述べる植込み型LVADが体内に入らないような小柄な患者，または小児症例に対しては，心移植までのbridge〔bridge to transplant（BTT）〕として体外設置型LVADが用いられる．とくに2015年に早期承認された独ベルリンハート社の小児用体外式EXCOR®は10kg未満の乳児に対しても有効であり，筆者らの10kg未満の小児7症例の経験では，全例大きな合併症なく心移植到達，または待機中であり，そのうち4例の補助期間は200日を超えている．

◆ わが国では目的外使用であるが，耐久性のある遠心ポンプが体外式VADとして用いられることもある[2]．筆者らは体外式の遠心ポンプ2つを用いた両心VADでリハビリ可能であった症例も経験しているが，この場合，送脱血管からポンプまで長い回路で接続する必要があり，リハビリをする場合には回路の屈曲，接続部の離脱などの事故に十分な注意が必要である．

C 植込み型LVADとは？ その適応は？

◆ 心移植適応のある重症心不全患者に対して4機種の植込み型LVADが保険診療で認可されている．図24-1Cの4機種は，体表をつらぬく細いケーブルによって体外の携帯式コントローラー，バッテリーとつなぎ駆動することで，患者は自宅でQOLの高い生活を営むことができる（図24-2）．わが国では，この4年間に400人以上の患者に使用され，その1年生存率は90％である．現在，植込み型LVADの適応患者の多くが，カテコラミン持続点滴による入院加療が必要な2年以上の生命予後が期待できない患者であることを考えると，非常に有効な補助循環である．この治療の術後生存率には，術前血行動態，肝腎機能，年齢などが関与する．とくに，術前ショック症例の予後は不良である．したがって，虚血性心筋症，拡張型心筋症でカテコラミンを要する場合は，ショック状態になる前あるいは腎機能などが悪化する前にLVADの適応を考え，全国に40施設ある植込み型人工心臓認定施設と連携して治療を進める必要がある．

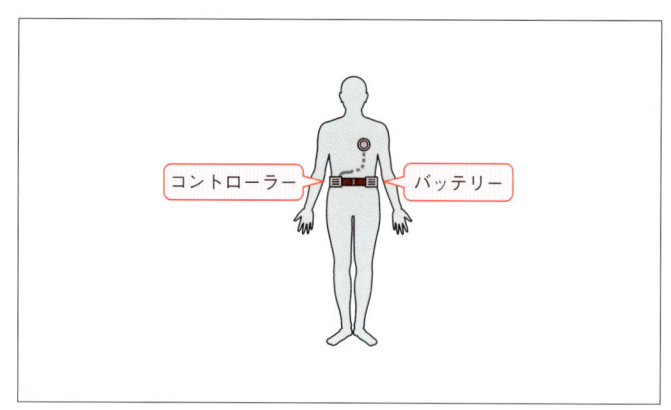

図24-2 植込み型LVAD

- 心移植を前提とした植込み型 LVAD が現在，わが国で保険適応となっているため，日本循環器学会 心臓移植委員会で審査を受け，日本臓器移植ネットワークに登録することが植込み前に通常，必要となる．しかしながら，審査中に状態悪化することも少なくないため，申請中に状態悪化(INTERMACS Profile 1～2)となった場合は，院内移植検討会で承認されれば，緊急での植込み型 LVAD 手術を優先し，術後に日本循環器学会 心臓移植委員会に報告することが認められている．

D 植込み型LVADを心不全治療のツールとして使うには？

- 心不全治療のツールとして植込み型 LVAD を使いこなすには，その管理に習熟する必要がある．①循環管理，②出血・脳合併症対策，③感染症対策に分けて詳述する．

循環管理

- 通常の循環管理と同様，後負荷，前負荷，収縮能(LVAD の駆動設定)，拡張能をコントロールすることになる．ここで，左心＝LVAD にとっての前負荷は自己右心の拍出量になるので，右心のコントロール(＝右心不全の予防)が循環管理で重要となる．右心カテーテル検査を施行したうえで，右心後負荷(肺血管抵抗)，右心前負荷(体液量)，右心収縮力のコントロールが必要となる．右心拍出量(＝左心灌流量)が少ないと，左室が LVAD の吸引脱血により過度に縮小し，これが心室中隔の奇異性運動の原因となり，さらに右心拍出量が減少するという悪循環に陥ることがある．この場合は，LVAD の駆動回転数を低下させ，吸引力を弱める必要がある．また，LVAD は後負荷の影響も受けるため，平均血圧は 60～80mmHg にする必要があり，さらに自己心機能改善のためにも ACE 阻害薬，ARB，β遮断薬が使われる．

- まれではあるが，LVAD が装着されているにもかかわらず，起座呼吸，肺うっ血などの左心不全を呈する場合がある．この原因には2つの可能性が考えられる．ひとつは大動脈弁閉鎖不全 aortic regurgitation (AR) の合併である．筆者らの経験でも，LVAD 植込み後2年で約半数の症例で moderate 以上の新規の AR が発生する．severe AR になると，十分な LVAD の駆動にもかかわらず大動脈に駆出された血液が左室に戻り，左心不全を呈するので，駆動条件の調整あるいは，大動脈弁に対する手術が必要となる．もうひとつは植込み

型 LVAD の機能不全である．ポンプ内血栓のために LVAD から十分な血液の駆出ができなくなることがある．この場合は，ポンプ内の血栓破壊により溶血が起こり，LDH＞1,000 IU/L となることが多く，溶血にともなう左心不全の場合はポンプ血栓症を疑う必要がある．いずれの病態においても右心カテーテル検査は有用である．

出血・脳合併症対策

- LVAD 機器の進化とともに脳合併症の頻度は減少しており，とくに HeartMate II 植込み後の慢性期では，虚血性脳梗塞の頻度としては，1年間に20人の患者のうち1人がイベントを起こすとされ，LVAD を装着していない重症心不全患者の脳梗塞の頻度に近い．抗凝固療法は各デバイスによって若干異なるが，だいたい INR＝2〜3 を治療域とし，これにアスピリンを追加している．脳梗塞に対して脳血管内血栓溶解療法の報告があるが，梗塞後出血の危険性があるため，抗凝固療法を最適化するにとどめる場合が多い．

- 一方，脳梗塞と比べ脳出血に関しては致死的となることも多く，頭痛，嘔気，神経症状，意識レベルの変化があれば，すみやかに頭部単純 CT 検査を施行する．脳出血に対しては，すみやかに INR＜1.5 にすることが出血病巣の進展を抑えるために重要で，抗凝固療法を中止し，プロトロンビン複合体ヒト血液凝固第IX因子複合体 prothrombin complex concentrate（PCC，PPSB®，ノバクト®）500単位を点滴静注する．発症後48時間は INR で1.5を目標とする．PCC は効果発現が早く，ビタミン K，FFP に比して脳内出血の進展抑制効果がある．

感染対策

- 植込み型 LVAD は，ペースメーカーのような完全埋め込みにはなっておらず，外部の携帯型コントローラー・バッテリーと植込まれたポンプは細い経皮ケーブルでつながっており，この皮膚貫通部からの感染が，患者の活動性が上がる慢性期に起こりうる．感染防止には，経皮ケーブルの固定によるケーブル刺入部の保護が重要である．感染を起こしている場合は，ケーブル刺入部の写真を植込み型人工心臓認定施設に送り，連携のうえ，抗菌薬治療，感染部位の不良肉芽の切除，ドレナージ，VAC（vacuum assisted closure）などを行う．

緊急時における対応

- 外傷，心肺停止に対しては，通常の抗凝固療法を受けている患者と同等に扱い，必要に応じて手術，心臓マッサージ，PCPS（percutaneous cardiopulmonary support）装着などの処置を行う．検査が必要であれば，MRI 以外は施行可能である．患者に意識がなく，機器のアラームが作動している場合，患者介護人とともにコントローラー・バッテリー一式を交換する．

- 植込み型 LVAD の術後急性期管理で重要な指標のひとつに，動脈圧波形の脈圧がある．現在，用いられる植込み型 LVAD は，ポンプ内のローター（羽根車）が一定速度で回転することにより血液を駆出するが，自己左室の拍動によりポンプに対する前負荷が変わり，動脈圧に脈圧を生じる．ところが，左心灌流血が不十分で，左室が虚脱しかけている場合は，自己心拍動に応じたポンプからの血液駆出の増減がなくなり，動脈圧の脈圧も減少する．つまり，植込み型 LVAD 患者で脈圧の減少を認めた場合は，出血などによる循環血液量の減少，右心不全，呼吸不全による肺血管抵抗の上昇，心タンポナーデによる拡張心不全などがないか注意を要する．

E 植込み型LVADの展望：長期補助によるDTと心機能回復を目指した治療

- わが国でも植込み型LVADが保険診療に使われるようになり4年が経過し，重症心不全治療にパラダイムシフトが起こっている．長期安定したQOLの高い移植待機ができるようになった一方で，深刻な心移植ドナー不足が続くわが国において，さらなる登録患者の増加，移植待機期間の延長を起こしている．欧米では，移植を前提としない重症心不全治療としての植込み型LVADが使用されるDT(destination therapy)には10年以上の歴史があり，2013年に米国では，年間1,000例以上の重症心不全患者の治療として使われている．そして，このDTの妥当性は，2001年のREMATCH試験[3]で内科治療に比して有意な生命予後改善効果があることが示されて以来，多くの研究により証明されている．また最近では，植込み型LVADの使用目的を移植(BTT)，それ以外(DT)に区別することも意味がないと考えられており，実際，米国で進行中のHeartMate IIIの治験(MOMENTUM試験)ではBTT, DTの区別がなされていない．以上より，わが国でもDTを含む植込み型LVADを適正に使用するためのガイドラインの作成が行われ[4]，これに基づく企業によるDTの治験が2016年に予定されている．このガイドラインでは，今までのBTTではあまり注目されていなかった植込み型LVAD治療の費用対効果とその終末期のあり方についても言及されている．

植込み型LVAD治療の費用対効果

- A. C. Gelijnsらによると，米国では，2003年に年間1人あたり505,285ドル(約6,000万円)かかっていた植込み型LVAD治療費も，入院期間の短縮，生存期間の延長などにより，2006年には2,250万円，2010年には1,300万円へと減少してきている[5]．また米国全体でみると，2010年度におけるDTに対するメディケアの支払いは200億円と概算され，これは米国全体のメディケア予算87兆円の0.02％に過ぎず，メディケアで支払われる慢性透析治療の予算2兆円と比較しても1％に過ぎないと解析されている．

植込み型LVAD-DTにおける終末期医療

- 終末期医療はDTに特別なものではないが，DTにおいては治療開始時に治療のエンドポイントである死を意識せざるをえない．この治療前にDTにおける終末期医療についても本人，家族らに説明を行い，終末期治療に関して本人の意思を事前指示書として残すことが重要であると考えられている(第27章 参照)．そして終末期に至った場合は，患者本人の意思を重視した患者本人と家族らの緩和医療が重要とされている(第29章 参照)．

- DT, BTTいずれにせよ長期の植込み型LVADが中心となるわが国では，これに関与する医師，コメディカルスタッフ，研究者，行政といった多くの協力が不可欠である．そのなかで，長期植込み型LVAD治療とともに外科治療，再生医療，薬物治療，デバイス治療，心臓リハビリなどを行うことで自己心の回復を目指すことは重要で(図24-3)，その意味で本章のタイトルである「VADを心不全治療のツールとして使う」というコンセプトは，今後さらに重要になると考えられる．

24. VADを心不全治療のツールとして使うには？

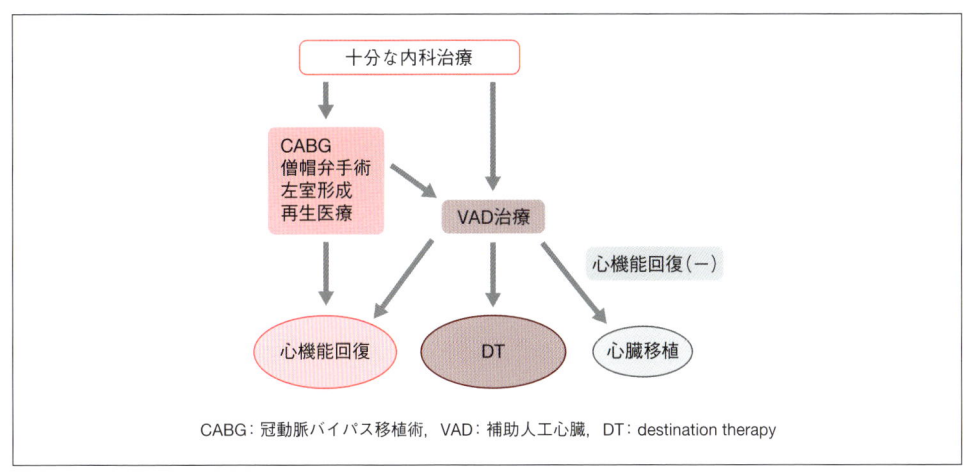

図24-3 重症心不全に対する治療戦略の展望
DT（destination therapy）は目的ではなくて結果である．

私のとっておきの極意

- **植込み型 LVAD とは？**
  体表を貫く細いケーブルによって体外の携帯式コントローラー，バッテリーとつなぎ体内植込みポンプを駆動することにより，退院した患者が QOL の高い生活を営むことができる．わが国では4年間に400人以上の末期心不全患者に使用され，その1年生存率は90％である．

- **植込み型 LVAD の適応とは？**
  虚血性心筋症，拡張型心筋症でカテコラミンを要する場合は，ショック状態になる前に，腎機能などが悪化する前に植込み型人工心臓認定施設と連携して LVAD の適応を検討する必要がある．

- **植込み型 LVAD をいかに管理するか？**
  まず右心不全を防ぐ循環管理が大切．脳出血に対しては，すみやかに INR ＜1.5にすることが出血病巣の進展を抑え予後を改善する．経皮ケーブル皮膚貫通部の感染予防には，ケーブルの固定と人工心臓管理技術認定士などによる患者教育が重要である．

- **植込み型 LVAD の展望**
  心移植では年間患者数は約40人に限られており，今後，DT（destination therapy）または心機能回復を目指した植込み型 LVAD の使用が期待され，「VAD を心不全治療のツールとして使う」というコンセプトはこれから，さらに重要になると考えられる．

（戸田宏一　澤　芳樹）

文献

1) J-MACSレジストリー．http://www.pmda.go.jp/safety/surveillance-analysis/0009.html（2016年2月現在）
2) John R, et al.: J Thorac Cardiovasc Surg, 134: 351-358, 2007.
3) Rose EA, et al.: N Engl J Med, 345: 1435-1443, 2001.
4) 補助人工心臓治療関連学会協議会：わが国における植込型補助人工心臓適応適正化の考え方：Destination Therapy について，日本臨床補助人工心臓研究会，2015. http://www.jacvas.com/view_dt.html（2016年2月現在）
5) Gelijns AC, et al.: Int J Technol Assess Health Care, 29: 365-373, 2013.

V
高齢者心不全

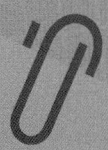

25 無理をしてまで高齢者にβ遮断薬を入れるべきか？

A そもそも心不全β遮断薬療法とは何か

◆ β遮断薬は，基本的に慢性心不全の治療薬である．心不全では，血行動態を保つための代償機構として，神経体液性因子が過剰に発現する．一見，安定していても，この反応は引き続き，心筋障害を助長させ，心不全をさらに悪化させる．β遮断薬は過剰な交感神経刺激を抑制することで，このような悪循環を断ち切り，結果として予後の悪化を防ぐとされる．つまり，主たる治療目的は予後を改善させることにある．個別の症例を前にして，治療者側も患者側も予後というものは「目に見えない」（実感できない）．この薬剤を使ったから予後がよくなったとか，あまり変わらなかったなどと判断できない世界である．有効性は，あくまでも大規模臨床試験の結果，いわゆるエビデンスに立脚するしかなく，現場では診療ガイドラインに基づいた治療が求められる．一方，予後改善薬を使用するにあたり，「目に見える」（実感できる）のは副作用である．したがって，副作用の発現に留意しながら，いかにガイドラインに基づいた投与内容に近づけるかがポイントとなる．

◆ すなわち，β遮断薬を用いた治療（β遮断薬療法）の是非にかかわる論点は，同様な臨床設定でのエビデンスがあるか，いかに副作用を減らせるか，の2つに集約される．

B 高齢者心不全の特徴をふまえたβ遮断薬療法

🔍 高齢者心不全の特徴

◆ 高齢者といえども，薬物治療をはじめとした心不全の治療戦略の基本は変わらない．ただし，①治療薬の副作用が生じやすい，②合併症や臓器障害がさまざまで個別の対応が必要，③エビデンスがきわめて少ない，という点に留意する．また，薬物動態とは別に，服薬コンプライアンスの低下が実臨床で問題となることが少なくない．その是正には，患者本人にとどまらず介助者である家族や同居する人も含め，生活習慣や通院習慣もからめた服薬習慣を指導する．そのためには，医師のみによる心不全治療だけでは限界があり，医療側での職種や施設をまたがった包括的な評価と管理が求められる．

🔍 β遮断薬の有効性

◆ 「目に見えない」予後改善薬であるβ遮断薬の有効性は，あくまでも大規模臨床試験の結果に基づく．すなわち，極論すれば，高齢者心不全を対象とするβ遮断薬のエビデンスには，どんなものがあるのかを把握することにつきる．ところが，高齢者心不全を対象に予後改善効果が実証されたものは，SENIOR 試験[1]のみである．ただし，試験薬剤であるネビボロールは，わが国では発売されていない．また，これまでの大規模臨床研究を網羅し，高

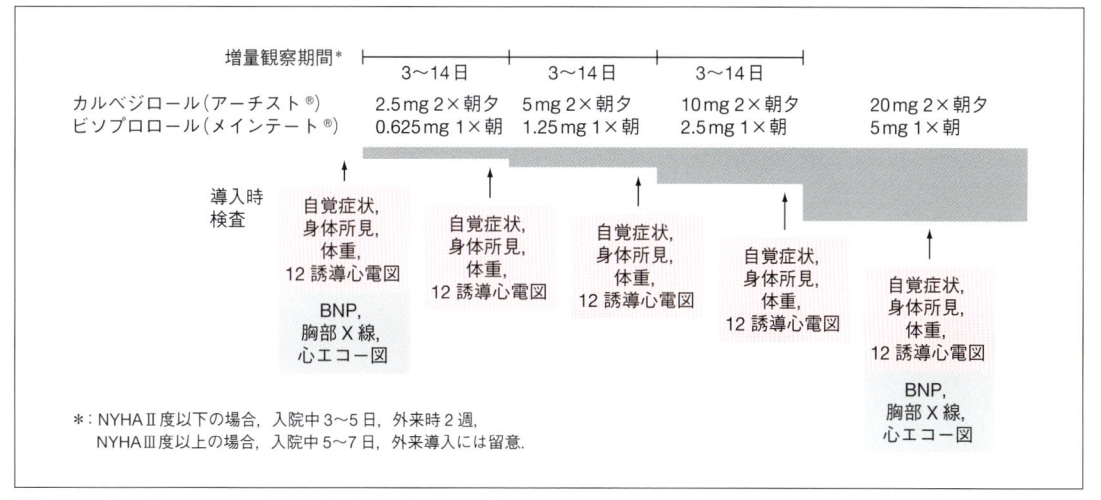

```
                    増量観察期間*  ├─3〜14日─┼─3〜14日─┼─3〜14日─┤
カルベジロール(アーチスト®)     2.5mg 2×朝夕  5mg 2×朝夕   10mg 2×朝夕   20mg 2×朝夕
ビソプロロール(メインテート®)    0.625mg 1×朝  1.25mg 1×朝  2.5mg 1×朝    5mg 1×朝
```

図25-1 心不全におけるβ遮断薬療法の系統立った導入プロトコル

(導入時検査：自覚症状，身体所見，体重，12誘導心電図，BNP，胸部X線，心エコー図)

*：NYHA Ⅱ度以下の場合，入院中3〜5日，外来時2週，
NYHA Ⅲ度以上の場合，入院中5〜7日，外来導入には留意．

齢者においても本剤の有効性は若年・壮年患者のそれと遜色ないとのメタ解析[2]がある．ただし，これら数少ない報告をもとに，その有効性を普遍化して考えてよいのか．たしかに，エビデンスレベル上では高い評価ではないかもしれない．しかし，それ以上に重要なのは，否定するものでもない事実である．心不全において，予後不良の病態でありながら管理ツールがきわめて限られる現状は，治療の選択肢を考えるうえで認識せねばならない．

β遮断薬の副次作用

◆ β遮断薬の副次作用に特化し，高齢患者と若年・壮年患者とを比較した報告は見いだせない．したがって，「高齢者には開始用量や増量間隔の決定に，より慎重さが求められる」との一般論，経験則しか述べられない．一方，高齢者心不全を対象とした CIBIS-ELD 試験[3]によると，カルベジロールとビソプロロールの認容性には差がなかった．ただし，前者では肺機能と貧血，後者では徐脈という派生事象に違いがみられた．なお，高齢者に頻発する閉塞性肺疾患合併例では，β_1選択性遮断薬を使用したほうが無難である．また，腎機能障害はかならずしもβ遮断薬導入の禁忌とはならず，腎機能障害のない心不全患者と同等あるいはそれ以上の効果を期待できる[4]．

β遮断薬導入の実際

◆ β遮断薬は，およそ10年前まで心不全患者には禁忌であった．しかし，ガイドラインでは現在，クラスⅠとして推奨され，ほぼすべての収縮不全患者に投与すべき基本薬へと180度方向転換した．ただし，短期的に心機能を悪化させることには変わりがない．β遮断薬療法を成功させる最大のポイントは，いかに大過なく導入できるかである．いい換えれば，その認容性は現場の導入スキルに大きく依存する．それは，リスクを抱えた高齢者で，より顕著である．

◆ β遮断薬を導入すると，ややうっ血状況に傾くため，筆者の施設では，利尿薬で体液コントロールを dry 気味に下ごしらえする．β遮断薬は少量からゆっくり増やすが，各増量の直前に身体が耐えられているかを適切な臨床指標を設定しながら確認する(図25-1)．心不

全の悪化や血圧の低下，とくに心拍数が60/分未満になると，増量は困難である．重症心不全，徐脈，高度弁逆流症，高度腎機能障害はリスクが高い症例であり，高齢者に好発する．心機能や心不全の改善は導入後，3カ月以降に出現するため，導入直後はむしろ不安定と考える．自己管理指導の際には，その旨の説明を加える．

C 無理をしてまで高齢者にβ遮断薬を入れるべきか

◆ 繰り返しになるが，心不全におけるβ遮断薬療法は，「目に見えない」予後改善が主目的である．一方で，「目に見える」のは，導入などの際に出現する副次作用である．つまり，β遮断薬は成功の部分は実感できず，失敗の部分のみが目につく，いわば，医療者としては半ば「美味しくない」治療法である．ここで，最終的な臨床効果はこれら利益・不利益の差によって求められるが，不利益を減ずることで効果が増すことになる．すなわち，副次作用の少ないβ遮断薬の運用を習練することで，最終評価が格段に改善することになる．心不全に対するβ遮断薬療法が一般化するにつれて，現場ではさほどリスクなく心不全例に導入できる慣れが生じている．ところが，「何となく」導入法を続けたのでは，医師のさじ加減能力は向上できず，いざ高リスク患者に出会った際に太刀打ちができない．その結果，リスクを言い訳に本治療法を回避する現状を生み出す．黎明期に多くの議論を費やしたように，系統的なβ遮断薬導入法を身につける教育を，今一度徹底させる必要を感じる．

◆ 一方，たとえば，82歳の超高齢者に「5年後の予後」を論じる意義があるのかとの指摘がある．筆者自身も当初，リスクをかけてまで寿命を延ばそうとする本治療の意義を懐疑的に考えていた．しかし，予後は生命予後とは限らない．心不全患者の大きな愁訴のひとつとして，心不全再入院，いわゆる繰り返し入院がある．β遮断薬を導入することで入院回避や在宅期間の延長を認める経験を積むことで，予後改善がもつ「目に見える」効果を実感することが少なくない．

◆ 以上より，筆者の結論は以下のとおりである．「高齢者といえども，少なくとも心不全再入院を愁訴と感ぜられる適応患者には，β遮断薬を導入すべきである．ただし，若年・壮年患者に比べて，導入リスクは高まっているため，積極的導入を推進するだけの臨床スキルを磨く必要がある」

私のとっておきの極意

- 高齢者心不全におけるβ遮断薬のエビデンスは乏しい．
- β遮断薬の治療目的として，生死のみならず，再入院予防も念頭に置く．
- 高齢者におけるβ遮断薬の導入リスクは高まっており，臨床スキルを磨く．

（猪又孝元）

文献

1) Flather MD, et al.: Eur Heart J, 26: 215-225, 2005.
2) Dulin BR, et al.: Am J Cardiol, 95: 896-898, 2005.
3) Düngen HD, et al.: Eur J Heart Fail, 13: 670-680, 2011.
4) Castagno D, et al.: Eur J Heart Fail, 12: 607-616, 2010.

26 体重が減っています．筋肉は減少していませんか？

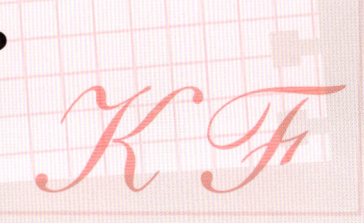

はじめに

◆ 心不全患者において体重を管理することは重要である．短期的な体重の変動は体液の増減を反映するため，心不全の増悪を判断したり，利尿薬の必要量を調整したりするうえで，体重は最も簡便な指標である．したがって，「体重増加に注意が必要ですよ」と説明をすることがあるが，患者によっては，「体重が増加してはいけないから，食事を摂らないようにしました」という場合もある．トレンドで観察すると，体重は確実に減少していることもしばしばある．心不全患者の疫学調査において，BMI が低いほど心血管死を含めた心事故発生率が高いことが報告されている．この現象は「肥満パラドックス obesity paradox」とよばれ，一部筋肉の減少がかかわっていると考えられる．本章では，心不全における筋肉減少（サルコペニア）に注目して概説する．

A 心不全における骨格筋障害

◆ 心不全患者に特徴的な労作時呼吸困難や易疲労感といった運動耐容能低下を示す症状は，かならずしも心機能低下の程度と相関しないことから，運動耐容能低下の要因として骨格筋の器質的・機能的異常が重要と考えられるようになった．心不全における骨格筋異常として，骨格筋萎縮，遅筋から速筋への筋線維型の変化，筋代謝酵素の変化，そしてエネルギー代謝異常がある[1]．そのなかでも骨格筋萎縮は，運動耐容能低下や生活の質（QOL）の低下に強く関連する．また，筋力の低下や筋萎縮は，予後悪化と密接に関連することが知られている．

B サルコペニアの概念と定義

◆ 骨格筋量は50歳以上では年間1～2%減少し，80歳までに30%が失われる．この加齢にともなう筋肉量の減少は，1988年に I. Rosenberg によって初めて「サルコペニア」と提唱された．2010年には，欧州サルコペニアワーキンググループ European Working Group on Sarcopenia in Older People (EWGSOP) が診断基準に関するコンセンサスを発表し，サルコペニアとは「身体的な障害や QOL の低下，および死などの有害な転帰のリスクをともなうものであり，進行性および全身性の骨格筋量および筋力の低下を特徴とする症候群」と定義された[2]．サルコペニアは加齢以外に明らかな原因がない一次性と，心不全を含む臓器不全，悪性腫瘍，炎症性疾患，内分泌疾患などの加齢以外の要因による二次性に分類される．サルコペニアは直接的に身体活動量の低下や転倒による障害発生を引き起こし，進行すれば要介護化の危険性を上昇させる．

C サルコペニアの診断と有病率

◆ 定義に従い筋量の減少が必須条件で，それに加えて筋力の低下あるいは身体機能の低下が合併した場合，「サルコペニア」と診断する[2]（図26-1）．筋量測定は，CT や MRI による画像診断が精度においてゴールドスタンダードとされるが，費用や所要時間の問題があり，スクリーニングには適さない．

◆ 一方で，二重エネルギーX 線吸収測定法（DXA）は望ましい代替法とされ，2種類の X 線透過性の違いを利用して組織の体組成を分離し，四肢骨格筋量 appendicular skeletal muscle

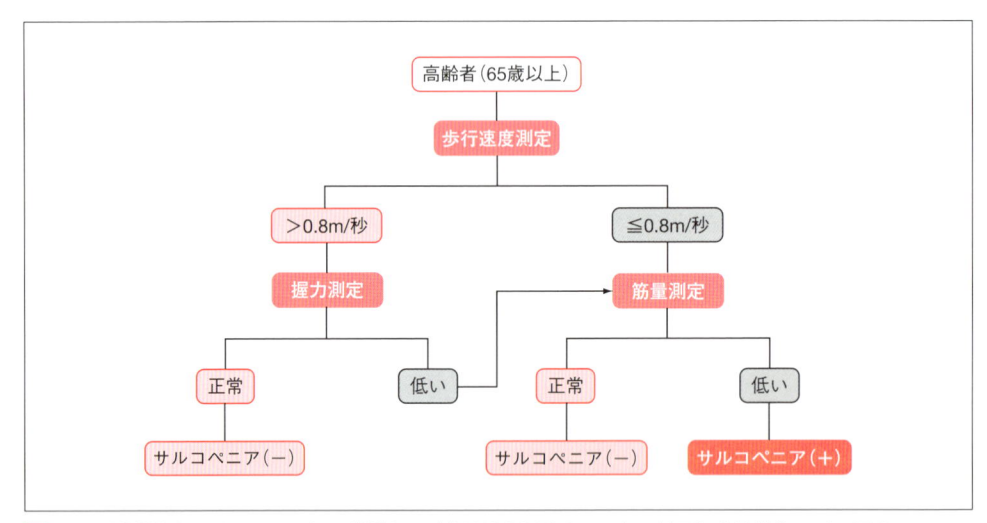

図26-1 欧州サルコペニアワーキンググループ（EWGSOP）のコンセンサスによるサルコペニアの診断アルゴリズム

［Cruz-Jentoft AJ, et al.: Age Ageing, 39: 412-423, 2010 を一部改変］

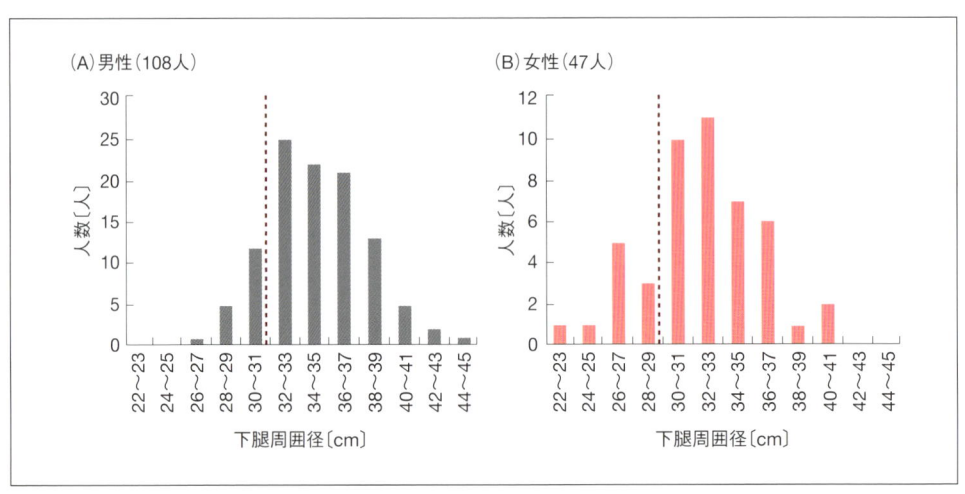

図26-2 心不全患者の下腿周囲径のヒストグラム
男性108人，女性47人の心不全患者（NYHA Ⅰ〜Ⅲ度）の下腿周囲径の分布を示す．点線はおおよそ正常平均値の2標準偏差の下限を示す．未公表データ．

mass(ASM)を推定する．R. N. Baumgartner らは，ASM を身長の2乗で除した SMI(skeletal muscle mass index)を用い，一般成人(18〜40歳)における SMI の平均値から2標準偏差以下を「サルコペニア」と定義した[3]．サルコペニア全体の有病率は，65歳から70歳で5〜13％，80歳以上では11〜50％と報告される．一方，心不全を合併したサルコペニアの頻度は，200人の心不全患者(平均年齢69±10歳，NYHA Ⅱ〜Ⅲ度)の検討において19.5％と報告されている[4]．

◆ 筆者らは，安定した心不全患者(平均年齢67±13歳，NYHA Ⅰ〜Ⅲ度)の下腿周囲径を測定した．男性108人，女性47人の下腿周囲径の分布は，図のようになった(図26-2)．JARD 2001による一般成人の下腿周囲径の平均値の2標準偏差を下まわる患者は，男性で16.7％，女性で21.3％であった．したがって，下腿周囲径による筋肉量推定でも十分に全体像を反映できる結果と考えられる．このように，心不全患者の安定期において，ベッドサイドで簡便に測定可能な下腿周囲径や大腿周囲径を測定し，経過とともに筋量の減少がないかどうかをスクリーニングしておくことは重要と考えられる．

D 心不全におけるサルコペニア発症機序

◆ サルコペニアは，骨格筋タンパク質の同化・異化不均衡による異化亢進によって引き起こされる(図26-3)．インスリン様成長因子1 insulin-like growth factor-1 (IGF-1)は，成長ホルモンや運動刺激により筋細胞内で合成され，Akt 経路を介して mTOR(ラパマイシン標的タンパク質 mammalian target of rapamycin)を活性化し，筋タンパク質合成を促す．心不全患者では成長ホルモン抵抗性を呈するほか，骨格筋局所での IGF-1の発現低下，Akt のリン酸化障害が報告されている．

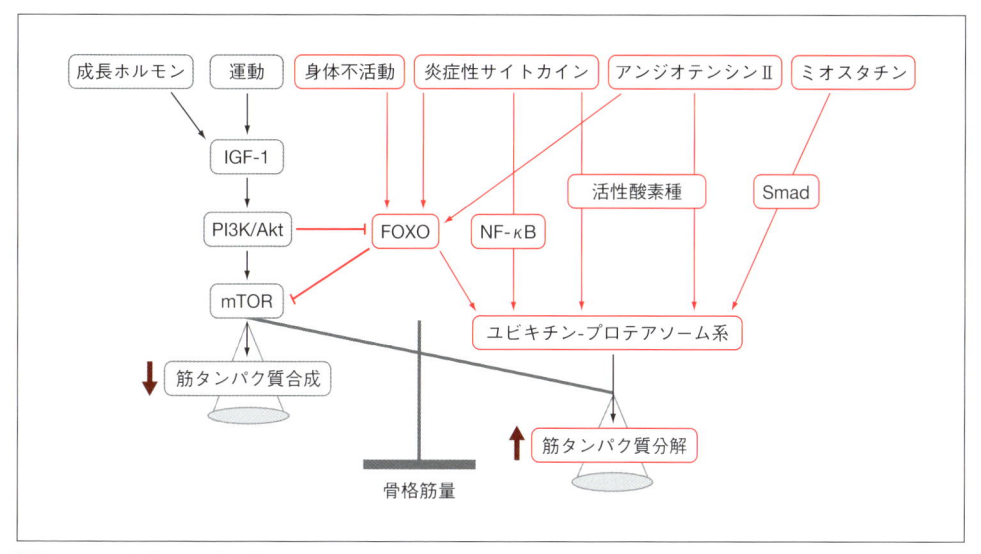

図26-3　骨格筋タンパク質の同化と異化に関与する細胞内分子機構
運動や成長ホルモンの刺激は，PI3K/Akt/mTOR を介して筋タンパク質合成を促す．一方で，身体不活動，炎症性サイトカインは NF-κB や FOXO を介し，異化亢進を引き起こす．アンジオテンシンⅡは活性酸素種の増加，ミオスタチンは Smad シグナルを介してそれぞれユビキチン-プロテアソーム系を活性化し，筋萎縮を誘導する．タンパク質合成経路は灰色で，タンパク質異化経路は赤色で示す．

[Ali S, et al.: Gerontology, 60: 294-305, 2014 を一部改変]

◆ 一方で，ユビキチン-プロテアソーム系は，筋タンパク質の異化亢進を引き起こす主要な経路であり，筋特異的ユビキチンリガーゼ〔Atrogin-1 および MuRF-1(muscle ring finger-1)〕が律速酵素として働く．FOXO (Forkhead box O)転写因子は，Akt 経路の活性化により核内移行が減少し，Atrogin-1 や MuRF-1 の発現は抑制されるが，身体不活動では筋の機械的刺激が消失するため，Akt 経路の不活性化，FOXO の核内移行の増加から異化亢進状態となる．また，心不全で惹起される炎症性サイトカインやレニン-アンジオテンシン系の亢進は，それぞれ核内転写因子である NF-κB，あるいは酸化ストレスの増加を介して Atrogin-1 や MuRF-1 の発現増加を誘導する．TGF-β (transforming growth factor-β)ファミリーに属するミオスタチンは，Smad シグナルを活性化し骨格筋量を負に制御する．

E サルコペニアと悪液質（カヘキシー）

◆ 悪液質(カヘキシー)は，慢性心不全を含む慢性消耗性疾患を背景とし，脂肪量減少の有無にかかわらず，骨格筋量の減少を特徴とする複合的代謝異常である．カヘキシーでは炎症性サイトカインが筋萎縮や低栄養に強く影響する．サルコペニアとカヘキシーは，その病態において共通する点が多く，いずれが主要因であるか区別することが難しい場合も多い（図 26-4）．しかし，サルコペニア単独では骨格筋量，筋力の低下のみであり，カヘキシーでみられる食欲不振や脂肪量減少はともなわない点で異なる．

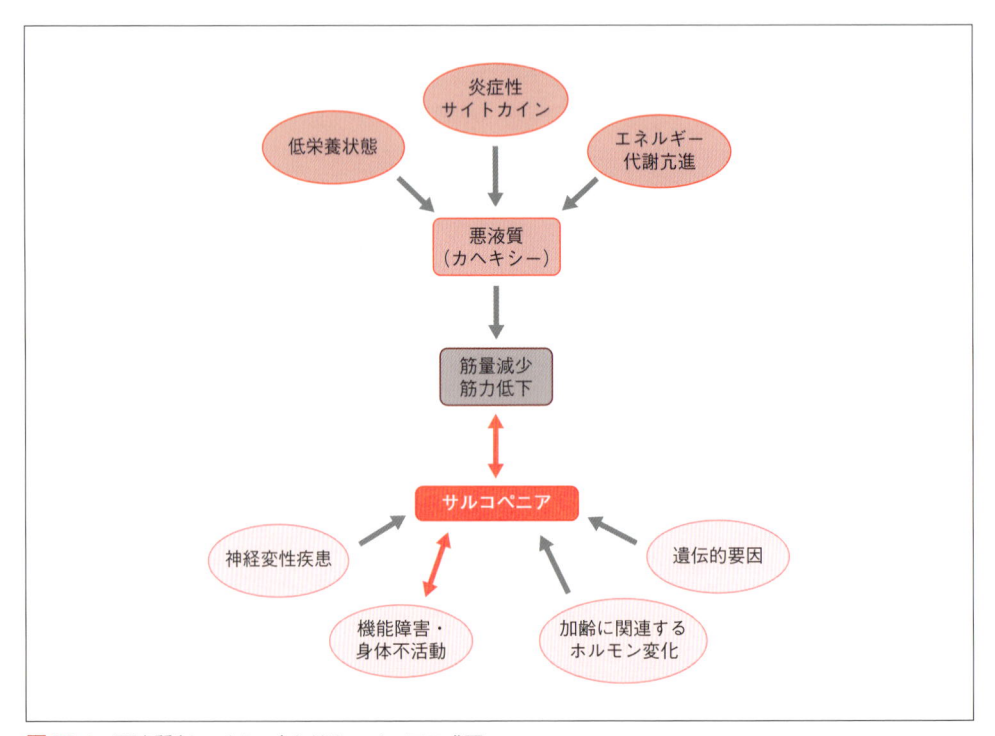

図 26-4 悪液質（カヘキシー）とサルコペニアの成因
悪液質とサルコペニアは病態において共通する点が多いが，悪液質では炎症性サイトカインが筋萎縮と低栄養に強く関連する．また，サルコペニア単独では骨格筋量と筋力の低下のみであり，脂肪量減少はともなわない点で異なる．

〔Thomas DR: Clin Nutr, 26: 389-399, 2007 を一部改変〕

F サルコペニアを合併した心不全への介入

運動療法

♦ 運動には，骨格筋の同化作用を促進し異化作用を抑制する効果があるため，サルコペニアの予防，改善に最も有効な介入手段である．とくに，ウェイトマシン，フリーウェイト，あるいはゴムベルトや自重を利用したレジスタンストレーニングは，多くの先行研究によって筋力・筋量増強効果が示されている．ただし，筋肥大，筋力増強を目的とした場合，比較的，高強度負荷が低強度より有効であることが知られるが，心不全を含む有疾病患者では高強度負荷による有害事象が高頻度で発生しており，注意を要する[5]．サルコペニアを合併した心不全患者では，個別的な低から中強度負荷のレジスタンストレーニングを全身の有酸素運動に組み合わせると，運動耐容能および QOL 改善に有効とされる．監視下運動療法にて，1回反復できる最大負荷量1RM (1 repetition maximum) の20〜30%あるいは Borg 指数11〜13（ややきつい）の範囲内で週2〜3回実施し，負荷量を40〜60%へ徐々に増やすことが推奨されている[6]．

♦ MRS (magnetic resonance spectroscopy) を用いて，下肢レジスタンス運動中の骨格筋エネルギー代謝を測定した筆者らの研究では，心不全患者において健常人より低い負荷量（1RMの40〜50%）で十分の負荷が得られることが明らかとなった[7]．また，血流制限を併用したレジスタンス運動では，さらに低負荷（1RMの30〜40%）で筋量・筋力増加が期待できる負荷が得られた[7]．したがって，心不全患者においては，従来から指摘されていたほどの高い負荷ではなくとも十分に，レジスタンストレーニングの効果を得ることができる可能性があり，ベッド上の急性期から積極的にレジスタンストレーニングを行い，diconditioning（長期臥床などの活動不足による身体調節機能異常）を予防することが望ましい．

栄養補充療法

♦ 筋タンパク質合成を促進する目的で，栄養補充療法を併用する試みがなされている．M. A. Fiatarone らは，高齢者のレジスタンス運動に加え，360 kcal 余分に栄養を摂取することで下肢筋力の増強を認めた[8]．タンパク質補充や必須アミノ酸のひとつであるロイシンと運動療法との併用も検討され，サルコペニアに有効な可能性があるが，心不全患者を対象とした栄養補充療法はまだ確立されていない．まだ，どのような食事がよいのかは不明な点が多いが，心不全患者の基礎代謝は亢進していると考えられており，カロリーは十分に摂取する必要がある．心不全患者における栄養状態や介入方法の検討は，筋量・筋力維持を目的とした観点でも重要と考えられ，今後の重要な研究課題である．

薬物治療およびその他の治療法

♦ ACE (angiotensin-converting enzyme) 阻害薬によるサルコペニアへの有効性が，高齢高血圧患者を対象とした観察研究で示されている[9]．また，心不全患者を対象とした大規模臨床試験において，ACE 阻害薬は心不全にともなう体重減少を有意に抑制した．これらの報告は，ACE 阻害薬がサルコペニアあるいはカヘキシーを合併した心不全に有効である可能性を示唆しており，禁忌を除き全例に ACE 阻害薬の投与を推奨する現行のガイドラインを支持するものである．したがって，心不全の早期から ACE 阻害薬による治療を継続することが望ましい．また，成長ホルモン，IGF-1，テストステロン，ビタミンD の補充療法は有効である可能性があるが，小規模で検討されたものが多く，限定的なエビデン

スにとどまる．摂食亢進と成長ホルモン分泌を促すグレリン，抗サイトカイン療法，あるいはミオスタチンの制御を標的とした治療法が，今後期待される．

おわりに

◆ 心不全におけるサルコペニアについて概説した．サルコペニアに対する対応や治療について不明な点が多く，今後の研究が待たれる課題である．

私のとっておきの極意

心不全患者，とくに高齢心不全患者では，筋量の減少をともなうサルコペニアは日常生活動作（ADL）の確立の観点でも大きな問題である．筋量をモニターすることにより，その減少を予防する方策をとる必要がある．心不全増悪による体重増加ばかりを気にするあまり，患者自身は食事摂取量を減らしたり，食事を食べなかったりすることがある．体液量過剰による体重増加が問題であることを明確に説明する必要があり，むしろカロリーはしっかりと摂取することが望ましいことも伝える必要がある．

（絹川真太郎　福島　新）

文献

1) Okita K, et al.: Circ J, 77: 293-300, 2013.
2) Cruz-Jentoft AJ, et al.: Age Ageing, 39: 412-423, 2010.
3) Baumgartner RN, et al.: Am J Epidemiol, 147: 755-763, 1998.
4) Fülster S, et al.: Eur Heart J, 34: 512-519, 2013.
5) Liu CJ and Latham N: Arch Phys Med Rehabil, 91: 1471-1473, 2010.
6) Piepoli MF, et al.: Eur J Heart Fail, 13: 347-357, 2011.
7) Takahashi M, et al.: Int J Cardiol, 201: 142-144, 2015.
8) Fiatarone MA, et al.: N Engl J Med, 330: 1769-1775, 1994.
9) Onder G, et al.: Lancet, 359: 926-930, 2002.

VI
終末期心不全

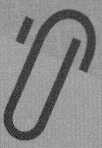

27 難治性心不全の終末期にまつわる課題とは？

はじめに

◆ 難治性心不全に対する治療の進歩はめざましい．移植医療や人工心臓をはじめとする補助循環の導入で，これまで致命的であった症例が救命可能となった．さらには植込み型の補助人工心臓が使用可能となり，移植適応患者が装置を植込み後に在宅で待機できるようになった．一方で，その装置を移植適応でない末期心不全例に使用する（最終）治療 destination therapy への，わが国の対応が求められている[1]．また，高齢化にともない手術不能の大動脈弁狭窄が増加しているが，そのような症例に経カテーテル大動脈弁植込み術が実施されている[2]．

◆ これらの治療と同時に，高度医療の適応も含めた今後の治療手段の適応決定の方法や限界，今後の見通し，治療にもかかわらず，必ず迎える終末期のことを説明できるタイミングを見きわめる必要がある．これらの対応は，必ずしも終末期のみの対応ではなく，心不全の早期から開始し，症状への対応や精神的支援，治療方法の選択支援などに関するチーム医療での取り組みが必要とされる．しかし，このタイミングを見きわめて，終末期の対応も含め伝えることは，医療者に熟練度と医療者自身の精神的な強さが求められる．本章ではこれらの課題について言及したい．

A 院内での心不全急変時への対策は？ チーム医療の重要性

◆ 難治性心不全の転帰を知るために，院内心停止の現状を把握することは重要である．院内心停止登録の解析結果から，院内で急変し，心停止に至った場合の心不全例の転帰は，ほかの循環器疾患に比べて不良であることが報告されている[3,4]．救命率を上げるには，予期せぬ心停止の予防と対策が必要である[5]．それには，院内の応急対応システム rapid response system（RRS）の確立が提案されている[6]．心不全患者は一般病棟に入院していることが多いので，重症化を未然に発見するためのチーム医療が必要であり，循環器外科医ならびに内科医，集中治療医，看護師，臨床工学士などの多職種による急変対応チームの構築が望まれる．

B 終末期について，いつ話すのか？ 心不全の末期状態と終末期について

◆ 日本循環器学会では，循環器疾患における末期医療の提言で，終末期と末期状態を明確に分け，早期からの緩和ケアを含めた包括的なケアの実践，終末期の治療の終了や差し控えについての課題をあげた[7]．心不全の「末期状態（end-stage）」とは，最大の薬物治療でも治

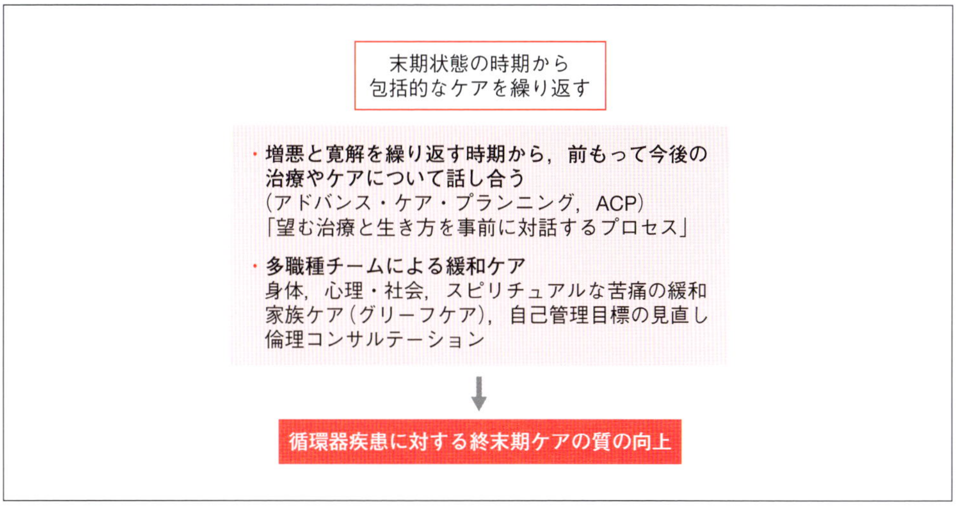

図27-1　アドバンス・ケア・プランニング

療困難な状態である．その状態に対して，侵襲的治療として人工呼吸や血液浄化に加え，大動脈内バルーンパンピング（IABP），経皮的人工心肺装置（PCPS），補助人工心臓（VAS），人工透析，ペースメーカー植込み，植込み型除細動器 implantable cardioverter defibrillator（ICD），さらには心臓移植がある．一方，「終末期（end-of-life）」とは，繰り返す病像の悪化あるいは急激な増悪から，死が間近にせまり，治療の可能性のない末期状態を指す．

◆終末期の対応を患者に話すタイミングは，終末期に至ってから初めてするのではなく，心不全の増悪で初回に入院し，退院するときがよい．今後の治療手段（適応決定）や見通し，さらには終末期のことも含めて説明し相談のうえ，本人の意思の確認が必要である．また，治療の選択肢には，心臓移植，恒久的な機械的サポート，長期の強心薬使用などの標準的な治療を超えた高度専門治療を行うのか，あるいは標準的治療を続けながら緩和ケアを中心とした治療へ移行していくのかが，大きな選択の方向性となる．このような意思決定を支援するために，末期心不全においてアドバンス・ケア・プランニング（ACP）を積極的に使用することが推奨された[8]．ACPとは，将来の意思決定能力低下に備えて，「望む治療と生き方を事前に対話するプロセス」のことを指す（図27-1）．

◆心不全における意思決定に関する対話を繰り返すタイミングは，1年ごとの定期外来，症状増悪，静注強心薬の開始などの臨床的変化が生じたときが理想的であり，病状変化のたびごとに病期を見なおし，患者の意向をもとに治療・ケアの目標を再検討することが重要であるとされている．終末期のことを初期には触れることが困難と感じるときには，より早期に，よりよく生きるために診療について話し合う，preparedness planning（悪化防止計画）という取り組みが提唱されている[9]．これは広義の意思決定支援であり，心不全と診断されたときから開始するものである．その対話を繰り返しながら，病状変化のたびごとに病期を見なおし，患者の意向をもとに治療・ケアの目標を再検討し，ACPへ移行することも必要である．

◆植込み型人工心臓による DT（destination therapy）は，心不全末期に対する ACP とともに，

植込み手術による合併症，感染症，脳卒中，植込み後のリハビリテーション，作動不全などについて preparedness planning が必要である．さらには，多臓器不全，悪性腫瘍の末期，重篤な外傷などの不可逆的な疾患を併発したときにデバイス作動の停止も含め，説明が必要である[10]．

C 心不全患者に緩和ケアが必要か？

- 緩和ケアの必要性は，日本循環器学会などによる「循環器疾患における末期医療に関する提言」[7] において示された．さらに，これらのアプローチは早期から開始し，必ずしも終末期のケアのみではないこと，チーム医療として開始する必要があることを医療従事者に浸透させる必要がある．緩和ケアは，がん以外の疾患をも対象にするという共通の前提に立っているが，わが国では，緩和ケアがおもにがんを対象に普及し，がん以外の疾患での末期医療ではほとんど取り組みが行われていないのが現状である．

- 2008年に実施された循環器専門の504施設を対象としたアンケート調査の結果，心疾患への緩和ケアが実施されていた施設は15％であり，緩和ケアチームがあるのは2％にすぎないことが明らかとなった．このような現状から，緩和ケアの必要性が提言され，日本循環器学会「急性心不全治療ガイドライン（2011年改訂版）」において緩和ケアが初めて取り上げられ[11]，さらに循環器領域においても緩和ケアチームが発足しはじめている．詳細は**第29章**を参照いただきたい．

D 治療の限界がきた場合にどうするのか？ 3学会合同終末期ガイドラインの活用

- 日本救急医学会，日本集中治療医学会，日本循環器学会は，「救急・集中治療における終末期」の定義とともに，少なくともこれらの定義を満たせば，延命措置の中止が可能であることを示す必要があると考え，3学会合同終末期ガイドラインを作成した．そこで，最善の治療を実施しても治療の限界に達した場合には，本人の意思を尊重し，家族と多職種の医療チームによる話し合いにより治療の終了や差し控えについて対応しうることを示した．

- 「救急・集中治療における終末期」とは，集中治療室などで治療されている急性重症患者に対し適切な治療を尽くしても救命の見込みがないと判断される時期である．とくに循環器領域では，「生命が人工的な装置に依存し，生命維持に必須な複数の臓器が不可逆的機能不全となり，移植などの代替手段もない場合」が考えられる．また，延命治療の中止例として，「ペースメーカー（植込み型除細動器の設定変更を含む），人工心肺装置などの補助循環装置を中止または取り外す」が循環器関連としてあげられている．

- 終末期の判断例として，下記のいずれかに相当する場合などを提示している．

① 不可逆的な全脳機能不全（脳死診断後や脳血流停止の確認後などを含む）であると十分な時間をかけて診断された場合．
② 生命が人工的な装置に依存し，生命維持に必須な複数の臓器が不可逆的機能不全とな

り，移植などの代替手段もない場合．
　③その時点で行われている治療に加えて，さらに行うべき治療方法がなく，現状の治療を継続しても近いうちに死亡することが予測される場合．
　④回復不可能な疾病の末期，たとえば悪性腫瘍の末期であることが積極的治療の開始後に判明した場合．

◆ 心不全例では治療の限界点が明らかでないため，患者自身が最期までどのように生きたいか医療者，家族と共有しないまま最期を迎えることも多く，患者の尊厳を維持し，その人らしい安らかな人生を支えることが困難なケースが少なからずある．このことは心不全患者への倫理的な課題である．終末期に心不全患者の意思確認は困難なため，入院後の早期に医療者と家族との話し合いの場を設定する必要がある．その場合には，自己決定権を擁護するために，患者の推定意思を確認することが倫理的判断を行ううえで重要となる．

◆ 患者本人の意思を代弁でき，治療の意思決定に積極的に参加が可能なキーパーソンを，家族のなかで特定しておく必要がある．その際，家族らに異論がないことを原則としているが，異論のある場合，医療チームは同意が得られるよう適切な支援を行う．とくに本人の意思が不明な場合には，患者にとっての最善の対応を原則として，家族らとともに合意形成を図ることが推奨されている．

◆ 終末期の判断は，主治医ひとりのみで行うのではなく，主治医を含む複数の医師（複数科）と多職種を含めた医療チームで実施する．チーム医療を基軸に，患者の意思の尊重を行うという方針である．

◆ 3学会合同ガイドラインの特徴は，プロセス重視（厚生労働省によるガイドライン），本人意思の尊重，看護師も含めた多職種チームの判断，緩和ケアを含むことである．延命措置の中止を選択する場合にも，本人の苦痛をとるなどの緩和的な措置は継続するとし，家族らの意思決定を支え，家族らへのこころのケアを最後まで行うことを推奨している．

◆ 今後，循環器疾患の末期から終末期にかけて，これらの提言やガイドラインを参考に，それぞれの施設において多職種での倫理的な検討をふまえて適切なチーム医療の実践が期待される．

私のとっておきの極意

- 担当になってから患者家族と意思決定の対話を繰り返してできる関係をつくる．
- 対話には，本人が「望む医療と生き方を事前に対話するプロセス」アドバンス・ケア・プランニング（ACP）を使用する．
- ACPを使用できる医療チームを構築する．

（野々木宏）

文献

1) 許 俊鋭 班長: 日本循環器学会および日本心臓血管外科学会: 重症心不全に対する植込型補助人工心臓治療ガイドライン (2011〜2012年度合同研究班報告), 2014. http://www.j-circ.or.jp/guideline/pdf/JCS2013_kyo_h.pdf (2016年2月現在)
2) 大北 裕 班長: 日本循環器学会: 弁膜疾患の非薬物治療に関するガイドライン (2012年改訂版), 2012. http://www.j-circ.or.jp/guideline/pdf/JCS2012_ookita_h.pdf (2016年2月現在)
3) Yokoyama H, et al.: Circ J, 75: 815-822, 2011.
4) Sasaoka T, et al.: Circulation, 122: A244, 2010.
5) Perkins GD and Soar J: Resuscitation, 66: 253-255, 2005.
6) In-Hospital Emergency: 院内救急への対応 (RRS& 院内心停止). http://hospital-em.net/ (2016年2月現在)
7) 野々木宏 班長: 循環器疾患における末期医療に関する提言. 循環器病の診断と治療に関するガイドライン (2008〜2009年度合同研究班報告), 2011. http://www.j-circ.or.jp/guideline/ (2016年2月現在)
8) Allen LA, et al.: Circulation, 125: 1928-1952, 2012.
9) Tanner CE, et al.: Congest Heart Fail, 17: 235-240, 2011.
10) Swetz KM, et al.: Mayo Clin Proc, 86: 493-500, 2011.
11) 和泉 徹 班長: 日本循環器学会: 急性心不全治療ガイドライン (2011年改訂版) (2010年度合同研究班報告), 2013. http://www.j-circ.or.jp/guideline/pdf/JCS2011_izumi_h.pdf (2016年2月現在)

28 心不全のQOD：在宅医療で最期まで診るためには？

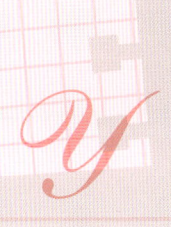

はじめに

♦ 2025年に後期高齢者人口は約2,000万人にも及び，「多死時代」に突入する．そこでわれわれが考えなくてはならないのはQOD（quality of death）である．そして，どこで人生の最期を迎えるか，いわば「死に場所」の確保である．このような社会背景を考慮し，高齢者心不全医療においても病院完結型から地域全体で支える地域完結型への移行を行い，心不全のQODを考え，在宅で最期を迎えることを選択肢にあげる必要がある．

A 心不全の在宅看取りの障壁

♦ 心不全患者を在宅で最期まで看取ることは難しいと考えられている．その理由として，①終末期心不全の定義が不明瞭なため，患者家族だけでなく，医療者にとっても終末期の判断が困難であること，②終末期心不全患者への症状緩和やケアのエビデンスが構築されていないこと，③病状が不安定，症状が多種多様，予後予測が困難なことなどから，介護者の負担が増大すること，④在宅医療にかかわる福祉・介護など多職種の心不全に対する不安感が強いこと，⑤終末期心不全への対応として，心不全の呼吸困難へのオピオイド類の適応，在宅での心不全点滴治療薬の適応など，症状緩和のための薬物療法の多くは保険適用となっていないことがあげられる．しかしながら，これらの現状のなかで，われわれは心不全を在宅で看取るための方法を画策していかなければならない．

B 終末期心不全診療フロー

♦ 筆者の施設で使用している終末期心不全の判断基準および高齢者心不全終末期診療フローを表28-1，図28-1に示す．まず医師ひとりで診療方針をたてるのではなく，多職種チーム（医師，看護師，薬剤師，理学療法士，ケアマネージャーなど）でアプローチを行っていく．すでに終末期と判断されているものの，意思決定能力の有無を確認し，意思決定支援を行う．つぎに，最期を迎える場所として，在宅の意思を確認する．そして，介護負担へ十分に注意をはらいながら，患者そして家族も含めたトータルペインへの症状緩和を行う．このように，在宅で看取りを行う場合は，「チーム医療」「意思決定支援」「介護負担」「症状緩和」がキーワードとなっていく．

表28-1　終末期心不全の判断基準（YUMINO）

① 循環器専門医を含めた多職種チームにて適切な心不全治療がされてきたと判断できること

② 全身状態に悪影響を与える可逆性疾患がないこと

③ 進行性に経口摂取が困難な状態になっていること

④ PPS（palliative performance scale）30以下

＊ ①～④すべてを満たしている

Ⅵ. 終末期心不全

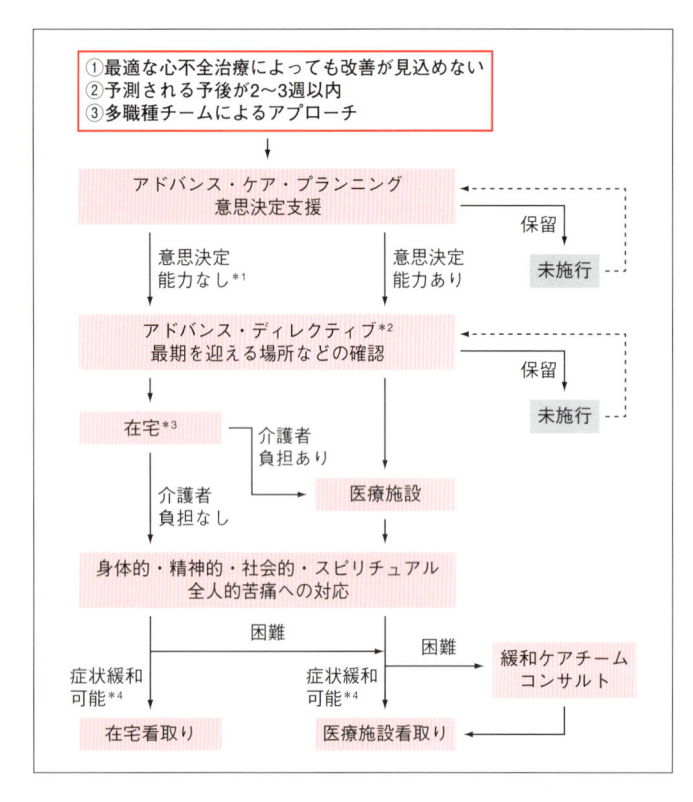

図28-1 高齢者心不全終末期医療における診療フロー

*1：本人の推定意思に沿った最善な方針について，多職種で検討．
*2：強心薬の使用，機械的補助循環，外科的手術，人工透析，人工呼吸器，胸骨圧迫，胃ろう増設，継続的な輸液，オピオイド使用，ICDの除細動機能継続．
*3：自宅および介護施設．
*4：輸液の継続は慎重に検討．鎮静は苦痛緩和を目的とし，過剰投与を行わない．
鎮静は意志決定能力の有無を評価したうえで，本人または家族の十分な理解が必要となる．

C チーム医療

◆ 心不全の在宅医療は，病院での医療と違い，院内外で生活をサポートする医療・看護・介護・福祉などの多施設でのチームアプローチが必要である．高齢者の心不全患者は，身体，機能，心理，社会的問題が悪循環として生活の場で起こる．このような複雑な状況の下では，各専門家によって多面的なアセスメント，介入による包括的ケアが重要となる．図28-2に高齢者心不全の在宅療養の典型的な経過を示す．心不全の増悪という臓器機能の低下だけでなく，運動機能の低下を認める．フレイルの進行を抑えるため，地域リハビリテーションの導入を考慮する．また，年月を経過すると，社会的，経済的，対人関係の喪失からも，社会福祉サービスの提供が必要となる．そして心不全の悪化とともに，心理的・精神的な衰弱，認知機能が低下，さらに終末期の患者には在宅においてもせん妄が起こる．また，そうなると近親者の介護負担が増加してくる．これらを予測しながら，臨床心理士や精神科医などのサポートが必要となる．このように，心不全の在宅医療の継続には，医師だけでなく，専門知識を要した多職種でのチームアプローチが重要となる．チームの課題としては，多職種間での疾患に対する知識の差が，患者のとらえかたに相違を生じさせる．また心不全は，慢性疾患で病状が変化しやすいのが特徴でもあり，病期，治療やケア方針などの情報共有のため，多職種のカンファレンスに多くの時間を要する．

D 意思決定支援

◆ 心不全は予後予測が難しい疾患である．医療者や家族と共有しないまま最期を迎えること

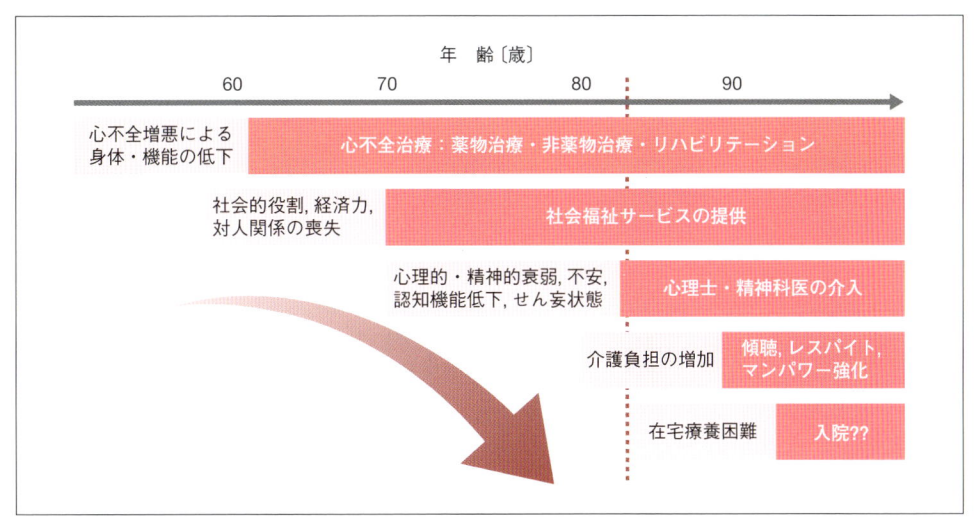

図28-2 高齢者心不全の在宅医療の典型的な経過(筆者の施設における平均年齢83歳の在宅ケア患者)

も多く，将来の意思決定能力の低下に備え，望む治療と生きかたを事前に患者，家族と対話するプロセスであるアドバンス・ケア・プランニング(ACP)をもつことが重要である．アドバンス・ディレクティブとなる尊厳死の宣言書(リビングウィル)がある場合は，それに応じた自然死を容認する．

◆ 在宅医療では，患者の生活の場が医療の現場になるため，専門性をもたない多施設，多職種での協働が必要となる．そこで，急変時対応や最期を迎える場所，どこまでの延命措置を希望するかなど，早い段階でのアドバンス・ディレクティブの導入を行う必要がある．筆者の施設では在宅訪問診療導入時に，ソーシャルワーカーより患者・家族へ，終末期医療に関する意思を確認するため「リビングウィル調査票」を渡している．ただし，提出は患者・家族の任意とし，その期限は設けず，法的な制約はない．また，それらの修正はいつでも可能としている．2013年度に筆者の施設から在宅訪問診療を行った心不全患者を調査すると，リビングウィル調査票回収率は62％だったが，そのなかで在宅看取り希望者は60％，病院看取り希望者は27％，無回答が13％であった．とくに，重症心不全患者ほど自宅療養の希望が強かった．筆者らは回収したリビングウィルを，患者宅にファイリングし，多職種で共有している．しかしながら，医師，看護師，ケアマネジャー，介護ヘルパーなどといった職種間で，心不全に対する認識，経験，病態のとらえかたに相違が生じていることが多くあり，結果として最期まで在宅での生活を希望されている患者の意に反し，救急車要請となるケースがある．地域でかかわる職種が，心不全の知識の向上につながるよう取り組みが必要であり，その活動の一環として筆者の施設では，定期的に病院や地域の多職種で，「地域医療介護ネットワーク」や「心不全チーム医療カンファレンス」などの集まりを開催している．

E 介護負担の軽減

◆ 在宅での終末期医療の特徴として，医療者の眼を患者と同じ比重で介護者にも向ける必要がある．これは介護負担の増大が在宅医療継続の切れ目となるからである．心不全患者は

症状が多彩で，病状も変化しやすく，また予後予測が困難なことから，心不全の在宅介護は先のみえない不安部分が多く存在する．また前述のように介護度が過小評価される症例も少なくない．介護負担感の代表的な尺度には「Zarit 介護負担尺度」がある．介護負担軽減のため，①介護者自身の問題を解決すること（介護者が自身の身体や生活などの問題への介入），②症状緩和（とくに夜間の患者の症状の訴えを少なくする），③傾聴（介護の愚痴やたいへんさを吐き出すなどストレス解消），④予後の宣告（先行きが不透明なことが精神的負担の一因となる），⑤マンパワーの強化，⑥レスパイトの整備を行う．

F 症状緩和

◆病院と比較して，在宅で最期を迎えることが，身体的・精神的苦痛が少なく，自分らしい残りの人生をおくることができ，また生活の質を維持したままの時間を過ごすことができると考える．末期がん同様に心不全においても，呼吸困難や睡眠障害などの身体的な症状だけではなく，精神的，社会的，スピリチュアルな側面から構成されるトータルペインであることを理解し，包括的または全人的ケアを行う必要がある．心不全における症状は多種多様であり，症状の質と量を判断し，情報共有を行うことが大切である．また，在宅医療は，患者対応までの時間がかかる．このため，症状の予後予測を行いながら，症状緩和に努める必要がある．とくに高齢者心不全患者は，心臓だけでなく，臓器障害，呼吸不全や脳血管障害の合併，また認知機能低下やせん妄についても評価，治療介入が必要となる．呼吸困難感に対しては，①質と量はどうか，②治療可能な原因が存在するか，③低酸素状態である呼吸不全をともなうか，④呼吸回数が多いか，⑤不安をともなうかに留意する．また，呼吸困難感に対する非薬物治療（在宅酸素療法，在宅人工呼吸機器，症状緩和リハビリテーション，看護ケアなど）と薬物治療（心不全治療薬，オピオイド類）を考慮し，これらで症状の緩和が困難な場合は，鎮静の手段を考える．心不全に特徴的でもある発作性夜間呼吸困難の予防や治療も重要である．夜間睡眠中の低酸素や無呼吸の有無，そして治療介入も考慮する．肺うっ血性の急激な心不全である CS1 は，在宅でのすみやかな酸素投与（可能であれば在宅人工呼吸機器の併用）および血管拡張剤投与により，症状の軽快，入院回避が可能となる．オピオイドについては，心不全患者の頻呼吸（＞24回/分）をともなう呼吸困難感への導入は，症状の軽減，生活の質の改善に有効である．一方で頻呼吸をともなわず，喀痰をともなう症例，また低拍出量症候群（LOS）にともなう全身倦怠感，食欲不振，腹部膨満感への有効性は乏しい．鎮静は苦痛緩和の最後の手段となる．鎮静には通常ミダゾラムなどを皮下点滴にて使用するが，在宅においては，基本的には家族の使用可能なベンゾジアゼピン系トランキライザーであるジアゼパムやブロマゼパム坐薬を用いる．その他，これからの心不全患者の多くは植込み型除細動器（ICD）が留置されており，循環器専門施設と連携のうえ，在宅での作動スイッチのオンオフを含めた対応も必要となる．また，終末期になると高頻度にチェーン・ストークス呼吸を認め，自然経過で起こる呼吸であるものの，無呼吸と頻呼吸を繰り返すことにより，介護者の精神的不安を増強させるため，前もって適切な説明や対応が必要となる．そして重要なことに「輸液は苦痛を緩和するわけではない」ことがあげられる．すでに末期がんでは，1,000 mL/日以上の輸液は症状と生命予後を改善させず，胸水や腹水，浮腫を悪化させることが示されている．少量（500～1,000 mL/日）の輸液を行うかは，症状の軽減のためというよりも，患者・家族の気持ちを重要視して行う．また，在宅での輸液点滴は，抜去にともなう合併症を考慮し，静脈ルートよりも，皮下点滴ルートを推奨する．筆者の施設の心不全の在宅看取りの

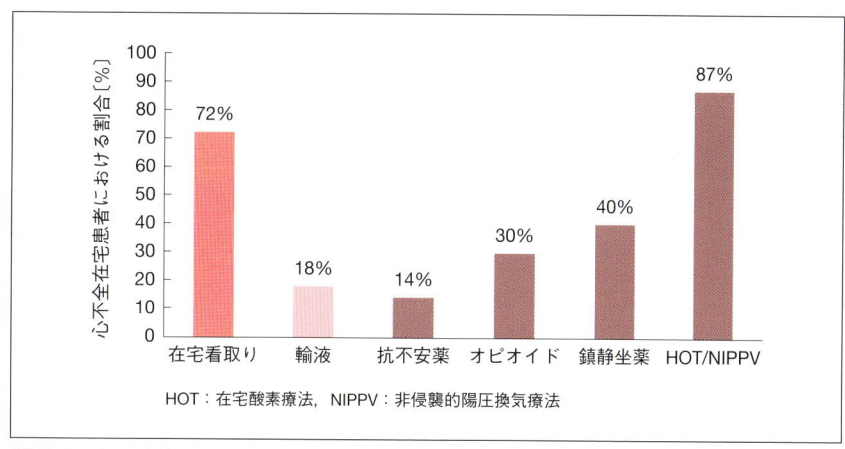

図28-3　心不全在宅看取りの現状(2012年10月〜2015年9月．筆者の施設における調査)

表28-2　心不全の在宅看取りのポイント

- 適切な心不全治療を行う
- 早い段階でのアドバンス・ディレクティブを導入する
- 介護負担軽減を考える
- 多様な症状を定量的に判断し，迅速に対応していく
- 病態や治療を理解する(チェーン・ストークス呼吸や植込み型除細動器作動など)
- 輸液は可能なかぎり控える
- ①在宅酸素療法，②在宅人工呼吸機器，③ベンゾジアゼピン系内服薬または鎮静坐薬，④オピオイド類の4つの道具を症例に応じて使用する

現状を図28-3に示す．在宅酸素療法，在宅人工呼吸機器，ベンゾジアゼピン系内服薬または鎮静坐薬，オピオイド類の4つの道具を症例に応じて使用し，在宅での看取りを行っていく．

おわりに

◆ 心不全の在宅看取りのポイントを表28-2に示す．慢性心不全は集学的・集約的医療の代表的疾患である．治療法や病期の進展は多岐にわたり，個々の生きかたに寄りそいながら，最も妥当な治療選択を行わなければならない．また一方で，病期が末期から終末期への移行により，CURE(治療)からCARE(ケア)への移行，心不全のQODを考えながら最期を迎える場所として在宅の場を考える必要がある．

◆ 心不全患者を在宅で看取るための今後の課題として，末期・終末期心不全の定義，症状緩和のための薬物療法の保険適用，心不全の在宅医療の推進のため重症心不全に対する診療報酬の拡大があげられる．最後に，心不全の在宅医療は看取り医療のかぎりではなく，患者・家族の生活の質の維持のため，心不全が増悪を繰り返すことを予防する積極的医療であることも強調しておきたい．

(弓野 大)

29 緩和ケアはいつから始めるべきか？

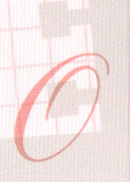

はじめに

◆ 心不全患者が苦痛を抱えながら生を終えることは当たり前のことではない．米国の「心不全ガイドライン」でも，不応性心不全(refractory heart failure)といわれる状態(ステージD)の治療選択肢として，緩和ケアが提示されている[1]．しかし，現実には，「目の前の患者が本当に不応性心不全，つまり末期状態にあるのか？」「ほかの治療選択は本当に存在しないのか？」という判断は臨床の現場では非常に困難であり，現時点の医学では確実に判断することは不可能であると考えられる．さらには，治療が心不全症候群の症状を改善することもあるため，どこからが末期かわからないという事実，治療が奏功すれば症状緩和につながるという事実から，最期を迎える間近まで積極的治療が追加される傾向にある．

◆ 本章では，そのような現状において，「心不全診療における緩和ケアとは？」「緩和ケアはいつから始めるべきか？」「薬剤はどのように追加すべきか？」について筆者らの経験のなかから考え方の道すじを述べる．

A 心不全診療における緩和ケアと意思決定支援

心不全診療における緩和ケアとは？

◆ 緩和ケアとは，「生命を脅かす疾患による問題に直面している患者とその家族に対して，痛みやその他の身体的問題，心理的問題，スピリチュアルな問題を早期に発見し，的確なアセスメントと対処を行うことによって，苦しみを予防し，和らげることで，QOLを改善するアプローチである」と2002年に世界保健機関(WHO)により定義されている．対象疾患はがんのみならず，心不全を含む非がん疾患も含まれ，2013年の欧州緩和ケア協会European Association for Palliative Care (EAPC)からの声明では，緩和ケアの提供を受けることは人権であるとされている．

◆ 冒頭で述べたとおり，循環器領域においても上記の「心不全ガイドライン」で言及されており，不応性心不全といわれる状態(ステージD)の治療選択肢として，患者の終末期の確立が治療目標のひとつとして提示されている[1] (図29-1)．心不全患者が苦痛を抱えながら生を終えることは当然でなく，個々の患者が経過のなかで最後まで可能な限りQOL(人生の質)を保ちながら過ごすための手段として，緩和ケアは必須であるという共通認識をもつ必要がある[2]．

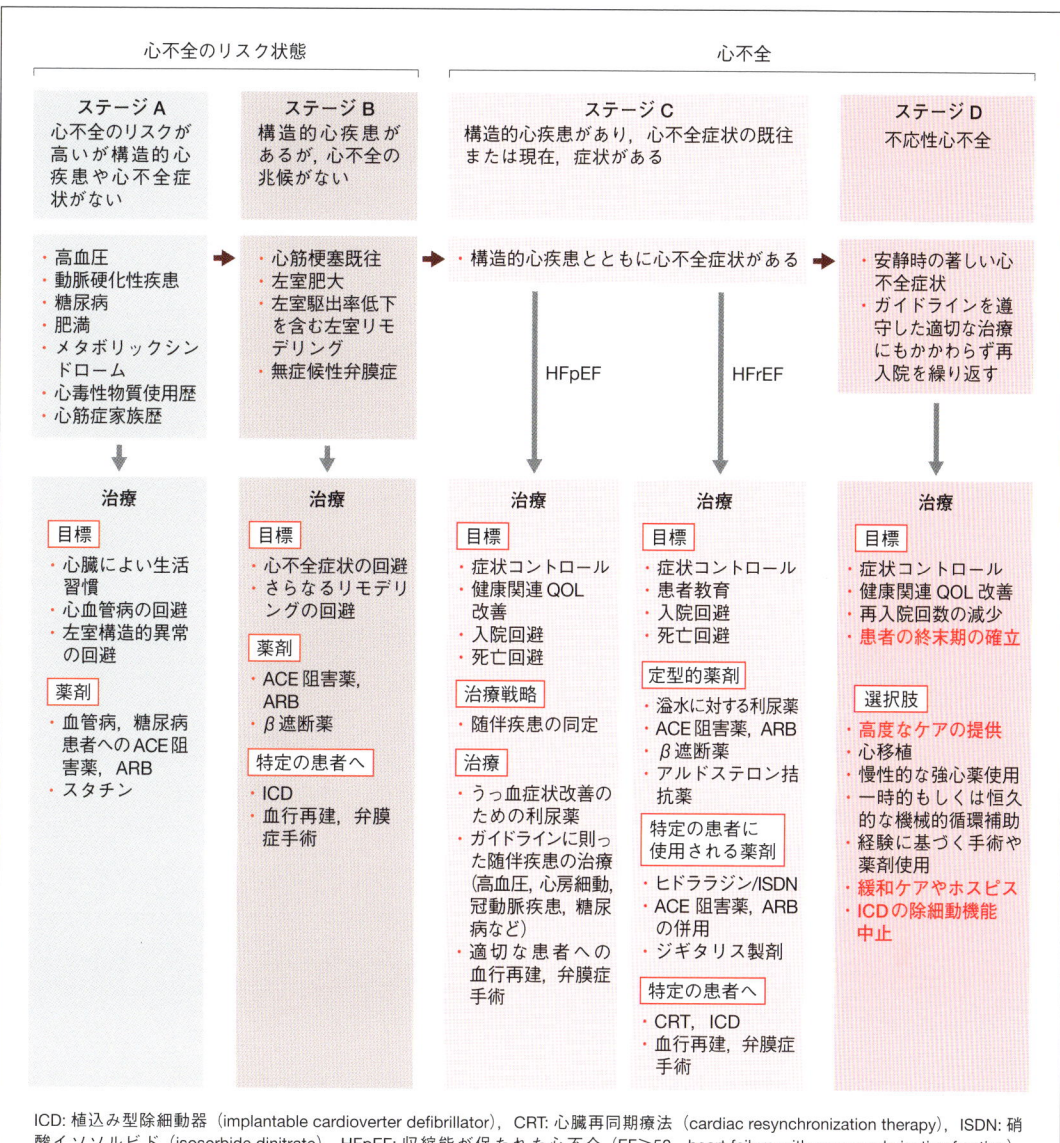

29. 緩和ケアはいつから始めるべきか？

心不全のリスク状態		心不全	
ステージ A 心不全のリスクが高いが構造的心疾患や心不全症状がない	**ステージ B** 構造的心疾患があるが，心不全の兆候がない	**ステージ C** 構造的心疾患があり，心不全症状の既往または現在，症状がある	**ステージ D** 不応性心不全

ステージ A
- 高血圧
- 動脈硬化性疾患
- 糖尿病
- 肥満
- メタボリックシンドローム
- 心毒性物質使用歴
- 心筋症家族歴

ステージ B
- 心筋梗塞既往
- 左室肥大
- 左室駆出率低下を含む左室リモデリング
- 無症候性弁膜症

ステージ C
- 構造的心疾患とともに心不全症状がある（HFpEF／HFrEF）

ステージ D
- 安静時の著しい心不全症状
- ガイドラインを遵守した適切な治療にもかかわらず再入院を繰り返す

治療

ステージ A
- 目標
  - 心臓によい生活習慣
  - 心血管病の回避
  - 左室構造的異常の回避
- 薬剤
  - 血管病，糖尿病患者へのACE阻害薬，ARB
  - スタチン

ステージ B
- 目標
  - 心不全症状の回避
  - さらなるリモデリングの回避
- 薬剤
  - ACE阻害薬，ARB
  - β遮断薬
- 特定の患者へ
  - ICD
  - 血行再建，弁膜症手術

ステージ C（HFpEF）
- 目標
  - 症状コントロール
  - 健康関連QOL改善
  - 入院回避
  - 死亡回避
- 治療戦略
  - 随伴疾患の同定
- 治療
  - うっ血症状改善のための利尿薬
  - ガイドラインに則った随伴疾患の治療（高血圧，心房細動，冠動脈疾患，糖尿病など）
  - 適切な患者への血行再建，弁膜症手術

ステージ C（HFrEF）
- 目標
  - 症状コントロール
  - 患者教育
  - 入院回避
  - 死亡回避
- 定型的薬剤
  - 溢水に対する利尿薬
  - ACE阻害薬，ARB
  - β遮断薬
  - アルドステロン拮抗薬
- 特定の患者に使用される薬剤
  - ヒドララジン/ISDN
  - ACE阻害薬，ARBの併用
  - ジギタリス製剤
- 特定の患者へ
  - CRT，ICD
  - 血行再建，弁膜症手術

ステージ D
- 目標
  - 症状コントロール
  - 健康関連QOL改善
  - 再入院回数の減少
  - 患者の終末期の確立
- 選択肢
  - 高度なケアの提供
  - 心移植
  - 慢性的な強心薬使用
  - 一時的もしくは恒久的な機械的循環補助
  - 経験に基づく手術や薬剤使用
  - 緩和ケアやホスピス
  - ICDの除細動機能中止

ICD：植込み型除細動器（implantable cardioverter defibrillator），CRT：心臓再同期療法（cardiac resynchronization therapy），ISDN：硝酸イソソルビド（isosorbide dinitrate），HFpEF：収縮能が保たれた心不全（EF≧50．heart failure with preserved ejection fraction），HFrEF：収縮能が低下した心不全（EF≦40．heart failure with reduced ejection fraction）

図29-1 心不全のステージ分類と推奨治療
40＜EF＜50はボーダーラインとされ，特徴はHFpEFと類似するとされる．
［Yancy CW, et al.: J Am Coll Cardiol, 62 : e147-239, 2013を一部改変］

🔍 緩和ケアはいつから始めるべきか？

◆ 心不全の経過はがんと異なり，増悪，寛解する経過をたどるため，予後予測が困難であり，介入時期の判断が困難といわれる[3,4]（図29-2）．そのような経過において緩和ケアを実践するには，どのようにすればよいのだろうか？ いつから始めるべきだろうか？

Ⅵ. 終末期心不全

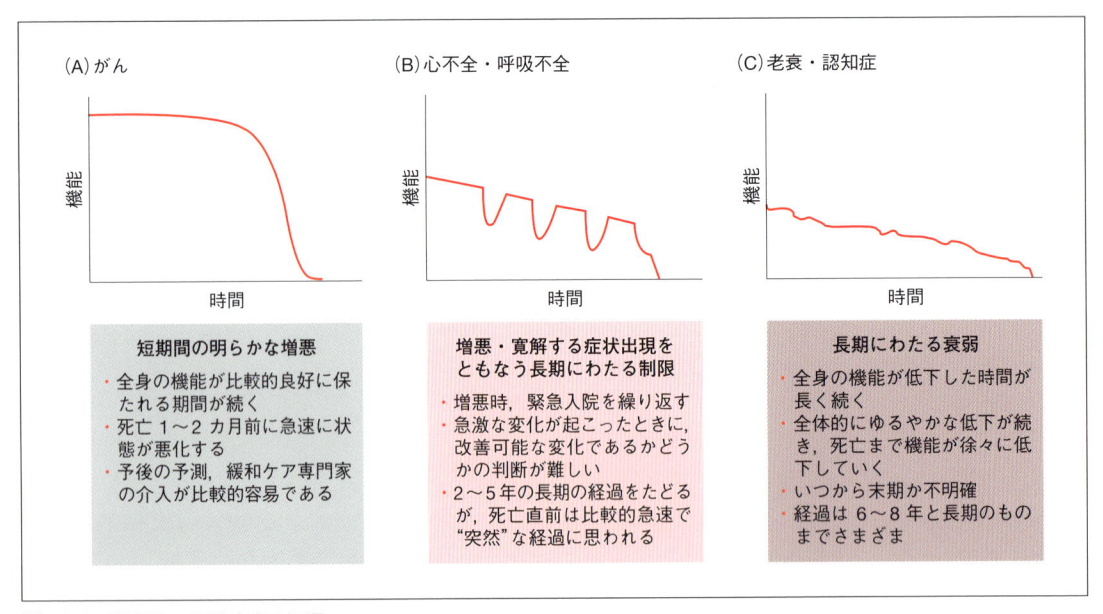

図29-2　進行性の慢性疾患の経過
[Murray SA, et al.: BMJ, 330: 1007-1011, 2005 および Lynn J, et al.: RAND document WP-137, 2003 を一部改変]

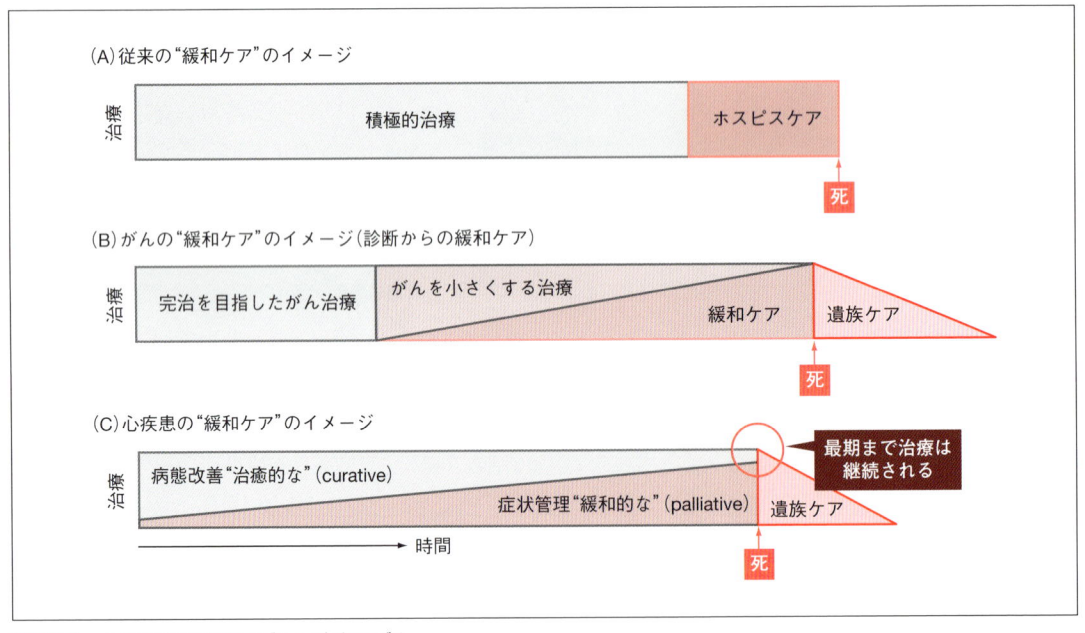

(A) がん
- 短期間の明らかな増悪
- 全身の機能が比較的良好に保たれる期間が続く
- 死亡1〜2カ月前に急速に状態が悪化する
- 予後の予測，緩和ケア専門家の介入が比較的容易である

(B) 心不全・呼吸不全
- 増悪・寛解する症状出現をともなう長期にわたる制限
- 増悪時，緊急入院を繰り返す
- 急激な変化が起こったときに，改善可能な変化であるかどうかの判断が難しい
- 2〜5年の長期の経過をたどるが，死亡直前は比較的急速で"突然"な経過に思われる

(C) 老衰・認知症
- 長期にわたる衰弱
- 全身の機能が低下した時間が長く続く
- 全体的にゆるやかな低下が続き，死亡まで機能が徐々に低下していく
- いつから末期か不明確
- 経過は6〜8年と長期のものまでさまざま

図29-3　心疾患の伝統的モデルと改良モデル
[Murray SA, et al.: BMJ, 330: 1007-1011, 2005 を一部改変]

◆ 心疾患の緩和ケアのイメージを図29-3に示す[4]．病態改善を目的とした「治癒的（curative）」な治療に上乗せして症状への「緩和的（palliative）」な治療を追加する点はがんの緩和ケアと同様であるが，死に至るまで寛解の可能性は残る疾患であるため，治療を継続しながら症状緩和を追加する点ががんの緩和ケアと異なる部分である．心不全の時間経過とともに考えると，図29-4のように病期が進行すると治療（従来のケア）と緩和ケアの双方を強化し

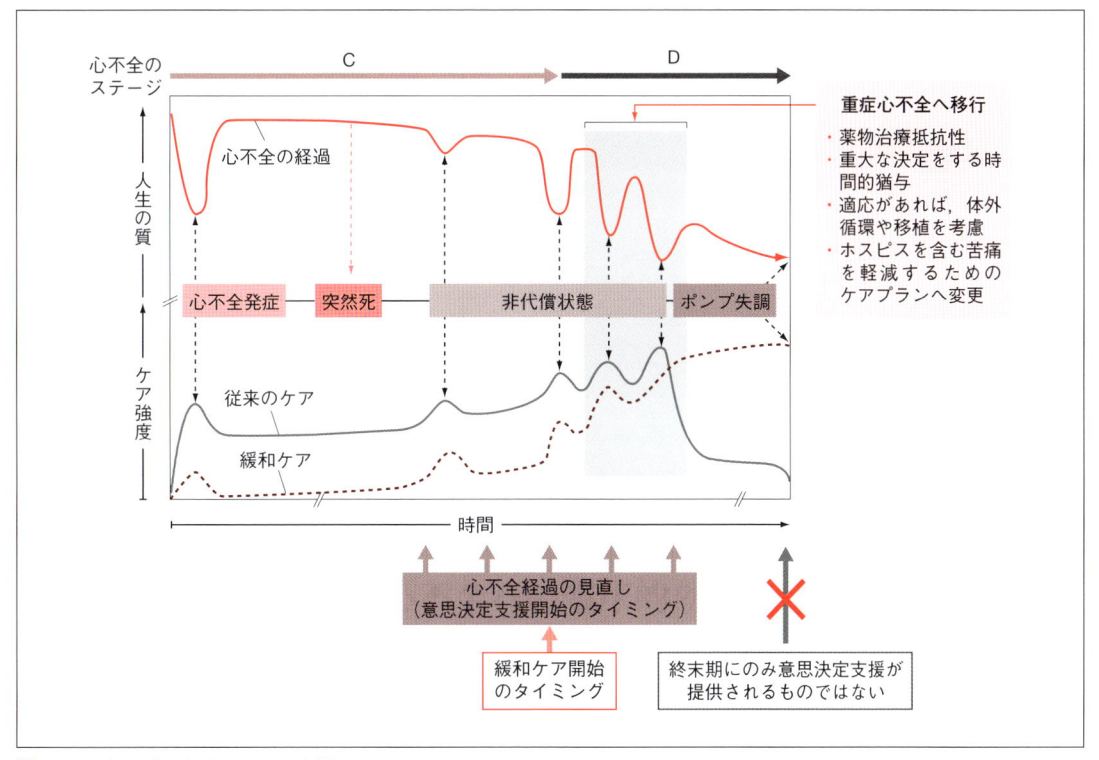

図29-4 心不全の経過における緩和ケア

[Allen LA, et al.: Circulation, 125: 1928-1952, 2012を一部改変]

ていくこととなる[2]が，緩和ケアの提供と治療は相反するものではなく，共存しうるものであり，強心薬や利尿薬などの治療が症状緩和となることからも，治療は継続することが原則であることを認識する必要がある．

◆ 適切な治療を行っているにもかかわらず，治療抵抗性の呼吸困難感，疼痛が生じる場合のオピオイド使用，他剤で介入困難な倦怠感（身の置きどころがない，いてもたってもいられない）に対しての鎮静薬使用などは，病状が進行した状態での使用となるが，最期が間近な状態で説明，意思決定することは医療者，患者，家族のすべてにおいて精神的負担が大きく困難を極める．そのため，心不全の経過を疾病の早期に共有し，入退院を繰り返す段階において心不全の経過を見直し，最期に向けた意思決定を支援しておくことが望ましい．つまり，緩和ケアを始めるタイミングは，心不全の経過見直しの時期であり，意思決定支援開始のタイミングであるということができる（図29-4）．

意思決定支援開始の契機は？

◆ 慢性心不全における緩和ケアの実践は適切な意思決定支援に基づくものであり，意思決定支援をいかに行うかということが非常に大切な点である．2012年米国心臓病学会/米国心臓協会 American College of Cardiology/American Heart Association（ACC/AHA）からの提言では，最期のあり方を考慮した意思決定支援のタイミングとして，定期外来の受診時以外に心不全再入院時，静注強心薬開始時，配偶者の死亡などの契機となるできごとがあっ

た際などが提示されている[2]．発症時に，心不全の経過を疾患の一般論として，可能なかぎり，すべての患者，家族へ説明し，入退院を繰り返すようになるころや，今後を考えるイベントがあった際に，個々の患者・家族に対して，最期へ向けた具体的な意思決定支援を追加していくこととなると思われる．

♦ surprise question を利用する方法も有用であるといわれている．surprise question とは，「もし目の前の患者が1年以内に死亡したとしたら驚くであろうか？」と医療者が自身に問う質問であり，驚かないようであれば意思決定支援に取り組むべきであるというものである．意思決定支援開始のタイミングが緩和ケア開始のタイミングであることは，すでに述べたとおりである．

B 終末期の薬物療法

具体的に薬物治療の追加はどのように行うのか？

♦ 図29-3，29-4で示したように，「治癒的（curative）」な治療と並行して「緩和的（palliative）」な治療が上乗せされる．強心薬や利尿薬は治癒的薬剤であり，かつ緩和的薬剤であると考えられるが，ここではオピオイドと鎮静薬を代表的な緩和的薬剤として扱う．

♦ 緩和的薬物療法の投与を考慮する前に，心不全の経過の見直しとそのなかで適切な治療が行われているかを検討し，適切な治療介入でも困難な場合に追加治療を検討することが原則となる．つまり，多くの場合，心不全患者は末期においても利尿薬，強心薬などの投与を受けながら，オピオイドや鎮静薬の追加投与を受けることとなる．

♦ 症状評価を適切に行うことは，適切な治療の見直しと同様に非常に重要である．呼吸困難感，疼痛，倦怠感などの症状を評価し，症状に応じて使用薬剤を検討する．呼吸困難や疼痛にはオピオイド使用が奏功する可能性があるが，強い倦怠感にはオピオイドは奏功するとは考えがたく，「身の置きどころがない」，「いてもたってもいられない」という訴えを聞いた場合には，鎮静薬の投与を考慮する必要がある．

♦ さらに，薬剤開始後にも評価を繰り返すことも忘れてはならない注意点である．適切に症状評価を行い，各症状の継続評価を VAS（visual analogue scale）やフェイルスケールなどの症状評価ツールで行っていく必要がある．

♦ オピオイド使用は，呼吸苦，疼痛に関して少量であれば比較的安全に使用可能であり，病状改善を認めた場合には中止も可能だが，最期の段階での鎮静薬投与（palliative sedation）は，基本的には最期までの使用が前提となることが多く，議論が分かれるところである．

具体的にオピオイドはどのように使用するのか？

♦ 現段階では，十分に確立されたエビデンスは存在しないが，ここでは筆者らの施設での経験知を取り上げたいと思う．主観的には本人の自覚症状を VAS などで評価し，客観的には呼吸回数を記録し，開始時期を検討する．安静時呼吸回数20回/分を超えていれば，十分に開始時期に至っているものと考えている．

◆ 薬剤としては，呼吸困難感に対してはモルヒネのみが奏功するエビデンスがあるため，塩酸モルヒネを使用している．腎機能障害がある場合，蓄積が危惧されるので，少量投与で開始する．筆者らの施設では，腎機能障害時や高齢者に使用する場合には5 mg/日（持続皮下注射であれば1A 10 mg＋生理食塩水 11 mL 計12 mL：0.25 mL/時，持続静脈注射であれば1A 10 mg＋生理食塩水 47 mL：1.0 mL/時）で投与，そうでなければ10 mg/日で投与を開始している．呼吸回数が10回/分以上で保たれていることを確認し，必要があれば，5 mg/日ずつ増量する．多くの場合には10 mg/日前後で症状は緩和される．

◆ 筆者らは，40人以上の呼吸困難感を訴えた患者への使用経験があるが，血圧低下，徐脈，呼吸抑制での中止は経験していない．一方で，心不全経過が良好であり，モルヒネ中止に至った患者への使用も経験している．経過をみて，減量，中止も検討する必要がある．

◆ 疼痛に対しても，筆者らは数人の患者への使用経験があるが，同プロトコルで使用可能と考えている．使用量は20 mg/日程度まで必要となることがあるが，呼吸困難感に対する使用と同様に有害事象での中止は経験がない．

◆ 傾眠傾向になることは経験するが，食事摂取や家族とのコミュニケーションをとることは十分に可能なことは多く，遷延するようであれば投与量を減量することで対処は可能である．鎮静を目的とした使用は同薬剤の適応ではないため，つぎに示す鎮静薬の使用を検討することとなる．

具体的に鎮静薬はどのように使用するのか？

◆ 呼吸困難や疼痛にはオピオイド使用が奏功する可能性があるが，強い倦怠感にはオピオイドは奏功せず，「身の置きどころがない」「いてもたってもいられない」という訴えが持続する耐えがたい苦痛であり，ほかに介入すべき方法がない場合（貧血，低酸素血症，不眠への介入など），鎮静を考慮する必要がある．

◆ 日本緩和医療学会より提示されている「苦痛緩和のための鎮静に関するガイドライン（2010年版）」[5]では，鎮静の定義を，「患者の苦痛緩和を目的として患者の意識を低下させる薬剤を投与すること，あるいは，患者の苦痛緩和のために投与した薬剤によって生じた意識の低下を意図的に維持すること」とし，鎮静を鎮静様式，鎮静水準により，間欠的鎮静もしくは持続的鎮静，浅い鎮静もしくは深い鎮静に，それぞれ2区分ずつに分類している．

◆ 鎮静の方法としては，間欠的鎮静や浅い鎮静を優先して行い，深い持続的鎮静は間欠的鎮静や浅い鎮静によって，十分な効果が得られない場合に行うことが原則となる．同ガイドラインは成人のがん患者と家族を対象と想定されており，心不全患者に適当であるか否かについては事例ごとに慎重に判断を要する．

◆ 筆者らの施設では，「身の置きどころがない」「いてもたってもいられない」という訴えが強く，患者・家族へ説明し，希望された場合に鎮静薬を使用している．具体的には，ミダゾラム10 mg/日程度，もしくはプレセデックス 200 μg/日程度で開始，適宜，目的とする鎮静様式に合わせて投与時間，投与量を調整している．

おわりに

♦ 心不全の緩和ケアは今まで十分に検討されてこなかった分野であり，意思決定を中心にすえたコンセンサスと薬剤使用のエビデンスの確立が今後必須となる．

私のとっておきの極意

- 緩和ケアとは，どのように終えるかではなく，どのように生きるかを支える医療である．
- 心不全の経過を可能な限り診断時に説明し，外来でも図を使用し，経過を共有する．
- 意思決定は揺らぐものであり，以前と異なる意志表示をしたとしても，その場での患者・家族の決定を否定しない．
- 全人的苦痛の緩和を目的とした緩和ケアを受けることは患者の権利であり，提供することは医療者の責務である．
- 患者が亡くなった後に，患者の家族と話す時間をとる．可能であれば，かかわった看護師にも同席してもらう．

（大石醒悟）

文献

1) Yancy CW, et al.: J Am Coll Cardiol, 62: e147-239, 2013.
2) Allen LA, et al.: Circulation, 125: 1928-1952, 2012.
3) Murray SA, et al.: BMJ, 330: 1007-1011, 2005.
4) Lynn J and Adamson D: Living Well at the End of Life. Adapting Health Care to Serious Chronic Illness in Old Age. RAND document WP-137, 2003.
5) 日本緩和医療学会：苦痛緩和のための鎮静に関するガイドライン2010年度版．https://www.jspm.ne.jp/guidelines/sedation/2010/index.php?opn（2016年2月現在）

日本語索引

あ 行

悪液質（カヘキシー） ･････････････････ 88, 116, 154
　　──の成因 ･･････････････････････････････ 154
アセトアミノフェン ･･････････････････････ 121, 122
アゾセミド ･････････････････････････････････････ 19
悪化防止計画（preparedness planning） ･･････････ 159
圧受容器反射 ････････････････････････････････ 52, 54
アドバンス・ケア・プランニング（ACP） ･･････ 159, 161
アトルバスタチン ･･･････････････････････････････ 57
アドレナリン ･･･････････････････････････････････ 67
アミオダロン ･･･････････････････････････････････ 47
アルコール性心筋症 ･････････････････････････････ 79
アルドステロン ･････････････････････････････････ 67
アンジオテンシン経路 ･･･････････････････････････ 56
アンジオテンシンⅡ受容体拮抗薬（ARB） ･･･ 2, 8, 44, 130
アンジオテンシン変換酵素（ACE）
　　阻害薬 ･･･････････････････････ 2, 8, 44, 130, 155

息切れ ･･････････････････････････････････････ 29, 30
意思決定支援 ････････････････････････････ 163, 164, 171
移植 ･･･ 134
痛みの管理 ･･････････････････････････････････ 4, 121
一酸化炭素（CO） ･･･････････････････････････････ 60
一酸化窒素（NO） ････････････････････････････ 55, 60
イルベサルタン ･････････････････････････････････ 44
インスリン抵抗性 ･･･････････････････････････････ 47
インスリン様成長因子1（IGF-1） ･･････････････････ 153

植込み型 LVAD ････････････････････････ 5, 140, 141, 145
植込み型除細動器（ICD） ･･･････････････････････ 23～25
右季肋部痛 ･･･････････････････････････････････ 136
うっ血 ･･･････････････････････････････････････ 101
　　──性肝障害 ･･････････････････････････････ 136
　　──性心不全の診断基準 ･･･････････････････････ 84
運動耐容能 ･･･････････････････････････････ 29, 70, 151
　　──の改善 ････････････････････････････････ 70
　　──の低下 ･･････････････････････････････ 29, 151
運動療法 ･･･････････････････････････････････ 70, 80

塩酸オルプリノン ･･･････････････････････････ 131
塩酸モルヒネ ･････････････････････････････････ 173

炎症性サイトカイン ････････････････････････････ 55
エンドセリン-1 ････････････････････････････････ 55
塩分制限 ･･････････････････････････････････････ 79
塩分摂取量 ････････････････････････････････････ 64
延命措置の中止 ････････････････････････････ 160, 161

応急対応システム（RRS） ･･･････････････････････ 158
欧州サルコペニアワーキンググループ（EWGSOP） ･･･ 151
オピオイド ･･･････････････････････････････ 172, 173
おまじない効果 ･･････････････････････････････ 106

か 行

外因性エネルギー ･･･････････････････････････ 116
介護負担 ････････････････････････････････ 163, 165
カウンセリング ･･････････････････････････････ 70
拡張不全 ･･････････････････････････････････････ 43
過剰栄養（overfeeding） ････････････････････････ 118
下腿浮腫 ･･･････････････････････････････････ 79, 87
カテーテルアブレーション ･･････････････････ 38, 40, 47
　　──治療によるリズムコントロール ･･････････････ 41
　　──治療の適応 ････････････････････････････ 42
カヘキシー → 悪液質
カルベジロール ･･･････････････････････ 13～16, 45, 149
カルペリチド（hANP） ････････････････ 4, 104, 105, 134
　　──の効果 ･････････････････････････････････ 105
間欠的鎮静 ･･･････････････････････････････････ 173
肝硬変性心筋症 ･････････････････････････････ 137, 138
患者教育 ･･･････････････････････････････････ 70, 77
肝障害 ･･････････････････････････････････････ 136
間接熱量計 ･･･････････････････････････････････ 118
感染予防 ･･････････････････････････････････････ 80
肝臓 ･･ 136
カンデサルタン ･･･････････････････････････････ 9, 44
冠動脈疾患 ･････････････････････････････････ 47, 61
緩和ケア ･･･････････････････････････ 158, 168, 171

起座呼吸 ･･････････････････････････････････････ 85
喫煙 ･･ 60
客観的栄養評価（ODA） ････････････････････････ 117
救急・集中治療における終末期に関する
　　ガイドライン ･･････････････････････････ 5, 160

175

日本語索引

急性心不全 ･･････････････････････････ 4, 100
強心薬 ･･･････････････････････････ 4, 132, 134
　　──の選択 ･･････････････････････････ 96
虚血性肝障害 ･･･････････････････････････ 136
　　──のメカニズム ･････････････････････ 137
禁煙ガイドライン ･････････････････････････ 62
禁煙治療 ･･････････････････････････････ 63
筋肥大・筋力増強 ････････････････････････ 155

クリニカルシナリオ（CS） ･････････････････ 85

頸静脈怒張 ････････････････････････････ 87
経皮的心肺補助装置（PCPS） ･･････････････ 134
血圧 ････････････････････････････････････ 3
血液浄化療法 ･････････････････････ 129, 132, 133
血液浸透圧 ･･･････････････････････････ 129
血液バイオマーカー ･･････････････････････ 90
血管拡張薬 ･･････････････････････ 4, 103, 105
減塩 ･･････････････････････････････ 3, 64, 65
　　──における水分制限 ･･････････････････ 68
限外濾過（ECUM） ･･･････････････････ 133
健康行動理論 ･･････････････････････････ 78

降圧療法 ･･････････････････････････････ 43
抗アルドステロン薬 ･･････････････････ 45, 132
交感神経 ･････････････････････････････ 50
高感度 C 反応性タンパク質（CRP） ･･････････ 58
抗凝固療法 ･････････････････････････ 2, 34, 37
　　──の適応 ･･･････････････････････ 36
高血圧 ････････････････････････････ 45, 50
後負荷（after-load） ････････････････････ 101
抗不整脈薬 ･･･････････････････････････ 39
後方障害 ･････････････････････････ 101
高齢者心不全 ･･････････････････ 5, 148, 163, 166
誤嚥性肺炎 ･････････････････････････････ 8
呼気終末陽圧（PEEP） ･･････････････････ 113
呼吸機能検査 ･････････････････････････ 73
呼吸困難 ･････････････････････････ 4, 79
こころのケア ･････････････････････････ 161
骨格筋 ･･･････････････････････････ 153
　　──エネルギー代謝 ･･････････････････ 155
コレステロール値 ･････････････････････ 3

さ　行

サイアザイド系利尿薬 ･･･････････ 18〜20, 132
再喫煙 ･････････････････････････････ 63
在宅医療 ････････････････････････ 163〜165
再入院予防 ･･････････････････････････ 30
左脚ブロック（LBBB） ･････････････････ 22, 26

左室拡張末期圧（LVEDP） ･･････････････ 101
左室駆出率（LVEF） ･･･････････ 12, 16, 39, 43
左室リード ･････････････････････････ 22
左室リモデリング ･･･････････････････ 70
サルコペニア ･･････････････････････ 151, 152
　　──の成因 ･･･････････････････････ 154
酸素中毒 ･････････････････････････ 113

ジゴキシン ･･･････････････････････ 98
自己決定権 ･･･････････････････････ 161
持続気道陽圧（CPAP） ･･････････････ 28, 111
持続的血液濾過透析（CHDF） ･･･････ 133, 135
持続的鎮静 ･･･････････････････････ 173
疾病管理 ･････････････････････････ 70
収縮能低下型心不全（HFrEF） ･････････ 52
収縮能保持型心不全（HFpEF） ･････････ 53, 91
重症心不全 ･･･････････････････ 128, 133, 145
終末期（end-of-life） ･･･････････････ 158, 159
　　──ガイドライン ･･････････････････ 160
　　──心不全 ･･････････････････････ 5, 163
　　──の薬物療法 ･･･････････････････ 172
主観的包括的栄養評価（SGA） ･････････ 117
受動喫煙 ･････････････････････････ 60
順応性自動制御換気（ASV） ･････････ 3, 28, 112
硝酸イソソルビド（ISDN） ････････････ 103
硝酸薬 ･････････････････････････････ 4
脂溶性スタチン ･･･････････････････ 58
食事指導 ･････････････････････････ 3
食事療法 ･････････････････････････ 79
自律神経活性 ･･････････････････････ 30
心エコー ･････････････････････････ 131
　　──図検査 ･･････････････････････ 43
心肝連関 ･･･････････････････････ 138, 139
腎機能 ･････････････････････････ 128
　　──障害 ･･････････････････････ 128
心筋リモデリング ･･･････････････ 56
神経体液性因子 ･･･････････････････ 64
心血管リスク ･･･････････････････ 64
心原性脳塞栓症 ･･･････････････････ 33
心室性不整脈 ･････････････････････ 56
心腎連関 ･････････････････････････ 136
心臓移植 ･････････････････････････ 128
心臓再同期療法（CRT） ･･･････････ 3, 16, 22〜27
心臓喘息 ･････････････････････････ 85
心臓リハビリテーション ･･･････････ 3, 29, 70
腎代替療法（RRT） ･･･････････････ 133
腎ドプラエコー ････････････････ 133, 134
心肺運動負荷試験（CPX） ･････････ 73
心拍数 ･･･････････････････････ 12
心不全 ･･････････････････････ 38, 150
　　──合併心房細動 ･･･････････････ 40

―― 手帳	87	チーム医療	76, 77, 161
―― の経過における緩和ケア	171	中心静脈圧	138
―― の症状モニタリング	79	中性エンドペプチダーゼ(NEP)	91
―― のステージ分類	169	鎮静薬	173
―― の予後	64		
心房細動	2, 33, 38, 47, 56	低栄養	65
―― アブレーション	3	低灌流障害	128, 129, 134
腎予備能	129	低酸素性肝障害	136, 137
心理的健康	80	低心拍出	101, 102
		―― 症状	88
推算糸球体濾過量(eGFR)	130	低ナトリウム血症	65
睡眠時無呼吸症候群	47	低ナトリウム食	67
水溶性スタチン	58	低拍出量症候群(LOS)	102
スタチン	55	デクスメデトミジン	123〜125
―― による心筋リモデリング効果	56	テルミサルタン	64
―― の抗炎症作用	55	電撃型肺水腫	114
スピロノラクトン	132		
スプレー製剤	104	頭側延髄腹外側野(RVLM)	52
		疼痛管理	121
正常ナトリウム食	67	糖尿病	47, 61
性生活	80	突然死	56
咳	10	突発性肺水腫	53
セクシャルカウンセリング	80	ドパミン	96
セルフケア	81, 87	ドブタミン	94, 98
―― 教育	77	トラセミド	18
―― 教育支援	76	トルバプタン	2, 20, 21, 128, 129, 132, 133
前負荷(pre-load)	101	トロンボキサン A_2 (TXA_2)	60
前方障害	101		
せん妄	4, 124	**な 行**	
―― の管理	4		
―― の分類	124	内因性エネルギー	116
		ナトリウム制限	65
臓器うっ血	136	ナトリウム摂取量	64
総ビリルビン	137	ナトリウム利尿ペプチド	4
組織低灌流	136	―― クリアランス受容体	91
		ナトリウム利尿薬	128
た 行			
		ニクズク肝	136
体外設置型 LVAD	141	ニコチン	60
体重	87	―― ガム	62
―― 増加	87	―― パッチ	62
代償性心不全	67	二相性陽圧呼吸装置(ASV)	28
大動脈内バルーンパンピング法(IABP)	134	ニトログリセリン(NTG)	103
大動脈弁閉鎖不全(AR)	142	―― による血圧のリバウンド上昇	104
タイトレーション	13	ニトロール®	103
多職種	62, 70, 76, 161		
―― カンファレンス	77	ネプリライシン	91
―― チーム	70, 76, 161〜164		
―― による禁煙指導	62	脳性ナトリウム利尿ペプチド(BNP)	4, 13, 35, 43, 56, 67, 90
多面的効果(pleiotropic effect)	55	ノルアドレナリン	67, 97

は 行

肺炎 ····· 8
肺血管拡張薬 ····· 131
肺血管抵抗 ····· 130
肺動脈楔入圧(PCWP) ····· 113
バクテリアルトランスロケーション ····· 117
バソプレシン V₂ 受容体拮抗薬 ····· 128, 132
バレニクリン ····· 62
ハロペリドール ····· 125
ハンプ → ヒト心房性ナトリウム利尿ホルモン(hANP)

非侵襲的陽圧換気法(NIPPV) ····· 4, 103, 111, 119
ビソプロロール ····· 16, 149
ヒト心房性ナトリウム利尿ホルモン
　(hANP，→ カルペリチドもみよ) ····· 4, 104, 105, 134
ヒドロクロロチアジド ····· 19, 21
肥満 ····· 47
　――パラドックス ····· 151
非薬物治療 ····· 166

不安定呼吸 ····· 29, 30
フェンタニル ····· 122
不穏管理 ····· 4, 122
副作用モニタリング ····· 79
服薬アドヒアランス ····· 79
伏見 AF レジストリ ····· 33
浮腫 ····· 4, 66, 87
ブプレノルフィン ····· 121, 122
フルルビプロフェン ····· 122
フレイル(虚弱) ····· 3, 55, 72
プレセデックス ····· 173
プロセス重視 ····· 161
フロセミド ····· 18～21, 66～68
プロポフォール ····· 123, 124

ペリンドプリル ····· 44
ヘルスビリーフモデル ····· 78
ペンタゾシン ····· 121, 122

房室結節アブレーション ····· 38
補助人工心臓(VAD) ····· 128, 134, 144
発作性夜間呼吸困難 ····· 85

ま 行

末期医療 ····· 158
末期心不全 ····· 65, 159
マトリックスメタロプロテアーゼ(MMP) ····· 56

慢性疾患の経過 ····· 170
慢性心不全 ····· 50, 65, 70, 167
　――のクロニクル図 ····· 100
慢性閉塞性肺疾患(COPD) ····· 72

ミダゾラム ····· 123, 124, 173
ミトコンドリア ····· 56
看取り ····· 163～166
ミリスロール® ····· 103
ミルリノン ····· 95, 98, 131

無煙環境 ····· 63

メバロン酸 ····· 56

や～わ

薬物治療 ····· 79, 166
ユビキチン-プロテアソーム系 ····· 154
ユビキノン ····· 56

抑うつ ····· 76
予後予測 ····· 128
予防接種 ····· 80

ラミプリル ····· 64

リスペリドン ····· 125
リズムコントロール ····· 2, 38, 39
　――，カテーテルアブレーション治療による ····· 41
利尿薬 ····· 2, 20, 87, 128, 129, 133
　――抵抗性 ····· 19, 20
　――の使用 ····· 43
リバースリモデリング ····· 2, 12
リフィーディング症候群 ····· 118
両室ペーシング ····· 22, 24, 25

ループ利尿薬 ····· 18～21, 128～132, 135

レジスタンストレーニング ····· 155
レスパイト ····· 166
レートコントロール ····· 38～41
レニン-アンジオテンシン-アルドステロン
　(RAA)系 ····· 67, 132

労作時呼吸困難 ····· 86
ロスバスタチン ····· 58

ワルファリン ····· 34

外国語索引

A～C

ACE 阻害薬 ･･････････････････ 2, 44, 130, 155
　　── の肺炎予防効果 ･･････････････････ 10
ADHERE 研究 ･･････････････････････････ 95
AF-CHF 試験 ･･････････････････････････ 39
AFFIRM 試験 ･････････････････････････ 98
after-load ･････････････････････････････ 101
Aldo-DHF 試験 ････････････････････････ 45
ALP ･･････････････････････････････････ 138
ANZICS 研究 ･･････････････････････････ 97
AR（aortic regurgitation）･･････････････ 142
ARB ･････････････････････････ 2, 8, 44, 130
ASV（adaptive servo-ventilator）･･･ 3, 28, 112
ATTEND 研究 ･････････････････････････ 96
auto servo-ventilator ･････････････････････ 28
AV delay ･･････････････････････････････ 27

β遮断薬 ････････････････ 2, 12, 45, 47, 130, 148
　　── 導入法，系統的な ･･･････････････ 150
　　── 療法，心不全における ･･･････････ 150
bacterial translocation ･･････････････････ 117
BNP（brain/B-type natriuretic
　　peptide）･･･････････ 4, 13, 35, 43, 56, 67, 90
　　── guided therapy ･･････････････････ 93
　　── /NT-proBNP の代謝 ･･････････････ 90
　　── 値のカットオフ値 ･･･････････････ 92
　　── と関係する病態 ･････････････････ 92
　　── を低下させうる治療 ･････････････ 93
BPS（behavioral pain scale）･･････････････ 121
BTB（bridge to bridge）･････････････････ 141
BTD（bridge to device）････････････････ 141
BTR（bridge to recovery）･･････････････ 141
BTT（bridge to transplant）･･････････ 141, 144

cachexia ･･････････････････････････････ 116
CAM-ICU（Confusion Assessment Method for
　　the Intensive Care Unit）････････ 124, 125
CAMTAF 試験 ･･････････････････････････ 40
CCU での痛み ･････････････････････････ 126
　　── でのせん妄 ････････････････････ 126
　　── での不穏 ･･････････････････････ 126
central redistribution ････････････････････ 85

CHA_2DS_2-VASc スコア ･･･････････････ 33
$CHADS_2$ スコア ･･････････････････････ 33
CHARM-Preserved 試験 ･････････････････ 44
CHDF（continuous hemodiafiltration）･･ 133, 135
CIBIS-ELD 試験 ･･････････････････････ 149
cirrhotic cardiomyopathy ････････････････ 138
CO-Hb ････････････････････････････････ 60
congestion ････････････････････････････ 101
COPD ･････････････････････････････････ 72
CORONA 研究 ･････････････････････････ 57
CPAP（continuous positive airway pressure）･･ 28, 111
CPOT（Critical-Care Pain Observation Tool）･･ 121, 122
crackle ････････････････････････････････ 86
CRP（C-reactive protein）････････････････ 58
CRT（cardiac resynchronization therapy）･･ 3, 22～27
CRT-D ･･････････････････････ 3, 16, 22～25
CRT-P ･････････････････････････････ 22～25
CS（クリニカルシナリオ）･･･････････････ 85

D～F

DT（destination therapy）･･･････ 5, 144, 145, 158, 159
dyssynchrony ･･････････････････････ 22, 24, 26

ECUM（extracorporeal ultrafiltration method）･･ 133
eGFR ････････････････････････････････ 130
ESCAPE 試験 ･････････････････････････ 95
EWGSOP（European Working Group on Sarcopenia
　　in Older People）･･････････････････ 151
EXCOR® ･････････････････････････････ 141

FIRST 試験 ･･･････････････････････････ 94
flash pulmonary edema ･･･････････････････ 53
fluid central-shift ･･････････････ 101～103, 107
fluid overload ･････････････････････ 101, 103
Forrester 分類 ･･････････････････････ 130, 131
Framingham Criteria ････････････････････ 84
Frank-Starling 曲線 ･････････････････ 130～132

G～J

γ-GTP ････････････････････････････････ 138
GISSI-HF 研究 ･････････････････････････ 57

外国語索引

hANP (human atrial natriuretic peptide) ··· 4, 104, 105, 134
HAS-BLED スコア ·················· 36
HF-ACTION 試験 ··················· 71
HFpEF (heart failure with preserved
　　ejection fraction) ················ 53, 91
HFrEF (heart failure with reduced ejection fraction) ··· 52

IABP ···························· 134
ICD (implantable cardioverter defibrillator) ······ 23〜25
IGF-1 (insulin-like growth factor-1) ············· 153
I-Preserve 試験 ···················· 44
ISDN ··························· 103

J-DHF 試験 ······················ 45
J-MACS レジストリー ·············· 140, 141
J-PAD ガイドライン ··················· 121

L〜N

LBBB (left bundle branch block) ············· 22, 26
LCZ696 ·························· 91
Likert スケール ····················· 86
low cardiac output ················· 101, 102
LVAD (left ventricular assist device) ··· 5, 140, 141, 145
LVEDP (left ventricular end-diastolic pressure) ······ 101
LVEF (left ventricular ejection fraction) ··· 12, 16, 39, 43

MELD スコア ····················· 139
MELD-XI スコア ··················· 139
MMP (matrix metalloproteinase) ··············· 56

NEP (neutral endopeptidase) ················· 91
NHANES I 疫学追跡研究 ·························· 61
NIPPV (non-invasive positive pressure ventilation)
　·························· 4, 103, 111, 119
NOAC (non-vitamin K antagonist oral anti-coagulant) ·· 36
　　──の禁忌 ····················· 36
Nohria-Stevenson 分類 ············ 88, 106, 130, 131
NPPV → NIPPV
NRS (numerical rating scale) ················· 121
NTG (ニトログリセリン) ···················· 103
NT-proBNP (N-type proBNP) ······ 35, 39, 43, 90
　　──値のカットオフ値 ··················· 92
NYHA (New York Heart Association) 心機能分類 ··· 66, 86

O〜R

obesity paradox ························ 151
ODA (objective data assessment) ················ 117

ONTARGET 試験 ···················· 64
OPTIME-CHF 試験 ··················· 95
overfeeding ······················ 118

PABA-CHF 試験 ··················· 40
PAD ガイドライン ···················· 121
PCC (prothrombin complex concentrate) ··········· 143
PCPS ···························· 134
PCWP (pulmonary capillary wedge pressure) ········ 113
PDEIII 阻害薬 (phosphodiesterase
　　inhibitor III) ···················· 95, 131, 134
PEEP (positive end-expiratory pressure) ············ 113
PEP-CHF 試験 ····················· 44
permissive underfeeding ··············· 118, 120
pre-load ························ 101

QOD ··························· 163
QOL ···························· 66

RAA 系 ······················· 67, 132
RASS (Richmond Agitation-Sedation Scale) ········ 123
refeeding syndrome ···················· 118
Relax-AHF ······················ 107
RI (resistive index) ···················· 134
　　──カットオフ値 ··················· 135
RRS (rapid response system) ················ 158
RRT (renal replacement therapy) ············· 133
RVLM (rostral ventrolateral medulla) ············· 52

S〜Z

SAMe-TT2R2 スコア ··················· 36
SAVIOR-C 試験 ····················· 31
SENIOR 試験 ······················ 148
Serelaxin ························· 107
　　──の効果 ····················· 108
SERVE-HF 研究 ···················· 31
SGA (subjective global assessment) ············ 117
surprise question ···················· 172

TOPCAT 試験 ······················ 45
TRANSCEND 試験 ··················· 64

V_2 受容体拮抗薬 ··················· 18〜21
VAD (ventricular assist device) ··········· 128, 134, 144
VAS (visual analogue scale) ················ 121, 172
volume central shift ··················· 85
VV delay ························· 27

エキスパートが現場で明かす
心不全診療の極意　　　　　　　　©2016

定価（本体3,600円＋税）

2016年3月25日　1版1刷

編　者　佐藤　幸人
発行者　株式会社　南山堂
　　　　代表者　鈴木　肇

〒113-0034　東京都文京区湯島4丁目1-11
TEL 編集(03)5689-7850・営業(03)5689-7855
振替口座　00110-5-6338

ISBN 978-4-525-24391-3　　　　Printed in Japan

本書を無断で複写複製することは，著作者および出版社の権利の侵害となります．

JCOPY ＜(社)出版者著作権管理機構　委託出版物＞
本書の無断複写は著作権法上での例外を除き禁じられています．複写される場合は，そのつど事前に，(社)出版者著作権管理機構（電話 03-3513-6969，FAX 03-3513-6979，e-mail: info@jcopy.or.jp）の許諾を得てください．

スキャン，デジタルデータ化などの複製行為を無断で行うことは，著作権法上での限られた例外（私的使用のための複製など）を除き禁じられています．業務目的での複製行為は使用範囲が内部的であっても違法となり，また私的使用のためであっても代行業者等の第三者に依頼して複製行為を行うことは違法となります．